高等院校医学实验教学规划教材

医学实验动物操作基本技术

主　编　王春田
副主编　李　敏　王　健　弓　彦　刘　鸿　董婉维
编　者　（按姓氏笔画排序）
　　　　弓　彦（辽宁中医药大学）
　　　　王　健（辽宁中医药大学）
　　　　王生化（辽宁中医药大学）
　　　　王春田（辽宁中医药大学）
　　　　卞　勇（南京中医药大学）
　　　　白　剑（辽宁中医药大学）
　　　　宁天一（辽宁中医药大学）
　　　　刘　岳（辽宁中医药大学）
　　　　刘　鸿（辽宁中医药大学）
　　　　刘璐菘（辽宁中医药大学）
　　　　李　敏（辽宁中医药大学）
　　　　李宝龙（黑龙江中医药大学）
　　　　吴曙光（贵阳中医学院）
　　　　陈　金（辽宁中医药大学）
　　　　苑鹤毅（辽宁中医药大学）
　　　　孟相泽（辽宁中医药大学）
　　　　胡进平（吉林大学）
　　　　董婉维（中国医科大学）

科学出版社

北　京

内容简介

《医学实验动物操作基本技术》主要讲述实验动物的基础知识及动物实验操作技术。全书分六章，分别详细介绍了实验动物的分类、环境与控制，饲料和营养、常用实验动物、动物实验中实验者的自身保护、动物实验前的准备工作等基本知识；实验动物的性别鉴定、年龄鉴定、实验动物的抓取与固定，实验动物的编号、标记、分组、被毛去除及麻醉，实验动物的给药途径及体液采集技术，实验动物的处死方法及尸体检查，常用实验动物的针灸穴位图谱。附录中对国家关于实验动物方面的法规作了介绍，同时还附录了一些常用的实验动物生理、生化方面的基础数据。

本书主要适合于医学、药学及生物学等专业本科生和研究生使用，也适合用于动物实验研究人员的参考用书。

图书在版编目（CIP）数据

医学实验动物操作基本技术 / 王春田主编. —北京：科学出版社，2018.1
高等院校医学实验教学规划教材
ISBN 978-7-03-056339-2

Ⅰ. ①医… Ⅱ. ①王… Ⅲ. ①医用实验动物–实验动物学–医学院校–教材 Ⅳ. ①R-332

中国版本图书馆 CIP 数据核字（2018）第 010610 号

责任编辑：王　颖 / 责任校对：郭瑞芝
责任印制：李　彤 / 封面设计：陈　敬

科学出版社 出版
北京东黄城根北街 16 号
邮政编码：100717
http://www.sciencep.com

北京虎彩文化传播有限公司 印刷
科学出版社发行　各地新华书店经销

*

2018 年 1 月第 一 版　　开本：787×1092　1/16
2021 年 9 月第三次印刷　印张：11
字数：291 000

定价：39.80 元

（如有印装质量问题，我社负责调换）

前　　言

　　实验动物是生命科学研究的基础和条件，而动物实验是现代生命科学研究的一个重要手段。《医学实验动物操作基本技术》一书主要讲述实验动物的基础知识及动物实验操作技术。全书分为六章，分别详细介绍了实验动物的分类、环境与控制，饲料和营养、常用实验动物、动物实验中实验者的自身保护、动物实验前的准备工作等基本知识；实验动物的性别鉴定、年龄鉴定、实验动物的抓取与固定，实验动物的编号、标记、分组、被毛去除及麻醉，实验动物的给药途径及体液采集技术，实验动物的处死方法及尸体检查，常用实验动物的针灸穴位图谱。附录中对国家关于实验动物方面的法规作了介绍，同时还附录了一些常用的实验动物生理、生化方面的基础数据。

　　本书在编写的过程中，得到了许多实验动物方面的专家和学者的大力支持，在这里深表感谢。本书疏漏之处在所难免，衷心欢迎读者批评指正。

王春田
2018 年 1 月

目　　录

第一章　基础知识 ... 1
- 第一节　实验动物的概念及动物福利 ... 1
- 第二节　实验动物的遗传学分类及其质量控制 ... 4
- 第三节　实验动物的环境控制 ... 11
- 第四节　实验动物的营养控制 ... 24
- 第五节　常用实验动物 ... 26
- 第六节　动物实验过程中实验动物的饲养管理常识 ... 57
- 第七节　动物实验中实验者的自身保护 ... 64
- 第八节　动物实验前的准备工作 ... 66

第二章　基础操作 ... 73
- 第一节　健康动物的识别和性别鉴别及年龄鉴别 ... 73
- 第二节　实验动物的捕捉与固定 ... 78

第三章　实验动物的编号、标记、分组、被毛去除方法及麻醉 ... 83
- 第一节　实验动物的编号及标记 ... 83
- 第二节　实验动物的被毛去除方法 ... 84
- 第三节　实验动物的麻醉 ... 84

第四章　实验动物的给药途径和体液采集方法及手术基本操作 ... 89
- 第一节　实验动物的给药途径 ... 89
- 第二节　实验动物体液采集方法 ... 101
- 第三节　动物实验手术基本技术 ... 106
- 第四节　常用动物实验设备 ... 111

第五章　实验动物的处死方法及尸体检查 ... 123
- 第一节　实验动物的处死方法 ... 123
- 第二节　实验动物的活检与尸检 ... 124

第六章　常用实验动物穴位图谱 ... 128
- 第一节　家兔的穴位图谱 ... 128
- 第二节　大鼠的穴位图谱 ... 132
- 第三节　小鼠的穴位图谱 ... 134
- 第四节　豚鼠的穴位图谱 ... 135

第五节　猫的穴位图谱 …………………………………………………………… 137
　　第六节　猪的穴位图谱 …………………………………………………………… 139
　　第七节　犬的穴位图谱 …………………………………………………………… 143
附录一　实验动物管理条例 ………………………………………………………… 147
附录二　实验动物许可证管理办法 ………………………………………………… 150
附录三　实验动物质量管理办法 …………………………………………………… 153
附录四　关于善待实验动物的指导性意见 ………………………………………… 156
附录五　基本数据 …………………………………………………………………… 159

第一章 基础知识

第一节 实验动物的概念及动物福利

一、实验动物

实验动物（laboratory animals）是指经人工饲养，对其携带的微生物实行控制，遗传背景明确或者来源清楚的，用于科学研究、教学、生产、检定及科学实验的动物。敏感性较强，重复性好及一致的反应性。追溯其祖先，来源于野生动物、家畜家禽或观赏动物，但却不同于这些动物，它具有自己的特点：一是必须经过人工培育，遗传背景清楚；二是对其微生物及寄生虫实行人工控制；三是它的最终用途为科学实验，为人类的健康服务。

二、实验用动物

实验用动物（animal for research）是指一切用于科学实验的动物，包括野生动物、经济动物、观赏动物和实验动物。实验用动物和实验动物尽管都起源于野生动物，然而两者的概念却不尽相同。区别实验动物与实验用动物，不仅具有实践意义，而且具有理论价值。科学家在全世界范围内进行一切科学实践活动，首先要求不同专业的科学工作者，在各自不同时间、地点所进行的科学实验，彼此能有可比性，可重复性和科学性。因此，要求他们必须应用同一品系的实验动物进行科学实验，这样才有可能在无差异的情况下获得相同的实验结果。也就是说，希望采用同品系动物进行实验时，能获得如同采用化学纯试剂进行化学实验那样所达到的精确实验结果一样，才有可能使用同类的动物实验获得可比性或可重复性。为此，必须从遗传学、微生物学、营养和环境生态学上对实验动物进行严格控制。用于一般实验的野生动物、经济学动物和观赏动物，通常来源于自然环境之中，没有严格的人工控制，这些动物种群之间有较大的个体差异和群体差异。采用这样的动物进行实验，很难有可比性、可重复性，也就谈不上科学性。

三、实验动物科学

实验动物科学（laboratory animal science）是一门新兴学科，是研究实验动物和动物实验的科学。前者是指在一定的条件下人工饲养繁殖，具有一定的生物学特性，用于科学研究的动物。动物实验是用标准的实验动物代替人进行科学实验，研究其生命过程的组织形态、机能反应的变化，并在天然的动物疾病模型及人工制作的疾病模型中观察疾病发生发展的规律，研究各种化学、物理等因素的作用，以满足人类对医学、生物学科学领域的研究需要。

四、动物福利

（一）动物福利的概念

实验动物福利的实质是保障其在实验的过程中不受虐待，并得到合理的照料。一些发达国家如美国、英国、日本等都颁布了有关动物福利的条例及法规，以确保动物在实验过程中享有合理的待遇。其基本内容如下：

（1）条例中涉及的动物包括非人灵长类、犬、猫、豚鼠、仓鼠、大鼠、小鼠、家兔、水生哺乳动物或其他恒温动物。

（2）动物经销商和使用者必须持有生产或使用许可证；实验时必须有合格的生物学家、行为学家、医学家亲自或在其临场监督下执行。

（3）动物饲养设施、笼具、卫生、喂饲、管理和护理应由符合资格的人员负责；动物的房舍、饲料、垫料、运输方式必须符合有关规定要求。

（4）必须确保动物在麻醉、镇痛和镇静剂的作用下进行实验，不使其遭受不必要的伤害或痛苦，麻醉剂的种类和剂量必须被专管兽医师认可。

（5）需要处死的动物须用人道的方法实施，并在确认其死亡后，方可焚化处理。

（6）有关监督机构应定期进行检查，对违反动物福利条例的单位或者个人将给予处罚。

（二）动物实验中提倡的"3R"概念

近年来越来越多的人提倡"3R"原则，这一概念是由英国动物学家 William M.S.Rusell 和微生物学家 Rex L.Burch 在1959年出版的《人道实验技术原则》中提出的，即减少（reduction）、代替（replacement）和优化（refinement）。

1. 减少 是指如果某一研究方案中必须使用实验动物，同时又没有可靠替代选择方法，则应考虑把使用动物的数量降低到实现科研目的所需的最小量。在保证科研实验的高质量和可达到正确的实验结果的前提下，减少动物的使用量，使遭受疼痛和不安的动物数量减至最少，避免动物、药品和实验用品等资源的无谓浪费。途径如下：

（1）尽量使动物一体多用：在大的医学教学、科研机构中运用协调机制，使不同的学科、不同的科研课题以及不同的人员尽可能做到动物的一体多用。例如，不同的病理标本的采取、在死亡的动物尸体身上进行外科手术的实习等。

（2）用低等的动物替代高等动物：有些实验，如肿瘤的研究，尽量采用无脊椎动物来完成，减少高等级动物的使用数量。

（3）尽量使用高质量的动物：高质量的动物是指遗传背景资料清晰、微生物控制水平高的动物。使用遗传背景一致的动物，如同胎动物，可减少动物使用数量。微生物控制级别高的动物，如 SPF 动物，也可减少动物的用量，动物实验中提倡以质量代替数量，反对以数量代替质量。在统计学上用大量的低等级的动物来讨论实验结果，它的结论是一场数字游戏。

（4）优化实验设计和统计学方法：高质量的实验设计和统计学方法是实验成功的前提，同时还可以减少动物的使用数量，比如使用拉丁方设计等交叉分析，的确能减少动物的使用数量，而且得到同样实验结果的目的。如毒性测定方法，从开始的 Draige 实验到经典的 LD_{50}，就是使用了恰当的统计学方法减少动物的范例。

2. 代替 是指在不使用活的脊椎动物进行实验和其他科学研究的条件下，采用一些替代的方法，达到某一确定的研究目的。事实证明，单用计算机演算而不使用动物或其组织器官来验证，目前尚处在初始阶段。多数学者认为代替是对动物实验方法的补充。它有助于减少动物的使用数量和改进以后的研究工作，但不可能完全取代整体动物实验。如毒理学研究和危险性评价实验中采用的细胞培养物为例，尽管它具有不同类型的细胞和来自特定组织的细胞研究靶器官特性的优点，但它不能像整体动物模型那样作为完整的生物系统，用于评价不同途径（如呼吸、进食、皮肤接触）和长期染毒的后果，以及用来预测某些毒性作用的可逆性等。

常用的代替研究有两种：相对代替和绝对代替，前者指应用体外培养的脊椎动物细胞、组织或器官等，用有生命的物体代替动物进行研究，后者是完全不使用动物，用物理化学方法及计算机模拟系统来代替动物进行研究。

（1）相对代替

1）用系统发育低级的无脊椎动物代替哺乳动物　如用海洋中无脊椎动物进行神经系统的生理学研究、肿瘤学研究以及致畸实验等；用果蝇等低级动物进行遗传学研究；著名的Ames实验就是用鼠的伤寒沙门氏菌培养物来测定化学药物的致畸与致癌性。

2）用离体培养的器官、组织、细胞培养物及提取物、组织切片、细胞悬液和灌注器官以及细胞亚群等代替动物进行单克隆抗体的生产、病毒疫苗制备、效力及安全实验、药物细胞毒（CPE）、细胞膜研究等，特别是各种人类细胞的广泛应用，不仅是动物的良好替代，而且极大地缓解了物种外推的困难。

（2）绝对代替

1）用物理学或机械学方法模拟动物，甚至高等动物，如心肺复活示教在基础医学中的应用。

2）用化学方法模拟动物，如采用免疫化学方法，用结合力很高的抗体来搜寻抗原，鉴定毒素的存在，代替小鼠的接种实验。

3）用计算机来模拟动物模型，如定量的结构-活性关系模型、计算机制图应用、生物医学过程模拟等，把复杂的生物学现象分解为很多互相关联的数学公式，然后再输入待检信息或其他信息，观察所引起的反应，加以翻译。这种方法刚刚起步，韩国和日本开展的很多，相信随着计算机技术的不断发展，部分代替或者整体代替动物的动物模型目标一定会实现。

3. 优化　是指通过提高实验动物质量、改善动物设施、饲养管理和实验条件，优化实验设计方案、提高实验操作技术，减少实验过程中对动物机体的损伤、减轻动物遭受的痛苦和应激反应，使动物实验得到精确的结果。

（1）提高实验动物质量。动物质量直接影响实验的结果，微生物和遗传控制级别高的动物一方面对受试因子具有高度的敏感性，另一方面由于遗传的因素具有反应的一致性，保证了实验结果的可靠性。

（2）改善动物实验设施条件，提高动物实验质量。实验动物的级别必须和动物实验设施的级别相匹配，否则就可以定义为浪费行为。有些人认为只要动物具有正常的生理状态，在哪里做实验都是它的正常条件，但是，大量的研究证据表明，环境因素的改变、动物与实验设施的不匹配行为都可以导致动物的神经内分泌系统、免疫系统和行为生理学方面的异常，用这类动物做实验很可能得不到可靠的结论。

（3）改善控制技术，减少对机体的干扰。在实验过程中首先要控制动物的疼痛反应，使用合适剂量的麻醉剂、镇痛剂或者镇静剂是必要的，否则不但有虐待动物的嫌疑，而且将对动物机体产生影响，进而影响实验结果。另外，在实验观察的过程中，尽量为动物创造舒适的生活环境，注意饲养密度、动物之间的咬斗而引起的应激反应或伤害，以及由交叉传染引起的疾病等，这些都会造成动物的痛苦以及行为生理的异常改变，混淆或干扰对实验处理的反应。

（4）提高动物实验操作技术。动物的抓取固定和实验操作水平也是影响动物福利和动物演出型的重要因素。按常规、正确而熟练的抓取和固定动物，动物就不会剧烈反应，并可被训练调教在特定情况下接受各种不同的实验处理，而突然地强迫它们接受这些处理时，它就会受到强烈的应激与痛苦，甚至引起动物窒息和尾部脱落（如大鼠、小鼠）等，进而导致免疫系统功能抑制和一系列不真实的实验结果。善待动物是动物实验中花费最小，最易获得，也是最安全有效的手段。实验过程中动物的安定平稳对实验结果能产生巨大影响。

（5）充分利用信息技术，利用已有的信息，优化动物的使用。信息和数据的大量检索，在动物实验开始前是必要的，对优化动物的使用很有帮助。例如，杀虫剂在上市前必须经过动物实验来验证其毒性，其中的某种化合物对小鼠和大鼠来说是十分敏感的，因此以后就没有必要再用犬来进行实验。

我国的动物实验研究中已有的某些方法或手段，或多或少都含有"3R"和动物福利的内容。随着更多的科技工作者对"3R"和动物福利与科学研究之间的关系重要性的不断认识，必将进一步开拓人们的科学研究思路，为推动我国生物医学研究的科学化起到独特的作用。

第二节　实验动物的遗传学分类及其质量控制

一、实验动物的遗传学分类

在化学实验中，要准备很多不同种类和不同纯度的试剂，按其含有杂质的多少可分为普遍的、实验室的、化学纯的、分析纯的等不同纯度的试剂，分别用于不同目的和要求的试验。在物理实验中，亦同样要制造出精密度各不相同的各种测定仪器、电子计算机等，促使物理学试验达到更加精确、迅速和完整的地步。实验动物被称为"活的试剂""活的测定器"。在动物实验时，就需要有纯度高的、敏感性强的，适合各种实验目的要求的健康品系动物。目前，按遗传学控制方法，根据基因纯合的程度，把实验动物分类为：近交系、突变系、杂交群、封闭群四类，其规定要求各不相同，而杂种（mongrel）是未经遗传学控制而进行无计划交配繁殖的动物，故不属于本分类范围。

（一）品系的概念

在实验动物中，不同品种的动物，选择其某一生物学特性，经过一定的繁殖方式和培育，使某一特性得到强化，以后可稳定地遗传下来，就成为一个品系。品系是实验动物分类的基本单位。作为一个品系，应具备下列条件：

1. 外貌特征相似　如毛色、头形、耳形、尾长等外貌特征。例如，$C_{57}BL/6$ 品系小鼠的毛色是黑色的。当然，外貌特征相似的不同品系的动物，它们其他条件是不同的。

2. 独特的生物学特性　此条件是一个品系存在的基础。例如，C_3H 小鼠乳腺癌发病率达 99%～100%。AKR 小鼠白血病发病率在 95%以上。

3. 稳定的遗传性能　一个品系，不仅要有相似的外貌特征，独特的生物学特性，更重要的是要有稳定的遗传性能，既在品系的自群繁殖时，能将其特性稳定地传给后代。

4. 具有共同的遗传来源和一定的遗传结构　任何品系都可追溯到其共同的祖先，并由此分支经选育而成，其遗传结构也应是独特的。

（二）近交系动物

1. 近交系的基本概念　理论上将全同胞兄妹连续交配 20 代以上或亲代与子代（父女或母子）之间连续交配 20 代以上的动物，称为近交系动物（inbred strain animal）。

2. 亚系和支系的概念

（1）亚系：育成的近交系可能由于突变和残余杂合基因而导致部分遗传组成的改变，从而形成亚系。

(2)支系:当饲养环境改变时,或对动物进行某些技术性处理时,有可能对某些生物学特征产生影响,这些影响的结果,形成支系。

3. 近交系动物的特点与应用

(1)特点

1)纯合性:同一近交系动物的所有基因位点都应该是纯合子,即它们的基因型一致,遗传组成和遗传特性也相同。

2)遗传稳定性强:近交系动物在遗传上具有高度稳定性,人为选择不会改变其基因型,个体遗传变异的概率非常低。

3)基因型相同:指一个近交动物中任意两个个体之间在遗传上是同源的,用免疫学方法检测个体在各条染色体上的基因标记,同一近交系内不同个体间的基因位点标记是相同的。

4)表现型的均一性:由于近交系动物基因型一致,因而其个体的血型、组织型以及形态学的特征;甚至行为特征都趋于一致。

5)分辨性高:每个近交品系都有自己的遗传概貌,掌握了遗传监测方法,就可以轻而易举地将混群的两个外貌近似的品系区分出来。

6)遗传组成的独特性能:每个近交系从物种和整个基因库中,只获得极少部分基因,它们构成了该品系基因的遗传组成。因而,每个近交系在遗传组成上都是独一无二的,并具有独特的表现型。

7)国际分布广泛:目前为止,大部分近交系动物在世界各地均有分布,为世界各地的科学家提供了方便的实验条件。

8)背景资料可查性:近交系动物在品系培育的过程中都有详细的记录,世界各地的实验动物饲养场所均有它们的背景资料,这对实验设计和结果分析是非常重要的。

(2)应用

1)由于试验中,个体差异极小,对实验反应一致,可以消除杂合遗传背景对实验结果的影响,因此,可以减少实验组次以及对照组的实验动物数量。

2)组织或肿瘤移植的实验研究。

3)由于 20 代以上的近交,使隐性基因纯合性状得以暴露,可用于复制先天性畸形和其他先天性疾病的动物模型,如先天性高血压大鼠、先天性糖尿病大鼠等。常用大鼠、小鼠近交系的名称(表1-1)。

表1-1 常用大、小鼠近交系

小鼠	大鼠
$C_{57}BL$	F_{344}
C_3H	LEW
BALB/C	BN
DBL	SHR
A	DA
AKR	PVG
N_2B	ACI
$B_{10} \cdot D_2$	WF
SJL	WKY

(三)封闭群动物

1. 封闭群动物的概念 封闭群动物也称远交系动物。20 世纪 70 年代日本实验动物研究会规定:5 年以上不从外部引种,只在一定的群体中进行繁殖,为经常提供实验动物而进行生产的群体叫作封闭群。

2. 封闭群动物的特点与应用

(1)特点

1)封闭群动物具有杂合性,避免了近交衰退现象的产生,具有较强的繁殖力和生活力。

2)由于封闭群动物保持 5 年以上没有引进新的血缘,其遗传性及反应性可保持相对稳定;但群内个体则具有杂合性,因而其反应性有差异。所以封闭群动物实验的重复性差。

(2)应用:根据上述特点,封闭群动物广泛用于教学、科研预实验、一般实验及药物筛选和毒理安全试验等。

3. 常用的封闭群动物 常用的封闭群动物主要有:昆明种小鼠、NIH 小鼠、ICD 小鼠、SD 大鼠、Wistar 大鼠、Dunkin Harley 豚鼠、青紫蓝兔、新西兰大耳白兔等。

(四)突变系动物

1. 突变系动物的基本概念 具有特殊遗传性状,并由基因符号表示出来的品系,以及基因符号表示虽不明显,但经淘汰和选择后能保持特定遗传性状的品系称为突变系。突变系动物是指正常染色体的基因发生了变异,形成具有各种遗传缺陷的动物。它是通过自然突变和人工定向突变的方法形成的。

2. 突变系动物的应用

(1)加深人类对哺乳动物遗传机制的认识,以及对生命现象的理解。

(2)绝大多数突变系动物可以作为人类疾病的动物模型而在基础医学和临床医学研究中应用。例如,糖尿病小鼠,其 4 号染色体发生隐性突变(db),纯合系小鼠肥胖,并伴有糖尿病,可作为糖尿病模型用于实验。

(3)常用的突变系动物(表 1-2)。

表 1-2 常用的突变系动物

动物名称	突变染色体部位	特点	应用研究
联合免疫缺陷小鼠(Scid)	16 号染色体	纯合子血清中无免疫球蛋白,T、B 淋巴细胞缺乏	用于免疫学、血液病学、器官移植学、肿瘤学及病毒学领域
裸小鼠(nu)	8 号染色体	纯合子无毛,无胸腺	应用于肿瘤学、免疫功能研究等
尿崩症大鼠(di)	3 号染色体	纯合子多尿,低尿渗透压	应用于遗传性下丘脑尿崩症模型
侏儒小鼠(dw)	未知染色体隐性突变	纯合子生长素和促甲状腺素缺乏	应用于侏儒症研究
糖尿病小鼠(db)	4 号染色体	纯合子肥胖并发糖尿病	遗传性糖尿病的研究
裸大鼠(run)	未知染色体隐性突变	纯合子体毛稀少,无胸腺,T 细胞功缺乏,血液中无 IgM 和 IgG,淋巴细胞转化实验阴性	应用于肿瘤移植

(五)系统杂交动物

1. 系统杂交动物的概念 两个不同的近交系之间杂交所产生的第一代动物称系统杂交动物或 F_1 动物。而两个以上的品系之间的杂交称为三元杂交、四元杂交后生的后代统称为杂交群动物。而我们所说的系统杂交动物是指上述的 F_1 代动物,如 AKR 和 DBA/2 小鼠交配后的第一代动物为 AKD_2F_1,在这里,AKR 和 DBA/2 称为亲本品系,其中一个为夫系,另一个为母系。它们的后代的基因型和表现型一致,是医学研究所使用的相同基因型的一种。严格地讲,杂交 F_1 代动物不是一个品系或一个品种,因为它不具有育种功能,不能自群繁殖成与杂交 F_1 代动物相同基因型的动物。

2. 杂交动物的特点和应用

(1) 特点

1) 杂交动物优势明显,对疾病的抵抗力强,具有较强的生命力,对环境的耐受性强。繁殖旺盛,寿命长,易饲养,在很大程度上克服了因近交繁殖所引起的各种近交衰退现象。

2) 遗传型和表现型一致,虽然它的基因不是纯合子,但是其与近交系父母具有相似的个体均质性,就某些生物学特性而言,F_1 代动物比近交系动物具有更高的一致性,不容易受环境因素变化的影响。

3) 具有相同的基因型杂交 F_1 代动物虽然遗传组成是杂和的,但其基因型是一致的,具有亲代双亲的特点,可接受同为 F_1 代个体之间的细胞、组织、器官、肿瘤的移植。

其实验结果重复性好,并广泛用于各种实验研究,便于进行重复实验和国际学术交流。

(2) 应用

1) 适用于营养学、药物学及病原体和激素的生物评价。

2) 适用免疫学和发育生物学等领域的研究。

3. 常用的 F_1 代动物(表 1-3)

表 1-3　常用的 F_1 代动物

序号	父本*母本	F_1	序号	父本*母本	F_1
1	AKR*DBA/2	AKD_2F_1	10	CBA-T6*DBA/2	$CBA\text{-}T_6D_2F_1$
2	$C_{57}BL$*A2G	BA_2GF_1	11	BALB/c*$C_{57}BL$/6	CB_6F_1
3	$C_{57}BL$*BLAB/C	BCF_1	12	BALB/c*CBA-T6	$CCBA\text{-}T_6F_1$
4	$C_{57}BL$*CBA	$BCBAF_1$	13	BALB/c*DBA/3	CC_3F_1
5	$C_{57}BL$/6*A	B_6AF_1	14	BALB/c*DBA/2	CD_2F_1
6	$C_{57}BL$*C_3H	BC_3F_1	15	BALB/c*$C_{57}L$	CLF_1
7	$C_{57}BL$/6*DBA/1	$B_6D_1F_1$	16	C_3H*$C_{57}BL$	C_3BF_1
8	BALB/*A	CAF_1	17	C_3H*DBA/2	$C_3D_2F_1$
9	BALB/cCAKR	$CAKF_1$	18	C_3H*$C_{57}L$	C_3LF_1

(六) 转基因动物和嵌合体动物

1. 转基因动物　是指用实验方法导入外源基因在其染色体基因组成稳定整合并能遗传给后代的动物。

建立转基因动物的方法有:显微注射法、反转录病毒感染法与胚胎干细胞法。这三种方法中最常用的是显微注射法。不管选用哪种方法建立转基因动物,其结果都是使动物基因组内包括一个外源性的 DNA 片段。这种遗传特征是一般培育方法所不能达到的。

转基因动物是现代分子生物学技术的产物,其在生物医学中的应用主要表现是:

(1) 基因表达调控:基因表达调控是一个动态开放系统,它具有自己的整体性和独立性。正常基因的诸因素总是按适时适量表达最终产物的目的构成独立的整体并发挥作用。目前,已有多种基因转移与表达的方法研究基因调控,只有转基因动物实验既能从分子水平上设计,又能包括影响调控的诸因素,以调控系统的各基本特征为线索,从四维空间观察基因调控的整体效应。用转基因动物研究基因表达调控,采用的方法有单基因调控系统、多基因调控系统及基因删除系统。

(2)转基因动物模型:转基因动物模型大致可分为两类:一类是人类疾病相关的转基因动物模型;另一类是与家畜遗传育种有关的转基因动物模型。

(3)用转基因动物生产生物活性物质与药物:据报道,美国一家公司已成功培育出了能大量生产人血红蛋白的转基因猪。其研究表明,将转基因动物看成是合成多肽药物的工厂已经成为现实,它将可能是今后研制活性肽或疫苗的一条新颖而廉价的技术路线。

2. 嵌合体动物 是指将动物早期胚胎进行分割后与同种或异种的胚胎细胞聚合而发育成的个体。

1961年,美国科学家就培育出黑白斑杂的嵌合体小鼠,而后,对嵌合体动物的研究迅速发展,除同种外,种间、属间的嵌合体动物也相继问世。其培育方法有:聚集法、胚胎干细胞移植法等。但其不能进一步繁殖,只能在需要时随时生产。由于其体内带有两种遗传组成不同的细胞,从遗传上讲,是自然界中前所未有的,广泛应用于基因表达、细胞分化、胚胎发育、免疫功能、遗传病等研究领域。

二、实验动物的微生物控制分级

目前,国际上通常将实验动物分为四个等级,即:无菌动物(germfree animal,GF);悉生动物(gnotobiotic animal,GN);无特定病原体动物(specific pathogen free animal,SPF);普通动物(conventional animal,CV)。并对其饲养条件和微生物控制程度规定如表1-4。

表1-4 按微生物控制程度的分类原则

种类	饲养环境	控制水平
无菌动物(GF)	隔离系统	以无菌技术获得,身体内部及外部不存在任何微生物与寄生虫
悉生动物(GN)	隔离系统	带有明确的微生物,在无菌条件下饲养
无特定病原体动物(SPF)	屏障系统	不带有指定的致病微生物和寄生虫
普通动物(CV)	开放系统	不能带有人畜共患的和导致动物烈性传染病的病原体,而其他微生物与寄生虫的携带情况不明

我国实验动物工作在近二十年来发展很快,一九九四年国家技术监督局参照国外标准发布了国家实验动物标准,将医学实验动物分为四级,即:一级,普通动物(CV);二级,清洁动物(CL);三级,无特定病原体动物(SPF);四级,无菌动物(GF)。其微生物控制程度见表1-5、表1-6、表1-7。

(一)普通动物

普通动物是指饲养在开放环境中,微生物控制水平低,不携带主要的人畜共患和烈性传染性动物疾病病原体的动物。

普通动物是实验中微生物控制上要求最低的动物,其饲养环境为开放系统,空气未经净化,饲料要求采用符合动物营养要求的全价颗粒饲料,饮水符合城市饮用水标准,并保持在18~26℃、相对湿度在40%~70%、照度在100~200lx、噪声低于60dB、氨浓度低于14ppm等环境因素标准。

普通动物生产成本低,可大批量生产,其广泛用于教学实验、一般科研预实验及某些生物制品的生产中。

（二）清洁动物

清洁动物是指在普通动物的基础上，不带有人畜共患病原体，也不带有常见的动物传染病原体的实验动物。

清洁级动物也称二级动物，其微生物控制水平介于普通动物与无特定病原体动物之间。二级动物是我国目前发展状况所特有的，在国外，一般的科学实验均采用无特定病原体动物或无菌动物。

清洁动物必须饲养在屏障设施内，空气经过一定的净化，饲养室内维持正压，进入饲养室的饲料、垫料、饮水、笼具等物品必须经严格的灭菌处理。饲养人员必须穿戴经过消毒的工作服、工作鞋、手套、口罩等。

（三）无特定病原体动物

无特定病原体动物指在清洁动物的基础上，要求不携带可能干扰实验的某些病原体和寄生虫，如金黄色葡萄球菌等。

无特定病原体动物饲养环境为屏障系统，微生物、寄生虫及病毒的控制十分严格。因此该级动物质量很高，在科研实验中可以安全可靠地排除病原体及微生物对实验结果的影响。无特定病原体动物广泛应用于肿瘤学、药物学、毒理学、免疫学，以及生物学鉴定等方面。

表1-5　常用实验动物寄生虫检测标准

动物等级				应排除的寄生虫项目	动物种类				
					小鼠	大鼠	豚鼠	地鼠	兔
无菌动物	无特定病原体动物	清洁动物	普通动物	体外寄生虫（节肢动物）Ectoparasite	●	●	●	●	●
				弓形体 Toxoplasma gondii	●	●	●	●	●
				兔脑胞内原虫 Encephalitozoon cuniculi	○	○	○		●
				爱美尔球虫 Eimaria spp.					●
				卡氏肺孢子虫 Pneumocystis carinii	○	○		○	●
				带绦虫幼虫 Taenia sp.	●	●		●	●
				膜壳绦虫 Hymenolepis sp.	●	●		●	●
				管状线虫 Syphacia sp.	●	●		●	●
				四翼无刺线虫 Aspiculuris tetraptera	●	●		●	
				栓尾线虫 Passalurus sp.					●
				鼠膀胱线虫 Trichosomoides crassicauda		●			
				毛滴虫 Trichomonas sp.	●	●			●
				鼠贾第鞭毛虫 Giardia muris	●	●			●
				鼠六鞭毛虫 Spironucleus muris	●	●			●
				小袋鞭毛虫 Balantidium sp.		●			
			无任何可查到的寄生虫						

注：●必须检查，要求阴性；○必要时检查，要求阴性。

表 1-6 常用实验动物细菌检测标准

动物等级				细菌	动物种类				
					小鼠	大鼠	豚鼠	地鼠	兔
无菌动物	无特定病原体动物	清洁动物	普通动物	沙门菌 Salmonella sp Ectoparasite	●	●	●	●	●
				单核细胞增多性李氏杆菌 Listeria monocytogenes	○	○	○	○	○
				假结核耶氏菌 Yersinia pseudotuberculosis	○	○	○	○	○
				皮肤病原真菌 Pathogenic dermal fungi	●	●	●	●	●
				多杀巴氏菌 pasteurella multocida	●	●	●	●	●
				支气管败血性波氏杆菌 Bordetella bronchiseptica	●	●	●	●	●
				小肠结肠炎耶氏菌 Yesinia enterocolitica	○	○	○	○	○
				肺支原体 Mycoplasma pulmonis	●	●			
				鼠棒状杆菌 Corynebacterium kutscheri	●	●			
				泰泽氏菌 Bacillus piliformis	●	●	●	●	●
				大肠杆菌 Escherichia coli 0115 a,C,K（B）	○				
				侵肺巴氏杆菌 Pasteurella pneumotropica	●	●	●	●	●
				肺炎克雷伯菌 Klebsiella pneumoniae	●	●	●	●	●
				金黄色葡萄球菌 Staphylococcus aureus	●	●	●	●	●
				肺炎链球菌 Staphylococcus pneumoniae	●	●	●	●	●
				乙型溶血性链球菌 β-hemolytic streptococcus	●	●	●	●	●
				绿脓杆菌 Pseudomonas aeruginosa	●	●	●	●	●
				无任何可查到的寄生虫					

注：●必须检查，要求阴性；○必要时检查，要求阴性。

表 1-7 常用实验动物病毒检测分级

动物等级				病毒	动物种类				
					小鼠	大鼠	豚鼠	地鼠	兔
无菌动物	无特定病原体动物	清洁动物	普通动物	淋巴细胞性脉络丛脑膜炎病毒 Lymphocytic choriomeningitis virus	●		●	●	
				流行性出血热病毒 Epidemic hemorrhagic fever virus	●	●			
				脱脚病病毒（鼠痘病毒） Ectromelia virus（pox virus of mice）	●				
				兔出血症病毒 Rabbit hemorrhagic disease virus					●
				小鼠肝炎病毒 Mouse hepatitis virus	●				
				仙台病毒 Sendai virus	●	●	●	●	
				小鼠肺炎病毒 Pneumonia virus of mice	●	●			

续表

动物等级	病毒	动物种类				
		小鼠	大鼠	豚鼠	地鼠	兔
	呼肠弧病毒Ⅲ型 Reovirus type Ⅲ	●	●	●	●	
	小鼠脑脊髓炎病毒 Mouse encephalomyelitis virus	○				
	小鼠腺病毒 Mouse adenovirus	○				
	小鼠细小病毒 Minute virus of mice	●				
	多瘤病毒 Polyoma virus	○				
	轮状病毒 Rota virus					●
	大鼠细小病毒 H-1 株 Rat parvovirus H-1		●			
	大鼠细小病毒 RV 株 Rat parvovirus RV		●			
	大鼠冠状病毒/大鼠涎泪腺炎病毒 Rat corona		●			
	无任何可查到的寄生虫					

注：● 必检项目，要求阴性。

（四）无菌动物与悉生动物

1. 无菌动物　是指在无菌的环境下，用无菌饲料、饮水饲养的动物，或经剖腹取胎后，转移到无菌条件下饲养，体表及肠管中均不能检出任何活的微生物和寄生虫，这种动物称为无菌动物。

无菌动物一般饲养在无菌隔离器内，而进入隔离器的一切物品（包括饲料、饮水、垫料、笼具等）均经高压灭菌柜消毒两次，为防止空气被细菌、病毒污染，进入隔离器的空气必须经高效过滤，其过滤程度为 0.3μm 微粒的滤除率达 99.97%。

2. 悉生动物　悉生动物又称已知菌动物或已知菌丛动物，指在无菌动物体内人为植入一种或数种微生物的动物。其饲养环境与无菌动物相同。

3. 无菌动物和悉生动物的应用　无菌动物和悉生动物广泛应用于心血管疾病、老年病、微生物学、免疫学、肿瘤学、药理学、毒理学、放射医学等领域的研究。

第三节　实验动物的环境控制

一、影响实验动物的环境因素

（一）温度

常用的实验动物均为恒温动物，具有在一定的温度范围内可保持体温恒定的生理功能，但温度变化幅度过大则影响动物的生长、繁殖，特别对普通动物，在冬季温度过低时，如果饲养室内仅靠共用锅炉供暖，而不是动物室自供暖气，势必造成饲养室温度过低，动物的繁殖和生长将会停止。夏季温度过高而不采取降温措施，雄性动物将出现睾丸萎缩，精子成活率低；雌性动物出现性周期紊乱，妊娠率降低产仔数减少等。

动物在实验条件下，温度变化大，将会影响其生理、生化指标，对实验结果产生不可估量的影响。环境气温的变化，使同一药品对实验动物的 LD_{50} 影响很大（表 1-8）。

表 1-8　环境温度对小鼠 LD_{50} 的影响

环境温度（℃）	给药动物数（只）	死亡只数	死亡率（%）
8	40	40	100
10	40	40	100
12	40	40	100
18	40	20	50
20	40	20	50
22	40	20	50
24	40	35	87.5
26	40	38	95
28	40	40	100

注：给药方法为：腹腔注射，剂量 0.5ml/只。

根据温度对实验动物的影响，为了保证实验动物的正常生产及实验的正常进行，我们国家于 1992 年规定实验室温度的基准值为 19～29℃。

（二）湿度

湿度是指空气中的水分的含量，其中按 g/m^3 表示空气中水分含量时，称为绝对湿度；而空气中的实有含水量占同等温度下饱和含水量的百分比值，则称为相对湿度。空气中的饱和含水量与温度是正比关系。多数动物对湿度偏低反应敏感，湿度太低，特别是低温低湿环境下，大鼠易发生一种表现为尾根坏死，称为环状坏死症。环状坏死症发生的原因可能是在干燥环境下尾部水分损失过多，造成尾部血管壁萎缩，导致血液循环受阻，造成组织环状坏死，此症状特别容易发生在新生仔鼠群。我国对动物饲养室的湿度标准定为 40%～70%。

（三）光照

光照对实验动物的影响主要有两个方面，一是照度，二是光照时间。照度太强，很容易损坏实验动物的视力，使其辨色能力下降，出现视网膜障碍。光照时间过长，使啮齿类实验动物连续发情，但由于光照的原因，雌性动物阴道角化，卵细胞成熟受阻，导致繁殖力下降；光照时间过短，啮齿类雌性动物的卵巢重量减轻，生殖受到抑制。饲养室内最适宜的照度为大鼠、小鼠 15～20lx，犬、猴、猫、兔、猪 100～200lx；光照时间采用 12h：12h 的明暗交替方式。

（四）噪声

噪声一般是指频率高、声压大，带有冲击性或者具有复杂波形，给人和动物带来造成心理或者生理不利影响的声音。动物的音域比人宽得多，对声音特别敏感，噪声可以引起大鼠食仔，小鼠产仔率下降、仔鼠发生听源性痉挛而死亡，各种动物心跳加快，影响正常生活规律和实验结果。特别是豚鼠，轻微的声音，即引起不安和骚动。我国规定动物饲养室的噪声应在 60dB 以下：①防止外界干扰，远离噪声源；②空调及通风设备进行隔音和消音处理。

（五）气体

动物室内的有害气体指氨气、硫化氢、甲基硫醇以及消毒液的气味等。这些气体对人和动物可产生危害。据不完全调查在普通动物室工作的人员有 95% 以上均有不同程度的咽喉疾病。高浓度的有害气体引起动物急性肺水肿,而造成动物死亡,引起动物体质下降,影响实验效果。特别是豚鼠是制作过敏性鼻炎模型的首选动物。如果饲养室有害气体浓度过高,将影响模型的制作。我国规定动物室的氨浓度应低于 14ppm。

(六) 粉尘

粉尘是指飘浮在空气中的固体微粒,饲养室内的粉尘主要来源是外界空气,以及动物皮毛、饲料屑及垫料。粉尘对人员和实验动物有害,可引起人和动物鼻咽喉炎症、哮喘、皮肤炎等过敏症状。我国 1994 年颁布的"实验动物环境及设施"国家标准 GB/T14925-94,清洁级的空气洁净度达到 100000 级,SPF 级屏障系统应达到 10000 级,无菌动物房应达到 100 级。

(七) 垫料

垫料直接与动物接触,对实验动物的生活环境以及动物本身的质量有很大影响,垫料的主要作用是承接粪尿,保持笼具清洁,另外起到保温、动物繁殖的作用。好的垫料应该是价廉易得、来源广泛的未加工材料;应符合动物的健康和福利要求,柔软舒适,能使动物安乐、舒适;吸湿性好、吸氨性强、粉尘小、无油脂、无有毒有害物质;粪尿不易腐败;耐高温、耐高压,使用前必须经高压灭菌器消毒,其温度必须达 120℃。否则垫料可能被寄生虫、霉菌和其他细菌所污染,对动物造成有害影响。

1. 木制品垫料 木制品垫料是一种常用的价格便宜的垫料,但同其他垫料(如玉米棒芯)相比,换料次数要多,因此劳动力的增加也要考虑到价格中去。木制品垫料可分为硬质木料和软质木料,硬木和软木都可以得到木削片、木屑和刨花,其中刨花作为营巢材料比木削片更好,硬木屑作为垫料比软木好。刨花质地松软,舒适性和吸水性好,较少污染和发霉。刨花有大、小之分,接触性垫料常选用小刨花。泡桐刨花和白杨刨花作为垫料性能较好,其中杨树的小刨花最好,啮齿类动物能得到很好休息,也能避免雄性种鼠相互打斗。此外,椴木、水曲柳木也是较好的木质垫料。硬木削片(枫树、桦树、白杨、山毛榉等)垫料中含有维生素 C,用烘干办法处理并没有完全破坏其中的维生素 C,作为豚鼠垫料时,豚鼠可以通过咀嚼这些含有维生素 C 的硬木削片垫料,用唾液消化吸收补充豚鼠的维生素 C 的缺乏。由于木制品垫料来源的树种不同,其化学性和物理性有明显的差别。在使用刨花和木屑作垫料时,要严格控制木料的种类,避免使用各种芳香性软质木料,如红松、白松、黄花松和红杉等,因为这类木料所释放的挥发性碳氢化合物会促进肝脏微粒体酶类的活性,并且还能产生其他毒性作用,从而直接或间接影响研究结果。另外还发现此类木屑可提高呼吸系统感染率,降低繁殖力。锯末垫料具有保温性能好、单位体积吸尘能力最强,但其缺点是动物适应性差、遇水易成团,锯末颗粒容易黏附在动物皮毛上,同样造成动物外表不美观,使用锯末等未处理的垫料,不仅危害裸小鼠的眼睛和呼吸道,还会造成雄性种鼠交配困难,影响受孕率。

2. 玉米棒芯垫料 将玉米棒上的玉米粒剥下后剩余的玉米芯粉碎或制成小颗粒,作为玉米芯垫料;其优点是细胞毒性小、吸氨能力强、干燥性好,但硬度和大小尺寸不好控制,且易被动物吃下。如果被农药、化肥污染将影响实验动物的生长发育和繁殖能力。

3. 再生纸颗粒垫料 将废纸重新处理、软化为再生纸,切成碎片、纸条或加工成纸颗粒等,用作垫料其吸水性很好,但由于来源及成本所限,目前很少应用。

(八) 笼具

笼具的材质应符合动物的健康和福利要求,无毒、无害、无放射性、耐腐蚀、耐高压、耐冲击、易清洗、易消毒灭菌，主要有金属材料和人工合成材料。笼具的大小取决于动物的体形大小和动物密度，总的原则是要让动物在笼中自由站立，充分伸展（要兼顾水平和垂直两个方向的尺寸）、自由转身、舔梳、站起、卧下和躺卧后完全舒展身体等。笼具的内外边角均应圆滑、无锐口，动物不易噬咬、咀嚼。笼子内部无尖锐的突起伤害到动物。笼具的门或者盖有防护装置，能防止动物自己打开笼具或者打开时发生意外伤害或逃逸。笼具应限制动物身体伸出受到伤害，伤害人类或者邻近的动物。某些笼具的底部是用金属网制成的，其网眼过小，则动物的粪便不易漏下，如果网眼过大，则容易夹住动物的臂或腿，也容易造成动物的痛苦或外伤。饮水瓶和饲料盒的位置设计不合理，或摆放角度不合理，都将影响动物的饮水和进食。有的还可能被动物的粪、尿污染。大鼠、小鼠笼具内无饲料盒，而是在金属网盖上设计一个凹槽，饲料放在凹槽的斜面上，如其高度或角度不合理，同样会影响动物的饮水和进食。

二、实验动物设施的分类

（一）概述

实验动物设施（laboratory animal facility，LAF）是进行实验动物饲养、保持种群、繁殖生产、实验研究、生产制造等设施的总称。其建造标准可参照 GBJ73-84。

（二）分类

实验动物设施从使用目的分为实验动物饲养设施和动物实验设施两部分。实验动物设施根据对饲养动物的微生物控制程度和空气净化程度分为开放系统（open system）、屏障系统（barrier system）和隔离系统（isolator system）三个等级。

1. 开放系统

（1）开放系统基本要求：开放系统通常饲养普通级动物，为单走廊专用房舍，采用自然通风或装设排风装置，从而使室内温湿度受一定程度的控制。应有防野鼠、防蚊蝇及专用的垃圾处理设施，笼具和垫料要消毒，饲料应确保未经污染。工作人员进入饲养室要更衣换帽等。

（2）开放系统的建筑布局：开放系统通常分为三区。前区包括检疫监测室、仓库、办公室、休息室等；控制区包括饲养室或实验室、清洁走廊、清洁物品储存室等；后勤处理区包括污染走廊、洗刷消毒室、污物处理设施等。人流、物流原则上按前区到控制区；再到后勤处理区的路径运行（图1-1）。

2. 屏障系统

（1）屏障系统：屏障系统是用来饲养 SPF 级动物。SPF 级动物的祖先来源于无菌动物或悉生动物，一切进入屏障系统的人和物品必须经严格的消毒灭菌处理。空气要经过三级过滤才能进入室内，其洁净度要求在 10000 级。系统内保持正压，不低于 20~50Pa。

（2）屏障系统的建筑布局和要求：屏障系统的建筑布局可分为三个区域：①管理区，包括动物接收室、观察室、库房、饲料房、办公室、淋浴房、一般走廊等；②实际控制区，包括缓冲区、清洁仓库、清洁走廊等；③后勤处理区，包括冷藏间、焚烧室、污染走廊、机械室、厕所等。屏障系统内的地面必须防滑、耐酸碱消毒液的洗涮、无渗漏。地漏应防堵、防回水、防回气。墙面光滑平整，阴阳角为圆弧形，墙面处理材质的选择原则为：耐腐蚀、无反光、耐冲压、不易脱落等。天花板应耐水洗、耐腐蚀、气密性好、坚固、无毒、阻燃等。门窗应坚固、气密性好、耐腐蚀、易清洗。走廊宽度应保持在 1.5~2m（图1-2）。

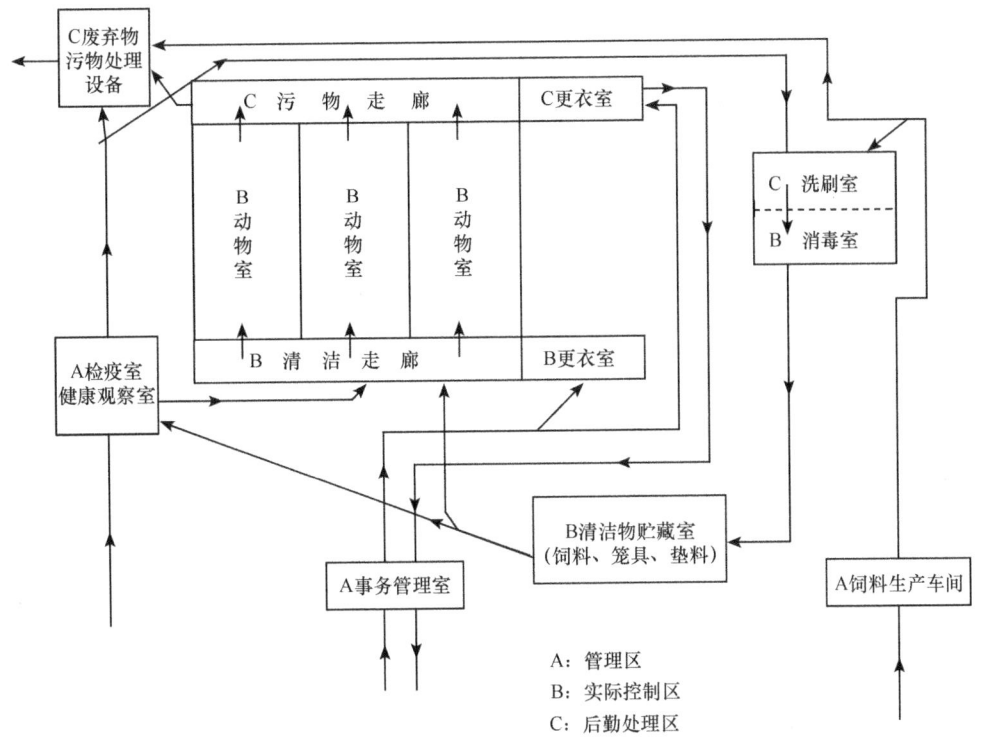

图1-1 开放系统流程图

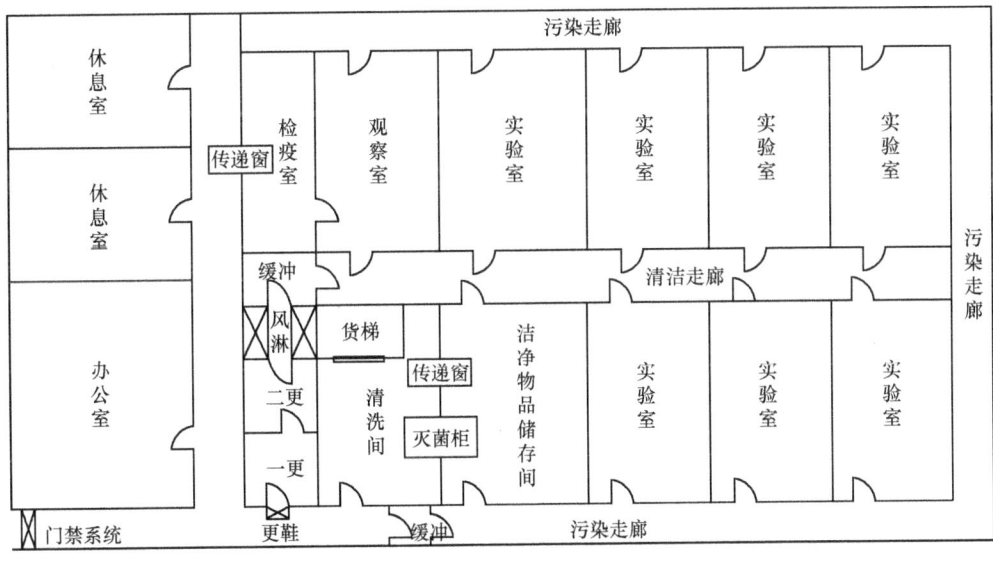

图1-2 屏障系平面图

3. 隔离系统 隔离系统是以隔离器为主其他附属装置所组成的饲养及实验系统。隔离系统可置于清洁系统内或开放系统中运转;在开放系统中利用隔离器饲养动物必须有空调系统控制微环境。隔离器系统的构造就是要求饲养技术人员都不与动物直接接触,只能通过附着在隔离器上的橡胶手套进行操作,进入隔离器的空气要经高效过滤并维持正压达到 98.0~137.0Pa,空气洁净度达到 100 级。目前常用的隔离器为乙烯塑料薄膜隔离器,其原理如图 1-3 所示。

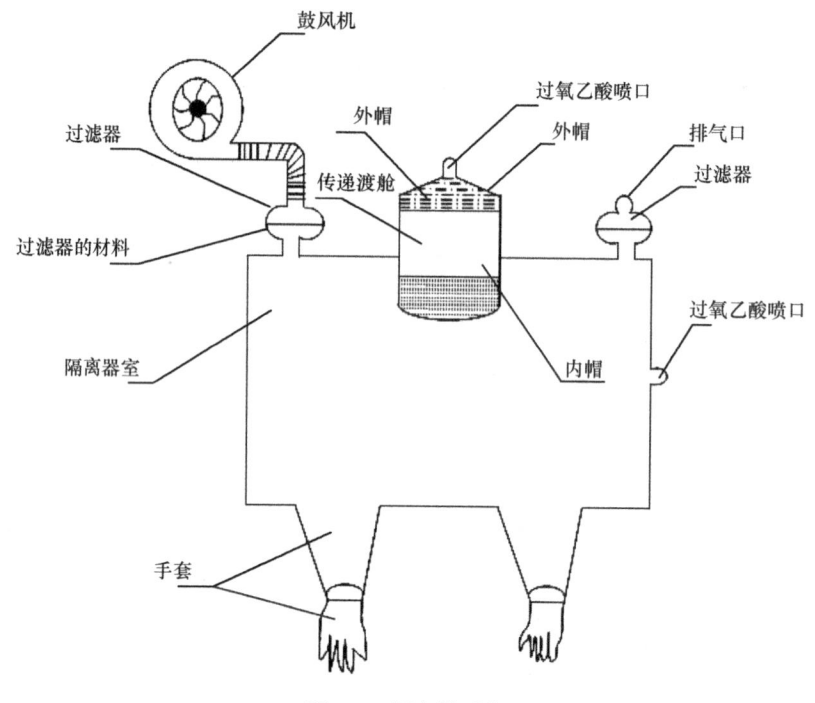

图1-3 隔离器系统

三、实验动物生产设施

实验动物生产设施（breeding facility for laboratory animal）是指用于实验动物的饲养繁殖、生产的建筑和设备的总和。生产群包括：隔离检疫室、缓冲间、风淋室、育种饲育室、扩大群饲育室、生产群饲育室、待发室、清洁物品贮藏室、消毒后室、走廊等。辅助区包括：仓库、洗刷消毒室、废弃物品存放处理间（设备）、解剖室、密闭式实验动物尸体冷藏存放间（设备）、机械设备室、淋浴室、工作人员休息室、更衣室等。

1. 饲育室 饲育室是设施中最重要的部分，直接关系到实验动物的生存、健康和质量。包括：育种室、扩大群饲育室、生产群饲育室等。饲育室面积应该在15~20m²之间，最小宽度在3m左右，天花板高度至少为2.5m。

实验动物房的建筑材料和装修材料均要达到生物安全要求。外墙首选钢筋、混凝土和砖，其次为空心黏土砖填充墙，内为土建墙。饲育室内的墙壁、天花板和门均采用优质彩钢夹芯保温板，彩钢夹芯保温板具有美观大方、表面光洁、保温隔音、无反光、耐冲击、耐酸碱腐蚀、无环境污染，且材质较轻，安装快捷，接缝处密封工艺简单易行，密闭效果好等优点。可满足SPF级实验动物设施的要求。板材厚度≥50mm。彩钢夹芯保温板有聚苯乙烯、聚氨酯、岩棉、纸蜂窝和铝蜂窝等，可根据具体情况选择。聚苯乙烯芯材价格虽便宜，但耐火性较差；岩棉芯材虽然耐火性能好，但抗弯承载力较差；纸蜂窝和铝蜂窝芯材的复合钢板密封不易，从综合性能和价格方面综合比较，硬质聚氨酯夹心彩钢板为佳。

隔墙与隔墙之间、隔墙与吊顶之间、隔墙与地面之间均有金属圆弧连接件，无积尘死角，易于清洗和消毒，以达到净化要求。屏障区地面要求不吸尘、不产尘、耐酸碱腐蚀及耐冲洗等特定，一般采用防静电环氧树脂自流平，也可以铺设专用地板。两者均有优缺点，自流平价格较低，不耐磨；地板价格稍高，脚感好，耐磨。门设观察窗。门高不低于2100mm，门宽不小于800mm，门向压力大的方向开启（即正压）。为工作车通行方便不设门槛，为保证气密性门下装密封条。

照明全部采用全封闭式净化灯，必须嵌入暗装，其安装缝隙应有可靠的密封措施，吸顶安装。照明灯分为工作照度、动物照度两种控制回路并且设置12h：12h明暗计时器；灭菌采用紫外线灭菌灯，各功能区域分设回路。两孔和三孔两用型插座安装高度距地面300mm，数量依需要而定，但每间房不得少于4个，所有电气管线应暗敷，并可靠密封和绝缘。

2. 走廊 平面布局可以采用双走廊方式或者三走廊方式，走廊宽度一般不应小于1.5m。双走廊方式：一边走廊为清洁走廊，另一边走廊为次清洁走廊，清洁走廊与次清洁走廊之间为饲育室或实验室。三走廊方式：中间走廊为清洁走廊，两侧走廊为次清洁走廊，清洁走廊与次清洁走廊之间为饲育室和实验室。饲育室区和实验室区各走廊均有密封门严格隔开。走廊墙壁、天花板和地坪的建筑材料和装修材料与饲育室相同。走廊内设置电话或者对讲机，便于管理和使用。人员、动物、垫料和实验物品等只能按照"清洁走廊→饲育室或实验室→次清洁走廊"这个顺序运行，不可逆行。

3. 双扉门脉动真空灭菌器 脉动真空灭菌器运用高压蒸气灭菌技术的方法，是目前被公认的效果最可靠、最彻底的一种灭菌方法之一，广泛应用于实验动物屏障设施，主要承担进入屏障设施内的动物笼具、饲料、垫料、饮用水、隔离服和实验物品等的消毒灭菌工作。灭菌质量是维持屏障系统内微生物控制安全的最基本保障。安装灭菌器时应注意在房屋建设施工前购买并将其搬至预定位置，防止房屋建好后再破墙拆窗。

脉动真空就是通过反复多次地对灭菌器内室进行抽真空，即抽完一次真空后向内室充入一定量的蒸气，让剩余空气和蒸气进行混合并达到一定的正压再进行抽真空，这样反复多次的抽真空再进入蒸气进行灭菌的方法称为脉动真空。脉动真空灭菌器其工作原理：利用高温高压的水蒸气及其释放的潜热使温度迅速升高，高温可对菌体蛋白质、核酸、酶系统等产生直接破坏作用，使微生物蛋白质分子运动加速，互相撞击，导致连接肽链的附键断裂，使其分子由有规律的紧密结构变为无秩序的散漫结构，大量的疏水基暴露于分子表面，并互相结合成为较大的聚合体而凝固沉淀，导致菌体死亡。高温灭菌消毒具有效果可靠、性能稳定、对自然环境无污染的优点。

灭菌器主要由以下部件构成：

（1）灭菌室箱体。工作时处于高温高压状态，里面设有温度和压力传感器，腔体底部的排放口用于蒸气和冷凝水排放，蒸气通过腔体底部的排放口进入，同时灭菌冷凝水，所有的冷凝水一直留存在腔体内和装载的物品一起被灭菌。

（2）真空泵。用于在脉冲阶段将灭菌室腔体抽至真空或一定压力的设备。真空泵连接在高效冷凝器上，用以高效移除空气并防止泵因温度过高而损坏。

（3）密封门及密封圈。双扉门即有两个扇门，一扇门在屏障区，另一扇门在非屏障区。密封门采用电动升降、嵌齿锁紧；安全互锁，只有在完成一个灭菌程序后，内外侧门只能开其中一个，任何情况下两侧门不能同时打开。由压缩空气提供动力驱动汽缸来开关灭菌室腔体门，门的密封通过硅胶密封条来实现，硅胶耐高温、弹性好。当一个程序开始时，密封条后部通入蒸气（有压力），从而紧密贴合门背部，实现密封。当程序结束时，密封条后部气体通过真空被吸回，卸载端的门打开。

（4）管路系统。蒸气管路、无菌空气管路、冷凝水管路等管路和阀门均采用不锈钢，还包括压力表、冷凝器等。

（5）电气和控制系统。采用可编程的存储器（PLC）＋触摸屏微电脑自动控制，监测系统操作、声光报警。

（6）蒸气来源。有的采用自带蒸气发生器，有的采用管道输送蒸气。

4. 实验动物饮水机　根据相关规定，屏障环境的用水应达到无菌水平，虽然经高压脉动灭菌器处理的水能达到无菌的要求，但是水中原有杂质却无法过滤掉，易造成水瓶结碱，水碱脱落影响实验动物饮用；灭菌时间长，产水量有限。经饮水机处理的水，不但能满足无菌要求，而且由于膜分离技术可以有效地去除水中的臭味、色度、消毒副产品及其他有机物，保证水质的稳定和优良；占地小，便于实现自动化；出水量大，便于连续生产。与单纯高压灭菌水相比更适合在动物毒性实验中推广应用。

实验动物饮水机主要由主机、过滤器、紫外线灯、储水箱、专用管路、专用水嘴、压力表和水泵等部件构成。饮水机的过滤流程：原水→生物信号除垢器→初级过滤及银离子过滤器→高压泵→纳米膜组→内置紫外灯管→管道紫外灯管→纯净水。银离子过滤器就是将银以共价键的形式牢固地结合在过滤材料的表面，在保证绝对安全的条件下，具有独特而卓越的净水和活水效果。

开机前检查储水箱，如果无水或者水量不足，设备不能开机。每3~6个月更换一次初级过滤耗材，原水质较差时2~3个月更换一次初级过滤耗材；纳米膜要定期清洗，防止表面阻塞；对于失效的紫外线灯管要及时更换。定期观察制水机工作情况，检测水质，并做好记录。

5. 传递窗　传递窗是屏障环境内外用于输送动物及小件物品，防止污染的通道式传递装置。设置传递窗是控制污染、节约能源的一种方法，一般采用双层互锁式，使屏障区与室外空气不直接接触。目前，国内较多采用双门箱体式，而旋转圆筒式和手套箱式因为使用不便而很少采用。通过传递窗传递动物或者小件物品进入屏障环境的同时部分污染空气也会随着动物或者小件物品一起进入传递窗，所以一定要在传递窗内接受紫外线照射或者气体熏蒸消毒，以符合清洁要求。

传递窗一般由箱体、两侧门、机械式或者电子式互锁装置等主要部件组成；辅助装置有照明灯、指示灯、蜂鸣器；灭菌装置有紫外线照射装置、气体喷洒装置或熏蒸装置。箱体和两侧门一般采用不锈钢板或者铝合金板，表面易进行烤漆、静电喷塑或电刨光等方法处理。传递窗两侧应设置透明度良好的玻璃观察窗。传递窗边牙口宜装有专用密封条，确保气密性。机械式或者电子式互锁装置使箱门不能同时开启，屏障区侧的箱门应朝向压力大的方向开启，污染区侧的箱门应朝向压力小的方向开启。采用紫外线消毒方式的传递窗，传递窗底部应设置钢制保护网，避免放置物品时，底部紫外线灯被压碎或照射不全。

6. 药液渡槽　药液渡槽就是在净化级别不用的区域之间设立的盛装药液的浸泡槽，达到消毒的目的。药液渡槽主要用于传递不宜使用高温高压或者射线方法灭菌，但不怕湿、耐腐蚀的物品，如SPF包装饲料、手术器械、桶、盆、拖鞋等塑料制品等。物品经盛装消毒液的渡槽传入屏蔽系统需要至少浸泡30分钟。

渡槽体积不宜过小，纵向长度应不小于1000mm（污物区和洁净区各500mm）、横向长度（宽）不小于600mm、槽内深度不小于500mm；渡槽中间上方必设隔离板，以槽内深度的1/3为宜，上下宽度约150mm（视具体情况而定），要求渡槽内存放的消毒液体，无论何时都不能低于隔离板。墙壁两侧的槽体上面，必须加有移动性盖板，以防渡槽内污染。渡槽底部须设有排水阀，应耐腐蚀，以便更换消毒液。根据渡槽容量按比例配制药液。

为保证渡槽的使用寿命和工作要求，制成渡槽的材料应选用不锈钢或耐腐蚀、耐磨损的硬型材料。渡槽各部件要求连接稳固、严密、无缝隙；渡槽盛液箱体有一定厚度，保证盛满药液后不变形，无药液渗漏；渡槽内外表面及隔板光洁平滑，边缘和棱角圆钝，易清洗保洁，不易擦伤或刮坏人及物品。

7. 野鸟和昆虫控制 在门、窗等部位，要有防止野鸟和昆虫进入的设施。包括纱窗、过滤器或风门片等，同时在管道系统使用风门或格栅，在地面排水口覆盖纱网。

8. 无菌水池和地漏 设不锈钢密闭式水池，防污染。地漏为不锈钢特制，可水封、防堵、防回水、防回气。

四、实验动物环境控制设施

（一）净化空调机组系统

实验动物是生命科学的"活仪器"，使用质量合格的实验动物是获得科学的、真实数据的基础，所以建立合格的实验动物设施势在必行。现在对 SPF 级实验动物室的要求越来越高，对温湿度、空气净化度、氨浓度、气流速度以及房间气压差梯度都有较明确的规定，所以净化空调系统是实验动物屏障设施中的重要设备，其作用主要是控制污染传播的路径，避免交叉污染和臭气扩散，为 SPF 级实验动物和工作人员提供一个舒适、安全的实验环境。由于采用全新风加之屏障系统内外环境间换气量较大，空调系统在运转时消耗能源相当大，故修建这样的 SPF 实验动物环境需要事先做好全面的规划，应选择一个智能、节能、性能好、可靠性高的净化空调系统。

1. 净化空调系统 净化空调系统包括：恒温恒湿组合柜空调、送风机组、排风机组、电动送风阀、电动排风阀、电动回风阀及手动风阀等。前四项应连锁，电动回风阀将多套系统连锁，全闭时电动回风阀关闭，其中任一套开启时电动回风阀可开。操作面板（线控器）控制整个系统的开启和关闭，设备内采用微电脑控制器自动控制压缩机、风机、辅助电加热器启停。根据季节和实验室要求设置不同模式：制冷、制热、送风，其余机组控制通过配电屏按钮实现。

净化空调系统通常是由初、中、高三级过滤组成的系统（其具体情况可参见图 1-2），它能确保室内的空气洁净度不随室外大气的变化而变化，空气洁净度可达万级。初效过滤器是滤除吸入自由空气重的固体颗粒等杂质，使进入空调系统内的空气清洁，是空调系统阻止污染物的第一道防线，主要阻挡 10μm 以上的异物或尘埃。中效过滤器安装在空调系统的中部，能较大程度的去除初效过滤器所不能滤除的尘埃，使进入的空气进一步净化，主要阻挡 1~10μm 的悬浮性尘粒。高效过滤器将空气进一步净化，使其达到要求的清洁度，主要阻挡 1μm 以下的尘粒。新风从室外引入，通过初效过滤后进入恒温恒湿组合柜空调，其中包括：预冷/热排管，表冷器降温（夏季和过渡季使用）或电加热（过渡季使用）、电加湿（冬季使用）。满足温湿度要求的空气温度：24℃±2℃；湿度：60%±10% 经过中效过滤器和高效过滤器，最后通过多孔板散流器送入动物房。高效空气过滤器的良好性能是室内无菌环境的保证，而过滤系统的合理配置可延长末端空气过滤器的使用寿命，使三级过滤系统阻力增长平稳。三级过滤是一个完整的系统，要想发挥出高效的整体效能，每一级过滤器的选择和位置都不容忽视，如果忽视了某一个环节，或某一级过滤器设置不匹配，会使三级过滤器的更换期不合理，造成整体的过滤效能欠佳等诸多问题。

动物室的排风系统应能有效地排除室内的臭气和室内空气有害物质。室内的排风口（回风口）应安装粗效过滤器，这样做可以防止动物的毛发、皮屑、粪便、垫料等通过排风口进入排风管道，在排风管内积聚增加排风的气流阻力，影响排气效果。各房间废气通过管道竖井经主排风管由排风机组排出室外。为避免交叉污染，各设备均与电动风阀连锁，房间管道竖井各自独立。每个送排风口安装风量调节阀，排风主管安装止回阀，防止空气逆流。考虑对环境的保护，排风系统还应装有除臭气装置，使排风经过除臭后才排入大气。

通风机组的管道内壁应洁净、光滑、无障碍。制作通风管道的不锈钢板材的厚度不应小于

0.5mm。焊接时须满焊，管内壁对缝严密。矩形风管边长不大于900mm时，底面板不应有拼接缝；大于900mm时，不应有横向拼接缝。通风管连接处其拼接的咬口缝应错开，不得有"十"字形拼缝，不得采用按扣式咬口。咬口缝、折边等处有损坏时，应做防腐处理。通风管道的连接应平直、不扭曲，柔性短管的安装，应松紧适度，可伸缩性金属或非金属软风管的长度不宜超过2m，并不应有死弯或塌凹。安装完毕后还要检查通风管道的密封性，常采用的方法有漏光法和漏风法。进气、排气管道位于技术夹层中。

整个系统采用电脑自动控制系统，可进行适时调节，节省人力，提高调节的精度和及时性。集中控制系统的控制软件可开启和关闭送风系统；可以设置动物室送风的目标温湿度、压差，系统在设置范围内自动调节；还可以即时监控机组运行情况、实验室温湿度、压差。电脑将所有监控数据自动储存，历史数据可随时调出查看。

2. 送风口和回风口的设置 SPF级实验动物室内气流组织方式对室内环境起着至关重要的作用，气流组织是影响空气中污染物、粉尘及细菌扩散的重要因素，只有通风好才能顺畅排出动物制造的废气，避免出现细菌滋生或出现污浊空气的交叉污染。在实验动物房内的气流组织方面，气流漩涡的存在是不利于洁净度控制的，优化实验动物房内气流组织，要尽量地减少气流组织中漩涡的存在，特别是当污染源位于漩涡的中央时更不利于污染物的排出，应当尽量避免这种情况的发生。

现在普遍采用是顶棚散流器送风、墙角设回风口回风的气流组织方式。其原理是：当一股干净气流从送风口送入室内时，迅速向四周扩散、混合，同时把差不多同样数量的气流从回风口排走，这股干净气流稀释着室内污染的空气，把原来含尘浓度很高的室内空气冲淡了，直到平衡。所以气流扩散得越快、越均匀，稀释的效果就越好。根据这个原理，如果希望获得全室的较低含尘浓度，而不仅是在高效过滤送风口下方有较低浓度，那么就要求干净空气从风口送出之后能充分发挥其稀释作用，在扩散到工作区之前能使更大的范围得到稀释。因而这种风口对气流要有足够的扩散作用。

为了迅速有效地排除室内尘粒，回风口应设在实验动物室的下部，使气流方向和尘粒沉降方向一致。有研究表明，尘粒的跟随速度和气流速度相差很小，所以当气流方向和尘粒沉降方向一致时，尘粒可以比较顺利地被排向回风口。回风口上缘离地面应低于工作台台面的高度（一般是离地面0.7m），因为气流也将从台面上流过会带来台面自身或从他处气流带来的污染，最少在0.2m以上较安全。在动物笼架的摆放方式上，沿宽度方向的摆放要比沿长度方向的摆放更加合理，因为回风口布置在实验动物室的四个角上，室内气流是沿着长度方向朝墙角扩散的，动物笼架沿宽度方向摆放有利于利用层流架的导风作用，使室内污染物能够通过空气的流动迅速地带走。

这样的送风措施也有缺点：需求的风量比较大，消耗的能源比较多，实际效果有待改善。依据实验室里的洁净空气流动看，那些待稀释的空气也并非都是有污染的微生物，稀释后的空气也不一定就正好适合动物的需求；从实验室的设置来说，SPF级实验动物室有很多的笼架，架子上排列装着各种各样动物的饲养盒，它们是动物的主要生活环境及排放废气废物的地方，因盒子和架子对空气流动造成的阻力常使得洁净空气不能很好地进入到饲养盒子里，而排出的空气则大部分是洁净的，也就是说，室内空气的流动有死角，被污染气流还能停留在室内，这不仅浪费了能源且无法真正的解决室内环境的污染问题，增加了实验室里面的动物出现交叉感染的可能性，恶化了实验室的工作环境。这样的直排式全新风净化方式想要达到最佳效果就要增加空调机组，不断送入大量洁净空气，以排除饲养盒子和架子对空气造成的阻力，确保动物的饲养盒里面的湿度和温度适中，当然这样会造成更大的能源和资源的消耗，这正是需要解决的问题。

3. 换气次数的设置 洁净空调系统与普通的舒适性空调最大的不同就是气流组织及换气次数，洁净空调除了保证其热湿负荷之外，还应满足其洁净度的要求，所以在确定其送风量时，应按规范规定确定其换气次数，然后再校核其负荷，确定送风温度。

SPF级实验动物室内的气流组织应尽量保持其流向的单一性，使之向一个方向流动，同时其换气次数相应要大，防止在室内造成很多的漩涡而不利于室内污染物的排放。适当的换气次数能够满足室内的洁净度要求，而且可以为动物提供充足的新鲜空气。但换气次数过多，则会让实验动物大量消耗体能以弥补因空气快速流动（一般允许的气流风速范围为 0.1～0.2m/s）引起的热量损失，而且过大的气流速度造成投资及运行费用的增加，寻找合适的换气次数是近几年来研究的热点之一。

现在国家标准规定屏障环境的全新风换气次数为 10～20 次/小时。有些省、市、自治区及专业部门也根据自己的具体情况制定了实验动物的环境设施标准。各个地区的设计标准不大一样，而且设计人员为了满足洁净度的要求往往取标准的最大换气次数值，这给洁净设计工作带来了很大的不便，同时也不能做到节能的要求。

4. 实验动物室的压差控制　对于开放系统，静压差是没有要求的，因为开放系统的密封性太差，也就不可能对压差有要求。而SPF级实验动物室四壁墙体和吊顶均采用50mm厚保温泡沫夹心彩钢板具有良好的密闭性，这样才能保持一定的静压差。从理论上说压差具有两个作用：

（1）在门、窗关闭情况下，防止实验动物室外的污染从由缝隙渗入实验动物室内。

（2）在门开启时，保证有足够的气流向外流动，尽量削减由开门动作和人的进入的瞬间带进来的气流量，并在以后门开启状态下，保证气流方向是向外的，以便把带入的污染减小到最低程度。

实验动物室的压差控制是为了保证级别不同的房间（区域）之间有一个明确的压差值，并在生产中保持一定的稳定性，需以压差作为控制指标，对每一控制对象（即不同的洁净室的压差）建立统一控制系统，保持其相对于室外的压差值，从而达到压差关系的平衡。根据我国的有关规定，一般的洁净室相邻的两个房间的压差是 10Pa，房间与外界的压差是 20Pa。各区域的压力梯度：清洁走廊＞饲养间＞缓冲间＞更衣间＞污染走廊。实施过程中有两个问题：一是设定值的选取；二是控制值的稳定性。

（1）设定值的选取，应从保证洁净度及节能两方面考虑。有实际经验表明，不同等级的洁净室及洁净区与非洁净区之间的压差保持在 2.94Pa，洁净区与室外之间的压差保持在 4.9Pa，即可保证洁净室不受外界空气的污染，其洁净度是可以得到保证的。

（2）在实验动物室空调的调试与运行的过程中，有很多的因素影响整个系统压差的稳定性，如设计、安装、调试、运行等。首先，送风机、循环风机排风机应该满足要求，并且能自动调节，保证定值送风。即设计总风量需要一个调节余地，使用过程中风量减少空气过滤器阻力增加时仍可自动调至需要风量。再者是压差的定值调节，建立在风量测试平衡的基础上。即静态时，在满足室内换气次数的前提下，自控回风阀开度设定高于50%时，能通过调节送回风阀，使室内压差接近于给定值。还可以借鉴洁净手术部系统控制的成熟经验，采用正压风量（或称差值风量）控制法。通过各室的正压风量的控制来达到整个区域的压力控制。这样将压力参数控制变为正压风量的控制，大大简化控制手段，降低成本，也提高了控制精度。

5. 缓冲间和风淋室的设置　对于SPF级实验动物室，一般的都设置有缓冲室和风淋室等入室前设施。这些设施都是为了防止把尘埃微粒等污染物带入洁净室中。

风淋室（air shower）安装于屏障环境与非屏障环境之间，低噪声风机将洁净空气由多个可旋转喷嘴从各个方向喷射至人或货物表面从而有效而迅速清除附着在其表面尘埃粒子的一种通用性较强的局部净化设备，又称为风淋、洁净风淋室、净化风淋室、风淋房、吹淋房、风淋门、浴尘室、吹淋室、风淋通道、空气吹淋室。其工作原理是，由净化配套低噪声离心风机将风淋室内的空气经过预过滤器吸入后压入静压室，在静压室内再经过高效过滤器压出，经过二级过滤后将洁净的空气从喷口高速喷出，将尘埃吹落。吹落的尘埃连同空气一起再被风机吸入预过滤器，空气中的尘埃将会被初、高效过滤器吸收，空气则经高效过滤器后再从喷口吹出，如此循环，以达到风淋除尘的目的。

根据吹淋方式可分为：顶吹风淋室、单人单吹风淋室、单人双吹风淋室、单人三吹风淋室、双人双吹风淋室、双人三吹风淋室、多人双吹风淋室、多人三吹风淋室、转角风淋室。根据自动化程度不同可分为：智能语音风淋室、自动门风淋室、防爆风淋室、快速卷帘门风淋室。根据使用对象不同可分为：人淋室、货淋室、风淋通道、货淋通道。

风淋室一般由顶罩、箱体、进出门、过滤器、离心风机、喷嘴等几大部件组成。箱体一般采用冷轧钢板制造，表面经过静电喷塑处理，美观大方；内底板全不锈钢板制作耐摩损且易清洁。为确保净化级别采用高效过滤器，其过滤效率为 99.99%，净化级别可达静态千级。吹淋时间由液晶屏显示，时长可在 0~99s 之间调节。喷嘴吹出 25~32m/s 超强风速，确保进入屏蔽环境的人员及货物彻底除尘。风淋室的两道门电子互锁，吹淋时双门自动锁闭，平常只能打开其中一扇门，入口进入屏障环境时红外线感应后自动吹淋，出去后风淋室不吹淋以节省能源。如果长时间打开风淋进门，而人员不进且不关门的话，风淋会发出蜂鸣报警声。风淋室还可以起到气闸室的作用，阻止外界污染和未被净化的空气进入屏障环境。

6. 净化空调系统维修保养

（1）粗效过滤网 2000~3000h 更换一次或清洗（最多不能超过 3 次），视使用环境而定。但最多不能超过半年。

（2）中效过滤网 3000h 左右更换一次，如在高尘区应提前更换，若超期使用，易使滤过网袋表层尘埃过多阻力过大，进入室内的风量明显减少，引起送风马达的能耗增大，增加用电量。如果超过设定的压力，就是堵塞报警，中效过滤器就不能用水清洗，但可用压缩空气吹洗。

（3）高效过滤网 8000h 左右更换一次，不能清洗，不能用压缩空气吹。如果超过设定的压力，就是堵塞报警，立即更换。

（4）在制冷情况下需检查冷冻水压是否正常。

（5）检查温湿度探头是否正常。

（二）独立通风笼具

独立通风笼具（individually ventilated cages，IVC）指在密闭独立单元（笼盒或笼具）内，洁净气流高换气率独立通气，废气集中外排，并可在超净工作台内操作和实验的微型 SPF 级实验动物饲育与动物实验的设备。其始于 20 世纪 70 年代末，是用于实验动物饲育与动物实验的屏障净化系统的替代性设备。

1. 独立通风笼具的工作原理 利用隔离器的密闭净化通气技术，把每个饲养单元缩小到最小的程度，用进排风管道连接成一个组合件，使单元与单元之间完全隔离，最大限度地避免了饲养中的交叉污染，提高洁净空气的利用效率。同时，利用超净工作台或生物安全柜的无菌实验操作技术和方法，使更换垫料、加水、加料等能在无菌条件中进行，达到了微环境净化屏障和无菌操作的目的。

2. 独立通风笼具的构成 独立通风笼具由以下部分组成：进、排风管组成的不锈钢笼盒架；进、排风通道上的两个初效和高效过滤器；动物饲养笼盒和进、排风主机。

独立通风笼具的饲育盒主要采用抗高温聚碳酸酯作为原材料，具有透明度好、强度高、耐酸碱、耐高压蒸气。为了使独立通风系统上不同位置的各个笼盒有恒定的通风量及均匀的气流，设计了多孔式气流分流孔，将气流均匀分布于盒体中，避免死角，使各个笼盒内保持均匀的气流。送风机有中央微处理器，自动调节风速。排风管具结构为 2~4 孔梯度流体动力吸气 U 型导槽，可以确保只有少量的饲育盒使用的情况下，盒与盒之间的换气率误差值在10%以下。送排风机均带有初效过滤和高效过滤器，并具有同步安全运行制断器，保证在送风机暂停时排风机立即停止。送排风管为方形不锈钢管，两侧风管可以打开，进行清洗消毒。机组采用下送上回的送排风方式，排气由外围U型导槽排出，有利于排除盒内污浊气体，干燥笼盒。

3. 独立通风笼具的使用环境　独立通风笼具可以在普通环境下使用，有人对此产生了质疑。我们认为，只要严格按照标准化操作规范操作，就可以避免外界对笼盒内动物的污染。经常对独立通风笼架和笼具、超净工作台进行清洗和消毒，就能够降低动物受细菌污染的概率。同时，要经常检查动物实验室的通风系统是否运转正常，并时常清洗和消毒通风管道，还要确保空调和备用电源的正常运转，就能够保证独立通风笼具安全稳定的运行，进而保证动物实验的安全性和科学性。

4. 独立通风笼具的配套设备　为了保证动物实验的顺利进行，需要为独立通风笼具动物实验室配置超净工作台（或生物安全柜）、高压灭菌锅、笼盒清洗机、动物废垫料倾倒处理柜等设备。这些设备不仅能保证动物实验不受污染，而且也使实验操作人员的安全得到保证。

如果要更换垫料、查看实验动物或者是进行实验等需要打开动物饲育盒的操作必须在超净工作台内进行，并进行相应的无菌操作。独立通风笼具的饲育盒必须在超净工作台内盖好上盖后，方能离开超净工作台，并按要求将饲育盒放入独立通风笼具的饲育架上。

5. 饲料、饮水和垫料的保证　动物实验要求使用小包装无菌辐照全价颗粒饲料，高压灭菌水或无菌纯水，小包装辐照垫料。水瓶进口处设计不锈钢弹簧阀门，使水瓶抽离时保持笼盒的密闭。

6. 独立通风笼具的人流物流管理　独立通风笼具动物实验室的人员和物品流动管理基本与屏障级的管理要求一致。

7. 独立通风笼具的维护保养　独立通风笼具是一种科技含量较高，价格昂贵的大型贵重仪器，而且需要连续运转，因此对设备的维护保养至关重要。为了保证实验室的环境，相关设备的维护与独立通风笼具一样重要。

（1）每天检查独立通风笼具机箱上所有表头的参数是否符合机组运行的要求，特别注意风机供电的电压表头，不得低于额定启动电压值。

（2）注意检查和更换主机内过滤器。每个月更换或清洗一次粗效过滤，1~2年更换高效过滤膜，而且要定期更换或清洗笼盒出风口的过滤膜。

（3）保证动物房的供电系统不间断，本实验每台独立通风笼具都配备了大型蓄电池，可以保证停电时独立通风笼具可以正常运行。

（4）空调机、排风机要经常保养。动物房内的温湿度、照度等指标也要经常监测。

（5）除灰尘，疏通气道。在使用过程中，独立通风笼具内外压差会逐渐增大，主要是由于不断积累的灰尘堵塞了排气通道，致使笼具内排气不畅或排气受阻，笼具内气流速度和换气次数均减少，空气湿度增加。一旦出现这种情况，要及时取出笼具，清除排气通道内的灰尘，疏通气道，调节笼具内外压差至正常为止（表1-9）。

表1-9　净化空调机组系统与独立通风笼具对比

净化空调机组系统	独立通风笼具
先期投入费用高，建设周期长，建设手续繁琐	只需普通房间，根据需要先投入一定的经费购置供、排气系统及少量笼具，即可投入使用
设施一旦建成，房间相对固定，笼具的数量也相对限定	组合式笼架，每套通排气装置可连接一架笼具，且根据房间大小自由推拉摆放

续表

净化空调机组系统	独立通风笼具
大型通风、冷暖空调系统。投资大、维修费用高，维持费用更高	只需普通家用空调，可随时根据需要开启。维修及维持费用极少
正、负压饲养室需分别建设，两套设备	可根据需要调节成正、负压
整个系统需要高效过滤。更换滤材费时费力，且需大量费用	只过滤笼具内空气，更换过滤系统只需少量费用，更换方便
能源需求高，每日消耗大量电力费用	通排气装置功率仅几百瓦，且可在停电时使用轻便发电机
单间动物室，只能饲养单一动物，浪费空间及能源	单间动物室可同时饲养多种动物，互不干扰，节省空间及能源
一旦有一个动物发生感染，其他动物很容易发生交叉感染，造成极大损失	每个笼具有可靠的分隔预防屏障，可防止含有害物质或被污染的气体在动物饲养笼间传播扩散
工作人员操作复杂，要求绝对严谨的无菌工作程序，淋浴、更换工作服等，不方便	可采用较灵活的无菌工作程序
不能有效保护工作人员免受动物致敏源的感染	可保障工作人员的健康安全

虽然独立通风笼具与传统的净化空调机组系统相比具有以上优势，但是在中国尚未积累使用独立通风笼具的经验。在普通环境中放置独立通风笼具，长期饲养实验大小鼠能否保持实验动物的等级和质量，是人们对独立通风笼具使用的认可度的重要指标之一。目前国家推行的实验动物许可证制度，许多的单位开始使用独立通风笼具，没有更多的实验数据支撑独立通风笼具的可靠性，使得政府部门对使用独立通风笼具的单位发放许可证产生忧虑。

独立通风笼具的通风换气方式与屏障系统的最大区别在于独立通风笼具以密闭笼盒为单位，以一根进风管和一根排风管的固定流量实现笼内的空气置换，笼内温度、相对湿度和氨浓度极易受到动物饲养密度、体型大小和换垫料间隔时间的影响。当动物密度过高、体重过大或者是换垫料间隔时间稍长时，其自身产生的热量、排泄物恶臭还有形成的氨气超过排风管固定流量而不能及时排出时，就会滞留在笼内，造成笼内小环境恶化。而传统的净化空调机组系统是以饲养室体积为单位的，笼盒内空气与饲养室内空气可通过笼盖自由交换而不会滞留笼内。独立通风笼具还存在的一个问题是，如果出现突然断电将会造成通风中断，因为饲育盒也是封闭的，若不能很快恢复将会引起动物的急性缺氧和死亡。所以，目前在我国饲养清洁级以上的实验动物大多还是采用传统的屏障系统模式，其最突出的优点是能够保证实验动物的等级和质量，这也是独立通风笼具所不具备的。

第四节　实验动物的营养控制

一、饲料中的主要营养物质

（一）蛋白质

蛋白质是饲料中的六大营养素之一，是生命的基本物质，是一切生物细胞中含量最丰富的有机物质，它约占细胞干重的50%或更多。动物体内的蛋白质是多种多样的，如酶蛋白类（胃蛋白酶）、运输蛋白类（血红蛋白、脂蛋白）、贮藏蛋白类（铁蛋白）、收缩蛋白（肌球蛋白、肌动蛋白）、激素类（胰岛素、生长激素）、防御蛋白类（免疫球蛋白）、结构蛋白类（胶原、α-角蛋白）、毒素类（蛇毒、白喉毒素）。

氨基酸是组成蛋白质的基本单位。蛋白质只有被分解为小分子的氨基酸才能被吸收和利用。氨基酸分为必需氨基酸和非必需氨基酸两类。必需氨基酸必须由饲料中供给，如果饲料中缺少某种必需氨基酸或其比例失调，表现在实验动物身上就会出现生长发育缓慢、体重减轻、贫血、生殖力下降、代谢紊乱等症状。

（二）碳水化合物

碳水化合物普遍存于动物的各组织中，是构成组织细胞的成分，是动物体内的主要能量来源。碳水化合物主要为无氮浸出物和粗纤维两大类。无氮浸出物包括淀粉和糖，动物采食后，在酶的作用下分解为葡萄糖等而被吸收。粗纤维经动物采食后，经微生物发酵，部分转变为挥发性脂肪酸被吸收，部分转变成二氧化碳和甲烷排出体外。

（三）脂类

脂类包括脂肪和类脂。而类脂是细胞膜和神经等组织的重要组成成分。脂肪除了通过代谢提供热量外，多余的可贮存于皮下，具有保温、缓冲外力等保护作用。脂肪由脂肪酸和甘油组成。脂肪中的亚油酸、亚麻酸、花生四烯酸等在实验动物体内不能合成，必须在饲料中补加，称为必需脂肪酸。如果必须脂肪酸缺乏，可引起动物患皮肤病、脱毛、环尾坏死等病症。

（四）矿物质

矿物质包括钙、磷、钠、钾、镁等元素，以及锰、铁、铜、钴、锌、钼、碘、氟等必需的微量元素。

钙和磷是构成骨骼和牙齿的重要组成部分。钙参与体液酸碱平衡。配合饲料中的钙、磷的比值对钙、磷的吸收有很大影响，饲料中的钙过多影响磷的吸收，磷过多也影响钙的吸收。一般说来，饲料中的钙、磷比值以（1.5～2）：1为宜。

钠在动物体内以离子（Na^+）存在，参与维持血浆和体液的渗透压，以及电解质平衡、维持神经系统功能。配合饲料中添加1%的氯化钠。如果氯化钠缺乏，将使动物发育减缓。

镁在动物体内70%左右存在于骨骼中，其余30%存在于细胞外液和细胞内。镁离子影响组织的兴奋性，体液中镁浓度低时，则神经肌肉的兴奋性亢进，发生痉挛和抽搐乃至死亡。镁离子还是许多酶的必需辅助因子。

铁、铜、锌、锰等微量元素与动物机体造血功能有关。当微量元素缺乏时，动物表现为出鼻血、生长发育不良等症状。

（五）维生素

维生素分为脂溶性和水溶性两大类。脂溶性维生素包括A、D、E、K，水溶性维生素包括维生素B族和维生素C。维生素在动物机体内的作用主要是促进生长发育，调节生理功能。豚鼠和猴体内不能合成维生素C，须由饲料供给，在其日粮中必须有新鲜蔬菜。

（六）水

水约占动物机体重量的60%，它参与构成体液、细胞和组织，营养物质的消化、吸收、输送、反应及代谢产物的排出均在水中进行，水还具有调节体温的重要作用。如果机体内损失10%的水，就会导致严重的代谢紊乱，损失20%即引起死亡。及时供给实验动物充足的水分，是动物进行正常代谢、生长、繁殖和维持健康所不可缺少的条件之一。

二、实验动物的营养需要

动物为了维持生命,必须从体外摄取必要的营养物质,经过消化、吸收合成机体成分,并将无用的代谢产物排泄至体外。实验动物需要从饲料中摄取营养素,其所用饲料必须含有动物为维持生命与健康和发挥其生产能力所必需的营养素,这个必需的营养素量即是动物营养需要量。目前一般采用美国的 NRC(National Research Council)营养需要量为标准。

实验动物的营养需要从生理活动角度可分为维持与生产两大组分。对于实验动物来说即指妊娠、泌乳等活动的需要。各个活动所需要营养物质,在数量上与质量上都有很大差别,并且由种别、性别、体重、年龄和食性各有独特的差异规律。

(1)品种不同,代谢特点不同,营养需要也不同。例如,猴与豚鼠体内不能合成维生素 C,必须添加富含维生素 C 的新鲜蔬菜。

(2)品种相同,品系不同,营养需要也有所不同。例如,C_3H 小鼠需要低蛋白饲料,而 $C_{57}BL/6$ 小鼠则需要高蛋白饲料;DBA 小鼠则需要高蛋白低脂肪的饲料。

(3)同一品系动物,在不同的生理阶段,不同的年龄、体重,如生长、繁殖、应激等时期,营养需要也不相同。例如,小鼠在生长期的蛋白质需要量在 12%左右,而在繁殖期应达到 18%以上;维持阶段的家兔不需要添加维生素 C,但采取频密繁殖方式时则必须补充。

(4)不同食性的动物,其营养需要量有较大差异。例如,豚鼠、兔等动物需要较多的纤维素,才能适应其消化生理的需要。而小鼠、大鼠等动物对纤维素的需求量则较少。

(5)环境因素也影响实验动物的营养需要量,如温度低,需要脂类营养物质则增多,反之,脂类营养物质的需求量则减少。

此外,不同的动物实验和动物模型,其营养需要量有很大差异;不同微生物级别的动物,其营养需要量也不同;日粮营养成分之间的协同与拮抗作用及相互间的影响,可改变动物的营养需要量;饲料加工、储存、灭菌等造成的营养损失及适口性的降低,在不同程度上影响着动物的营养需要量。

第五节 常用实验动物

一、小 鼠

小鼠属脊椎动物门、哺乳纲、啮齿目、属科、小鼠属动物。其祖先为小家鼠。经长期的人工培育,已经育成许多品系,分布遍及世界各地,是当今世界上研究最详尽的哺乳类实验动物之一,被广泛应用于各个研究领域,成为使用量最大的实验动物。

(一)生物学特性

1. 一般特点

(1)外观:小鼠面部尖突,嘴脸前部有 19 根触须。耳耸立呈半圆形,尾长约与体长相等,尾部覆有短毛和环状角质鳞。

(2)体型:小鼠发育成熟时体长 9~13cm,体重 25~35g,寿命 2~3 年。新生仔鼠无毛,体重 1.2~1.5g,体长 1.5~2cm,40 日龄前后体重可达 18~22g。

(3)牙齿:小鼠上下颌各有 2 个门齿和 6 个臼齿,共计 16 个牙齿,其齿式为 $\frac{1.0.0.3}{1.0.0.3}$。

2. 生理特点

（1）生长速度快；其体重增长的快慢，因种系不同、饲料、营养、胎次、环境条件、性别不同而有所差异（表1-10）。

表1-10　不同周龄小鼠体重情况　　　　　　　　　　　　（单位：g）

品系	性别	初生	1周	2周	3周	4周	5周	6周	7周	8周
昆明	♂	2.01	5.82	8.35	14.80	22.60	33.25	39.25	39.90	40.05
	♀	1.95	5.54	7.90	13.55	21.35	27.90	32.8	34.07	34.80
BALB/C	♂	1.46	3.50	5.60	7.40	12.45	16.10	17.40	18.65	20.25
	♀	1.40	3.35	5.50	7.32	11.60	14.75	15.60	16.10	18.16
$C_{57}BL/6$	♂	1.44	3.50	5.60	6.90	12.57	18.10	20.50	21.60	22.40
	♀	1.40	3.42	5.55	6.40	12.20	16.90	18.40	19.00	20.25
615	♂	1.58	4.64	7.96	9.83	19.00	22.58	25.96	27.96	28.83
	♀	1.58	4.64	7.96	9.83	15.75	20.75	21.88	23.12	24.16
C_3H	♂	1.44	4.40	7.70	9.70	13.30	17.20	20.00	21.20	22.30
	♀	1.44	4.40	7.70	9.70	12.10	15.20	17.80	18.00	19.27

（2）发育迅速，性成熟早。小鼠6～7周龄时性成熟，雌性小鼠成熟略早于雄性小鼠。

（3）性周期短，繁殖力强，小鼠性周期为4～5天，妊娠期为18～22天，哺乳期为21天，产后即发情，可以进行频密繁殖，每胎产仔10～18只，年产胎数6～10胎。

3. 行为学特点

（1）胆小怕惊，喜居光线暗淡的环境。对环境改变反应敏感。性情温顺易于捕捉，一旦逃出笼外过夜则恢复野性。

（2）小鼠习惯于昼伏夜动，其进食、交配、分娩多发生在夜间。

（3）小鼠为群居动物，其信息素是传递信息的主要机制。群体过分拥挤，雌鼠间通过信息素的相互影响，延长性周期。雌雄之间通过互相释放信息素来诱发发情。

（4）小鼠群体中雄性间好斗，尤其在发情期特别明显，互相攻击部位以睾丸处最常见。一群雄性小鼠间，处于优势者保留胡须，被称为"理发师"，而处于劣势者胡须则被拔光。

4. 遗传学特点

（1）小鼠共有20对染色体和相同数量的连锁群。小鼠的毛色受其基因控制，毛色基因是识别品系的简易标志。

（2）运用小鼠下颌骨形态分析技术，可进行近交系小鼠遗传质量的监测。

5. 年龄鉴别　新生仔鼠无被毛、皮肤赤红、耳廓与皮肤粘连、两眼不睁，头大耳短，生后即可发出声音，有触觉、嗅觉和味觉，对刺激有反应。出生1～2小时后即可吃奶，4～5天两耳张开，1周后可爬行，被毛逐渐长出，8日龄长出下门齿，10日龄有听觉，12日龄开眼，14日龄长出上门齿，13～15日龄开始活动和采食，21日龄即可独立生活。

（二）正常的生理生化指标

1. 体温　小鼠的体温变化较大，随日龄增长而趋于稳定。新生仔鼠在被毛未长齐前，主要依靠母体以维持体温。40日龄以后，体温在正常情况下是恒定的，只有在生活环境改变时才会失去体温的恒定性。正常情况下,成年小鼠的体温为37～39℃。

2. 血细胞指数 成年小鼠红细胞数为$(7.3～12.5)×10^{12}/L$,血红蛋白含量为100～190g/L,血液中总蛋白为42～55g/L,血小板为$(0.1～0.4)×10^{12}/L$,白细胞为$8×10^9/L$。

3. 呼吸、心率与血压 成年小鼠的呼吸频率为84～230次/分,呼气量为11～36ml/min,心率470～780次/分,收缩压为12.6～18.4kPa(95～138mmHg),舒张压为8.9～12kPa(67～90mmHg)。

(三) 在生物医学研究中的应用

1. 药物研究

(1) 药物筛选:药物筛选所用动物的数量很大,品系要求不严格。通过筛选获得一个药物的综合效果后,再用纯系动物作进一步肯定。例如,用于抗肿瘤药物、计划生育药物的筛选等。

(2) 药物的安全性评价:小鼠用于评价药物的LD_{50}测定。药物的"三致"(致畸、致癌、致突变)试验以及药物急慢毒性试验等。

(3) 生物制品的检定:小鼠广泛用于血清、疫苗等生物制品的鉴定,如出血热疫苗、乙肝疫苗等;也用于测定某些激素的效价。例如,小鼠子宫增重测定人绒毛膜促性腺激素的生物效价。

(4) 药效评价:通过供试药品和相当的标准药品在一定条件下进行比较,以定出供试药品的效价。例如,用声源性惊厥小鼠评价抗痉挛药物,用小鼠热板法引起运动评价止痛药的效果等。

2. 肿瘤学研究

(1) 原发性肿瘤及诱发性肿瘤:某些品系的小鼠能自发产生肿瘤。例如,AKR小鼠白血病发病率达90%,A系小鼠从出生至65周龄内肿瘤发生率达90%,C_3H小鼠乳腺癌的发生率达97%以上。这些原发性的肿瘤从肿瘤学角度上看,与人体的肿瘤较为接近,用其作为模型动物进行肿瘤药物的筛选可能更为理想。另外小鼠也常被用于建立诱发肿瘤模型,如用二乙基亚硝胺诱发小鼠肺癌、甲基胆蒽诱发小鼠腺胃癌和宫颈癌等。

(2) 人癌细胞的移植:裸小鼠由于无胸腺,免疫功能缺陷,可接受人类各种肿瘤细胞的植入,如人胃癌细胞移植、人肝癌细胞转移等,是研究人类肿瘤生长、发育、转移及治疗的最佳实验动物。

3. 遗传学与遗传性疾病的研究

(1) 小鼠的毛色常作为小鼠遗传学分析中遗传标记和品系鉴定的依据之一。

(2) 重组近交系小鼠将双亲品系的基因自由组合和重组产生一系列的子系,这些子系是小鼠遗传学分析的重要工具,主要用于研究基因定位及其连锁关系。

(3) 同源突变近交系小鼠常用来研究多态性基因位点的多效性,基因的效应和功能及发现新的等位基因。

(4) 转基因小鼠可用于研究基因的功能、表达和调节,探索疾病的分子遗传学基础和基因治疗的途径。目前已经取得了可观的进展。

(5) 由于某些突变基因的固定,已产生许多突变系小鼠,特别是具有遗传性疾病的突变系为研究人类遗传性疾病的病因、发病机制和治疗,提供了天然的模型动物。例如,家族性肥胖症、遗传性溶血性贫血、自体免疫病(系统性红斑狼疮)、畸形足、尿崩症、先天性侏儒症以及先天性秃头等。

4. 微生物及寄生虫病学的研究

(1) 沙门氏菌、淋巴细胞脉络丛脑膜炎、脊髓灰质炎和钩端螺旋体等人和小鼠共患疾病,常用小鼠研究这些疾病的病理过程、机制和药物治疗。

(2) 柏氏疟原虫、弓形体、布氏锥虫病等寄生虫疾病的研究中,广泛应用小鼠。

5. 免疫学研究

（1）利用先天性无脾、无胸腺小鼠，大大推动胸腺和脾在许多免疫现象中的了解。

（2）AKR、$C_{57}BL$ 等小鼠免疫后的脾细胞与骨髓细胞融合，可进行单克隆抗体的制备和研究。

6. 内分泌疾病的研究　小鼠的内分泌腺结构的缺陷常引起类似人类的内分泌疾病，是研究人类内分泌疾病的良好动物模型。例如，肾上腺皮质肥大造成肾上腺皮质机能亢进，发生类似人类的皮质醇增多症，也称库欣综合征；肾上腺淀粉样变性造成肾上腺激素分泌不足而导致阿狄森病等。

7. 老年医学研究　作为老年医学研究的动物模型，小鼠是最普遍选用的动物，原因是其具有较短的寿命期，观察整个衰老过程所需要的时间周期短，动物来源容易，成本低，易于管理和实验操作，而且在生理学、生物化学、病理学及遗传学上有十分丰富的资料可以参考。

（1）人体老化的一个指标就是结缔组织中胶原蛋白老化。研究表明，随着小鼠日龄的增长，胶原结构中双体和多聚体比例增加。因而可作为研究老化的动物模型。

（2）$C_{57}/6J$ 小鼠及相关品系正广泛地用于衰老期间生理学、生物化学研究，在这些小鼠中，生理变化的观察结果认为，在活性、特异性及至关重要的酶控制方面，可作为年龄机能上有用的动物模型。

（3）DBA/2J 及 B6D2F1 小鼠可用于人类开始衰老时的行为研究。

（四）常用品种、品系及特点

小鼠的品种、品系繁多，可分为近交系、封闭群、突变系和系统杂交小鼠等。

1. 近交系

（1）$C_{57}BL$

特点：

1）新生仔鼠中小眼或先天无眼症的发生率雄性为 3%，雌性为 16.8%，0.6%出现后肢多趾症；本品系嗜酒精性高，肾上腺储存脂质少；可的松可诱发 20%腭裂。

2）对结核分枝杆菌敏感，对鼠痘病毒有抵抗力，乳腺癌发病率低，用致癌剂难以致癌。

3）老龄鼠淋巴瘤发生率为 20%～25%。

4）干扰素产量较高（$C_{57}BL/6N$）。

5）对自发性肺炎、化脓性感染敏感。用白色念珠菌、金黄色葡萄球菌或肺炎球菌攻击后死亡率较高。

6）对百日咳组胺易感因子敏感。

用途：用于免疫学、肿瘤学及遗传学的研究。

（2）C_3H

特点：

1）开放条件下的小鼠乳腺肿瘤发生率为 80%～100%，屏障系统内小鼠乳腺肿瘤发生率只有 7%，14 月龄小鼠肝癌发生率在 85%。

2）补体活性高，干扰素产量低，红细胞计数低。

3）在开放系统中幼鼠易患腹泻。

4）雄鼠对氨气、氯仿、松节油等气体特别敏感，死亡率高。

5）血液中过氧化氢酶活性高。

用途：主要用于肿瘤学、生理学、免疫学与核医学的研究。

（3）BLAB/C

特点：

1）慢性肺炎的发生率达 97% 以上。

2）对 X 线照射极为敏感，对沙门氏杆菌 $C^1 5$ 敏感，对麻疹病毒敏感。

3）老年鼠心脏有病变，雌、雄鼠均有动脉硬化。

4）对利什曼原虫属、立克次体和百日咳组胺易感因子敏感。

5）有自发性高血压。

6）乳腺肿瘤自然发生率低，但用乳腺肿瘤病毒诱发时发病率高，卵巢、肾上腺和肺的肿瘤在该小鼠有一定的发病率。

用途：用于肿瘤学、免疫学、放射线学以及单克隆抗体的制备等。

（4）AKR

特点：

1）淋巴性白血病自然发病率高，带有 Thy-La 基因。

2）对 Graff 白血病因子敏感。

3）血液过氧化氢酶活性高。

4）肾上腺类固醇浓度低。

用途：用于白血病研究。

（5）A 系

特点：

1）乳腺肿瘤发病率中等。

2）老年鼠有肾病，可自发淀粉样病变。

3）用可的松诱发先天性腭裂和唇裂的发病率高，原发性肺肿瘤发病率雄性为 6%，雌性为 32%。

4）X 线敏感。

5）血压低，收缩压仅为 81mmHg。

用途：广泛用于癌症及免疫学的研究。

（6）NZB

特点：

1）老年鼠出现自体免疫疾病，血中出现红斑狼疮细胞。

2）淋巴瘤发生率为 4.8%，淋巴细胞白血病发病率为 7%，一般多在 3～8 日龄发病。

3）对利什曼原虫感染后有抵抗力，对新型隐球菌有抵抗力。

4）脾脏增长快，有肥胖倾向。

5）8 日龄出现进行性溶血性贫血。

6）有自发性高血压病。

用途：主要用于免疫学研究。

（7）DBA/2

DBA/2/Ola

特点：

1）35 日龄时听源性癫痫发病率为 100%，55 日龄以后听源性癫痫病发病率为 5%。

2）对百日咳组胺易感因子敏感，对酒精和吗啡有低嗜好性。

3）红细胞多，血压较低。维生素 K 缺乏时，氯仿吸入能引起死亡。

4）对疟原虫、利什曼原虫有抵抗力。对猫后睾吸虫、曼氏血吸虫较敏感。对白色念珠菌有抗力。

5）雌鼠白血病发病率为34%，雄鼠白血病发病率为18%，经产鼠乳腺癌发病率为50%～60%。

用途：用于免疫学、生理学、寄生虫学等的研究。

DBA/2N

特点：

1）两性小鼠中均有淋巴瘤生长，对大部分 DBA/1 的瘤株有抗性，但黑色素瘤 S-91 在两系小鼠中均能生长。

2）雌鼠乳腺肿瘤发生率为31%，经产雌鼠乳腺肿瘤发生率为66%。

3）白血病发病率雄鼠为8%，雌鼠为6%

4）听源性癫痫发病率在35日龄为100%，55日龄为5%。

5）雄鼠接触氯仿和乙二醇的氧化产物时在维生素 K 缺乏时死亡率高。

6）对疟原虫有一定抗性，低嗜酒精性，红细胞计数高。肾上腺组织内脂质浓度低，心脏有钙盐沉着灶。

用途：广泛用于肿瘤学、病理学、生理学的研究。

（8）我们国家自行培育的小鼠近交品系见表1-11。

表1-11　我国培育的小鼠近交系

品系名称	培育单位及起源	毛色基因型	主要特点
SSB	1991年上海生物制品所选用昆明种小鼠经近交34代后培育而成	白化	适宜做致癌、致畸、致突变实验，是理想的尿路上皮癌动物模型
T_{739}	1987年天津市医学科学研究所选用615雄鼠和昆明种雌鼠近交46代后培育而成	土黄色	抗癌药物的反应试验
Ncpc/4	1992年由河北医学院、华北制药集团等单位以昆明种为基础种群，经26代严格近亲繁殖培育而成	白化	繁殖能力强、生长速度快，对白色念珠菌和微球菌易感。对 S_{180} 移植瘤的易感性较 $C_{57}BL$ 或NIH小鼠易感
中国1号（C-1）	1955年中国医学科学院实验动物研究所，用昆明种小鼠近交20代以上而育成	白化	繁殖力中等，增重慢，2个月体重1/g，肿瘤自发率低
津白1号（TA1）	1995年天津医学院将昆明白化小鼠经近亲交配育成	白化（aabbcc）	繁殖力中等，2月龄体重20~25g，肿瘤自发率低
津白2号（TA2）	1963年天津医学院将昆明小鼠近交20代以上	白化（aabbcc）	乳腺癌发病率高，繁殖力中等
615	1961年中国医科院输血和血研究所将普通小白鼠与 $C_{57}BL$ 杂交，其仔代近交20代以上而育成	深褐色（aabbcc）	肿瘤发生率为10%~20%（♀乳腺癌，♂肺癌）对津638白血病敏感
AMMS/1号	1974年军事医学科学院将昆明小白鼠近交20代以上育成	白化（aabbcc）	对炭疽弱毒株较敏感，对骨髓多向性造血干细胞测定比较敏感
SMMC/C	1977年第二军医大学将昆明小白鼠近交30代而育成（1985），亚系有 SMMC/B 系	白色（aabbcc）	对约氏疟原虫敏感，骨髓粒细胞对辐射极敏感，雌鼠乳腺癌发病率高达80.3%

2. 封闭群

（1）昆明种小鼠（KM）

特点：昆明种小鼠是我国特有的封闭群小鼠，经产雌鼠中，有自发性乳腺癌。该鼠适应性强，繁殖力高，受孕率在98%以上。

用途：广泛用于药理学、毒理学、生物制品的研究。

（2）KK小鼠

特点：

1）老年动物偶见肥胖。

2）66%的动物有颈胁，多数动物骶椎前椎骨数为25。

3）肝脏和肾脏酯酶不同于$C_{57}BL/6J$和DBA/2。

4）红细胞计数为$9.25 \times 10^6/mm^3$，白细胞计数为$5.23 \times 10^3/mm^3$，血红蛋白为18.62g，血细胞比容为51.6%。

5）胰腺发育正常，但外周组织对胰岛素不敏感及对葡萄糖耐受性低，糖尿病发病率高。

用途：用于生理学、病理学的研究。

（3）LACA小鼠

特点：适应性强，繁殖力强，体格健壮，2月龄体重与昆明种相似，对X线耐受性强。

用途：用于辐射损伤研究及检测迟发型超敏反应的足垫肿胀等试验。

（4）ICR小鼠（又称Swiss Hauschka）

特点：

1）繁殖力强，生长速度快，实验重复性好。

2）雌鼠自发性畸胎瘤和管状腺瘤 发病率为0～1%，用氨基甲酸乙酯诱发时，11～16天胚胎期畸胎瘤和管状瘤发病率为5.9%，离乳个体管状腺瘤和囊瘤发生率为30%，孕鼠为3%。

3）外周血象和骨髓细胞，具有较好的稳定性。

用途：广泛用于免疫学、血液学、药理、病理等多领域的研究。

（5）NIH

特点：适应性强，繁殖力强，体格健壮，容易饲养繁殖。

用途：适用于免疫学研究。

3. 突变系

（1）SCID-hu（severe combined immune deficiency，SCID）的英文意思是严重联合免疫缺陷，SCID小鼠即严重联合免疫缺陷小鼠。

特点：

1）SCID小鼠外观与普通小鼠无异，体重发育正常。胸腺、脾脏、淋巴结的重量为正常小鼠重量的1/3以下。

2）骨髓结构正常，外周血中的血细胞和淋巴细胞减少。

3）容易死于感染性疾病，必须饲养在屏障系统中。

4）两性均可生育，每胎产仔3～5只，寿命达1年以上。

5）胸腺、脾脏、淋巴结中的T、B淋巴细胞大大减少，细胞免疫和体液免疫功能缺陷，但巨噬细胞和NK细胞功能正常。

用途：

1）用于HIV（艾滋病病毒）、肝炎病毒和致瘤病毒等的致病性、致病机制及抗病毒药物的筛选和疫苗制备的研究。

2）用于研究人类免疫系统的发育过程及功能，包括疾病产生、发展、免疫细胞如何发挥作用等。

3）用于研究人类镰刀型贫血、白血病及地中海贫血等。

4）用于研究人类肝炎感染等。

（2）裸小鼠

特点：

1）生长发育迟缓，无胸腺、裸体、无毛。

2）T淋巴细胞缺乏，免疫功能低下。

3）B淋巴细胞正常，但免疫功能差。

4）易患病毒性肝炎和肺炎，必须饲养在屏障系统中。

用途：广泛应用于肿瘤学、免疫学等基础医学和临床学的研究。

4. 系统杂交小鼠 国际上常用的系统杂交（F_1代）小鼠及使用频率见表1-12。系统杂交小鼠的特点：

（1）具有杂种优势，杂交一代具有较强的生命力，适应性强，繁殖力强，克服了因近交而导致衰退的现象。

（2）遗传和表型上的均质性，虽然它的基因不是纯合子，但是在遗传性和稳定表型上是一致的，就某些生物学特性而言，杂交一代比近交系动物具有更高的一致性，不容易受环境因素变化的影响。

（3）具有相同的基因组合，F_1代虽然具有杂交的遗传组成，其基因型是整齐一致的，具有亲代双亲的特点。

（4）分布广，目前各个国家都在使用 F_1 杂交小鼠进行实验研究，从而为国际交流创造了方便条件。

表1-12 常用的系统杂交（F_1代）小鼠的使用频率

F_1	频率（%）	毛色
$B_6D_2F_1$	19.9	黑色
BDF_1	6.6	黑色
$NZB \times NZWF_1$	4.2	野鼠色
$B_6C_3F_1$	4.2	野鼠色
CD_2F_1	1.7	棕色
LAF_1	3.5	棕色
B_6CBF_1	3.1	野鼠色
$BCBF_1$	2.0	野鼠色
CBB_6F_1	2.4	野鼠色
$C_3B_6F_1$	2.0	野鼠色
BC_3F_1	2.0	野鼠色
CB_6F_1	1.7	黑色
B_6AF_1	3.8	黑色
$CFFF_1$	2.0	野鼠色
$C_3D_2F_1$	3.8	野鼠色
其他	36.4	
合计	99.3	

二、大　鼠

大鼠属脊椎动物门、哺乳纲、啮齿目、鼠科、大鼠属。其祖先为野生褐色大鼠，经驯化而成。染色体数$2n=42$。起源于亚洲，17世纪初期传到欧洲。18世纪后期开始人工饲养，19世纪，美国费城维斯达（Wistar）研究所开发的大鼠在实验动物方面作出了突出贡献，目前世界上使用的许多大鼠品系均起源于此。

（一）生物学特性

1. 习性和行为

（1）外形特征：外观与小鼠近似，只是其个体较大，一般成年大鼠体长18～20cm。尾上附有短毛和环状角质鳞片，数量多于200片。

（2）习性特点：繁殖力强，生长快，产仔多，易饲养。保留了野生大鼠的习性：即昼伏夜动、喜独居、胆小怕惊、喜啃咬、抗病力强、寿命短等特点。常用品系大鼠体重增长情况见表1-13。

表 1-13　Wistar 大鼠与 SD 大鼠的体重与日龄的关系

体重	日龄	1	7	14	21	28	35	42	49	56	63	76
Wistar	♂	5.8	15.4	4.0	53.0	5.0	128	182	230	289	323	380
	♀	5.5	14.1	2.3	7.0	0.0	115	165	204	242	276	288
SD	♂	5.2	14.5	2.0	5.0	8.0	145	205	258	310	347	389
	♀	4.7	13.1	3.0	9.0	5.0	130	170	205	235	259	274

2. 生理学特性

（1）生殖生理：雄鼠在 55～65 日龄即性成熟，具有交配能力，但 90 日龄后体成熟时才是最适繁殖期。雌鼠一般 75 日龄左右阴道开口，初次发情排卵是在阴道开口前后，80 日龄时体成熟，进入最适合繁殖期。雌鼠性周期一般 4～5 天，妊娠期 19～23 天，平均为 21 天，每胎产仔数 6～15 个。雄鼠繁殖力持续时间为 20 月龄，雌鼠繁殖力可维持 32 个月。一般大鼠的繁殖使用期为 90～300 日龄。

（2）生长发育特点：新生鼠体重约 4.7～6g，全身无毛，两耳关闭，贴连皮肤，皮肤赤红，2～3 天后成粉色，3～4 天开耳，长出体毛，8～10 天长出门齿，14～17 天开眼，16 天被毛长齐，19 天生出第一臼齿，第 21 天生出第二臼齿，第 35 天生出第三臼齿。大鼠平均寿命为 2.5～3 年。

（3）正常生理生化指标

1）体温、呼吸、心率、血压及心输出量：体温平均为 38.2（37.8～38.7）℃，呼吸频率为 85.5（66～114）次/分，心率为 475（370～575）次/分，收缩压为 13.07（10.74～16.00）kPa，舒张压为 10.13（7.99～11.99）kPa，心输出量为 47ml/min。

2）血细胞指数：成年大鼠红细胞数为 $8.9\times10^{6}/mm^{3}$，血红蛋白含量为 14.8（12～17.5）g/100ml，血小板为 $(787～967)\times10^{3}/ml$，血细胞为 $12.5（8.7～18）\times10^{3}/mm^{3}$。

（二）在生物医学研究中的应用

1. 药物研究

（1）药物安全评价实验：大鼠常用于药物亚急性毒性实验、慢性毒性实验、致畸实验和药物毒性作用机制的研究，以及某些药物副作用的研究。

（2）药物筛选和药效学实验：大鼠血压和血管阻力对药物的反应很敏感，常用于筛选新药以及研究心血管药物的药理和调压作用的动物模型。利用迷宫或惩罚和奖励试验来测试大鼠的学习记忆能力，进而评价神经系统药物的药效。利用大鼠踝关节对炎症反应敏感，用以筛选抗关节炎药物等。

2. 内分泌疾病的研究　大鼠垂体-肾上腺系统发达，应激反应灵敏，可复制应激性胃溃疡模型；常用大鼠切除内分泌腺方法进行肾上腺、垂体、卵巢等内分泌实验；大鼠脑垂体附着在漏斗部的下方，质地较脆弱，常用吸管吸除垂体，制作垂体摘除模型。另外一些内分泌功能失调造成的疾病，可找到相应的自发或诱发大鼠模型，如糖尿病、尿崩症、甲状腺功能衰退、甲状旁腺功能低下造成的新生儿强直性痉挛。肥胖品系大鼠用来研究高脂血症。

3. 生殖系统研究　适用于畸胎学；避孕药等计划生育方面的研究；激素对生殖功能的影响，如发情、排卵、胚胎着床、泌乳素测定等的调控作用。

4. 老年病研究　年龄与环境因素密切相关，老年病研究中必须选用 SPF 以上级别的大鼠进行，并严格进行条件控制。原因是老年病学的动物实验周期长，老年实验动物体质差，在开放环境中进行实验，大鼠存活率低。不但影响实验结果，甚至造成实验失败。同时大鼠可得到多量的血样和其他体液，进行衰老的激素水平测定等生理、生化研究，探讨衰老过程中与 DNA 合成、复制、转录和转译，有关酶的活性及其改变等。

限饲大鼠，可延长其寿命，并使其尾腱胶原的老化缓慢，适宜研究饮食方式与寿命的关系。另外，饲喂山豆素可引起大鼠胶原中双体和多体增加，而新合成的胶原和弹性蛋白成熟度不够，造成结构蛋白老化的动物模型，宜研究老年性胶原老化。

5. 肿瘤学研究 大鼠对化学物质致癌物敏感，可复制成各种肿瘤模型，同时还有自发性肿瘤动物模型，如肾上腺髓质肿瘤、乳腺癌和粒细胞性白血病。化学物质诱发肿瘤中以癌的诱发比较容易，现在多采用二乙基亚硝胺、二甲基偶氮苯复制大鼠肝癌动物模型。

6. 心血管疾病研究 常用大鼠制作心肌缺血、心律失常、高血压、动脉硬化、实验性动脉瘤、肺水肿、恶性贫血、血小板减少症等动物模型。

7. 行为学实验研究 大鼠在神经系统反应方面与人有一定相似之处，可作为行为学及行为异常研究。例如，迷宫实验用于测试其学习和记忆能力；电击实验用来测试其记忆判断和回避惩罚的能力；另外大鼠还适合于成瘾性药物的行为学研究，在一定时间给大鼠灌饲一定剂量的酒精、咖啡因等精神性药物，大鼠对上述药物产生依赖以及行为改变。例如，酒精依赖性大鼠，当灌胃停止后，可产生行为改变，甚至出现阵发性强直性肌肉痉挛乃至死亡。大鼠还用于神经官能症、抑郁性精神病、脑发育不全或迟缓等疾病的行为学研究。

（三）常用的品种、品系及特点

1. 近交系大鼠

（1）F_{344}/N

特点：

1）雌鼠乳腺癌的发病率为41%，脑垂体腺瘤的发病率为36%，雄鼠乳腺癌的发病率为23%，脑垂体腺瘤的发病率为24%，睾丸间质细胞瘤的发病率为85%，甲状腺癌的发病率为22%，单核细胞白血病的发病率为24%，多发性子宫内膜肿瘤的发病率为21%。

2）原发性和继发性的脾脏红细胞的免疫反应性低。

3）旋转运动性低，血清胰岛素含量低，肝结节状增生的发生率为5%，雄性鼠乙基吗啡和苯胺的肝代谢率高。

4）脑垂体较大，对高血压蛋白质的产生有抵抗力。

5）己烯雌酚吸收快且易引起死亡；戊巴比妥钠的LD_{50}为70g/kg。

用途：广泛用于毒理学、肿瘤学、生理学研究。

（2）F_{344}/ola

特点：

1）平均寿命20～30个月。

2）睾丸间质细胞瘤的发病率为68%；乳腺瘤在雌鼠的发病率为41%，雄鼠的发病率为23%；白血病的发病率为24%～26%。

3）对诱发高血压有抗性；对绵羊细胞免疫反应低。

用途：广泛用于肿瘤学、生理学研究。

（3）LOU/CN

特点：免疫球蛋白分泌肿瘤发病率为31%，发病部位主要位于回盲肠部淋巴结。约90%的免疫球蛋白分泌肿瘤可移植。60%的免疫细胞瘤合成并分泌单克隆免疫球蛋白。可用于大鼠单克隆抗体杂交瘤的制作。

用途：用于免疫学研究，特别是制备单克隆抗体。

（4）WKY/ola

特点：雄鼠动脉收缩压为145～150mmHg，雌鼠为130mmHg。

用途：适用于高血压病研究。

（5）WN/N

特点：

1）乳腺肿瘤的发病率为30%～50%。

2）没有子宫肿瘤和睾丸肿瘤发生。

3）肾上腺皮质瘤的发病率为1%～14%。

4）18月龄以内，垂体肿瘤在雌鼠中发病率为35%，雄鼠中为0；18月龄以后，垂体肿瘤的发病率在雌鼠中为93%，雄鼠中为38%。肾上腺髓质瘤的发病率在雄鼠为45%，雌鼠为28%。

用途：适用于肿瘤学研究。

其他近交系大鼠有：ACI、AGUS、BN、CAS等。

2. 封闭群

（1）Wistar 大鼠

特点：

1）头部较宽，耳朵较长，尾的长度小于身长。

2）生长发育快，10周龄体重可达雄鼠280～300g，雌鼠170～260g。

3）对传染病的抵抗力较强。自发性肿瘤发生率低。

4）对营养物质敏感，垂体-肾上腺系统发达，应激反应灵敏。

用途：适用于营养、代谢性疾病研究，神经内分泌实验研究，还用于药物、肿瘤、传染病、关节炎、肝外科等医学研究。

（2）SD（Sprague-Dawley）大鼠

特点：

1）头部狭长，尾长与体长较近，生长发育较Wistar大鼠快，10周龄雄鼠体重达到300～400g，雌鼠达180～270g。

2）性情较Wistar大鼠凶猛，给实验带来了许多麻烦。

3）对疾病抵抗力强，尤其对呼吸道疾病的抵抗力强。

4）对性激素敏感性高。

5）老年雌鼠普遍出现乳腺肿瘤，雄鼠的乙基吗啡代谢率较低。

用途：适用于营养、代谢性疾病研究，神经内分泌实验研究，还用于药物、肿瘤、传染病、关节炎、肝外科等医学研究。

3. 突变系大鼠

（1）SHR/N-CP

特点：

1）肥胖大鼠表现出的组织病理学特征与人的非胰岛素性糖尿病相似，而且雌、雄大鼠均显示不耐葡萄糖的啮齿类动物模型。

2）该品系肥胖症的特性主要是脂肪聚积层，脂肪细胞体积和数量增加并损害发热作用。

3）该品系患有糖尿病并发症，胰岛增生，肝细胞脂变，肾病和内耳毛细胞丧失，雌性肥胖大鼠还出现肾上腺皮质肥大。

用途：适用糖尿病及其并发症的研究。

（2）裸大鼠（nude rat）

特点：

1）躯干部被毛稀少，头部、四肢和尾根部毛较多。2~6周龄期间皮肤上有棕色鳞片状物，随后变光滑。仔鼠在30天左右断乳，发育缓慢，体重约为正常大鼠的70%，在SPF环境下可活1~1.5年。

2）先天无胸腺，为棕色脂肪取代，T淋巴细胞缺乏。

3）对结核菌素无阳性迟发型超敏反应。

4）卵蛋白和破伤风类毒素免疫，血中未能检出IgM及IgG抗体。

用途：用于多种肿瘤移植的研究。

（3）癫痫大鼠：用铃声刺激会旋转起舞数秒，然后一侧倒地发作癫痫，与人类癫痫相似，可用于癫痫病的研究。

4. 系统杂交大鼠 F_1代大鼠使用不如小鼠广泛，常用的有AS×AS_2F_1、F_{344}×WistarF_1、LOU×RF_1、WAG×BNF_1等。

三、豚　　鼠

豚鼠属哺乳纲、啮齿目、豪猪亚目、豚鼠科、豚鼠属、豚鼠种的动物。学名豚鼠，又名海猪、天竺鼠、荷兰猪。原产于南美洲北部，16世纪由西班牙人传入欧洲，作为玩赏动物饲养，1980年Laviser用豚鼠作热原质试验。从此豚鼠开始用于各种实验研究。

（一）生物学特性

1. 外形特征及生活习性

（1）外形特征：体形较粗，身圆、无尾、全身被毛，前肢有四趾，后肢有三趾，趾端有尖锐短爪，头大颈粗，两眼明亮，耳壳薄而血管明显，上唇分裂。毛色组成有：单毛色、双毛色和三毛色。

（2）生活习性：豚鼠为草食性动物，喜食纤维素较多的禾本科嫩草，在自然光照条件下，日夜采食，在两餐之间有较长的休息期。一般不吃苦、咸、甜、辣饲料，如进食了这类食物，容易造成减食、废食和流产等。喜群居，群体系取一雄多雌有利于群居的稳定。喜爱干燥清洁宽敞的生活环境。性情温顺，但在重新组合的雄性种鼠之间易产生斗殴现象。豚鼠胆小，喜欢安静的环境，对外界突然产生的响声、震动或环境变化十分敏感。豚鼠用叫声来表达要求，如求偶、饥饿以及受到惊吓时均以叫声来表达。

（3）年龄鉴定：一般根据动物的体重来鉴定（表1-14），一般老年豚鼠牙齿和爪长，被毛稀疏无光泽，眼睛蒙眬，行动迟缓，而年轻的豚鼠牙齿短白，爪短软，眼睛圆亮，行动活泼，被毛光泽，且紧贴身体。

表1-14　不同日龄、周龄豚鼠体重增长情况　　　　　　　　　　（单位：g）

日龄、周龄	白化豚鼠		三色豚鼠	
	♂	♀	♂	♀
18日龄（离乳时）	204 ± 35	206 ± 22	198	192
3周龄	234 ± 21	220 ± 27	232	212
4周龄	267 ± 39	254 ± 25	290	258
5周龄	326 ± 19	293 ± 18	325	283
6周龄	374 ± 21	333 ± 19	364	308
7周龄	411 ± 24	365 ± 19	407	347
8周龄	465 ± 25	415 ± 20	444	377
9周龄	499 ± 24	451 ± 21	560	406

续表

日龄、周龄	白化豚鼠 ♂	白化豚鼠 ♀	三色豚鼠 ♂	三色豚鼠 ♀
10周龄	539±24	481±26	530	440
11周龄	575±36	539±25		
12周龄	597±38	555±29		
13周龄	621±37	585±29		

（4）健康要求：健康的豚鼠应发育良好，结构匀称，骨骼粗壮结实。毛色光亮，被毛洁净密实，不蓬乱，紧贴全身。躯体呈流线式如炮弹形，即后躯钝圆，身侧为双曲线，头为卵圆形，头、颈、胸、腹、臀结构紧凑，肢形正确，背平直不下陷。举动敏捷活泼，眼睛明亮无分泌物，鼻湿润，无脱毛现象。雄豚鼠睾丸对称，阴囊皮肤细致，阴茎发育正常，雌豚鼠外阴洁净，发育正常，乳房发育良好并突出。

2. 生理特点

（1）生长发育：豚鼠妊娠期达65～72天，妊娠期长，故其新生仔鼠出生后即能活动，这是大自然选择、适者生存的结果，出生体重达50～115g。2月龄体重达到400g左右；5月龄达到体成熟，此时雌鼠重550g左右，雄鼠重650g左右。

（2）血细胞特征：豚鼠外固血液、脾脏、胸腺、骨髓和胎盘中有一种特殊的大单核细胞，其胞质内可发现嗜伊红包涵体，称为库劳弗小体。在妊娠情况下及注射雌性激素时，其数量比平时明显增多，并由肺和脾红髓转移至胸腺和胎盘。

（3）营养代谢：豚鼠由于体内（肝脏和肠内）缺乏左旋葡萄糖内酯氧化酶，因此不能合成维生素C，所需维生素C必须来源于饲料中。而且豚鼠对维生素C缺乏十分敏感，可出现一系列坏血病症状，严重时后肢可出现半瘫痪，补充维生素C后症状消失，适宜作维生素C的研究，是用于研究实验性坏血病的首选动物。豚鼠对室温变化比较敏感，过高或过低都会降低其抵抗力。

（4）常用正常生理、生化数据（表1-15）。

表1-15 豚鼠常用生理、生化数据

项目	正常值	项目	正常值
成年体重 ♂	500～700g	白细胞总数	$(8.7～18)×10^3/mm^3$
成年体重 ♀	400～700g	中性粒细胞百分比	9%～34%
寿命	5～8年	淋巴细胞百分比	65%～84%
染色体数	2n=64	单核细胞百分比	0～5%
体温	38.6～39.5℃	嗜碱性粒细胞百分比	0～1.5%
呼吸频率	69～104次/分	嗜酸性粒细胞百分比	0～6%
耗氧量	$816mm^3$/g活体重	血糖	86～149mg/100ml
通气量	100～380ml/min	血浆尿素	26～60mg/100ml
潮气量	1.0～3.9ml	血浆非蛋白氮	20～40mg/100ml
心率	200～360次/分	血浆总蛋白	6.9～7.6g/100ml
收缩压	10.67～12.53kPa	血浆白蛋白	2.6～3.5g/100ml
舒张压	7.33～7.73kPa	血浆球蛋白	3.3～5.0g/100ml
全血容量	5.75～6.99ml/100g	血钾	20～26mg/100ml
血浆容量	3.63～4.53ml/100g	血钠	330～359mg/100ml
血浆pH	7.26～7.44	血钙	9.4～107mg/100ml
红细胞总数	$(7.2～9.6)×10^6/mm^3$	血氧	365～408mg/100ml
红细胞压积	39%～53%	碱性磷酸酶	40～95U/L
血红蛋白	12～17.5g/100ml	谷丙转氨酶	30～52U/L
血小板	$(787～967)×10^3/\mu l$	血清胆固醇	27～37mg/100ml

（二）豚鼠在生物医学研究中的应用

1. 传染病研究 豚鼠可复制各种感染病理模型，如结核分枝杆菌、白喉杆菌、鼠疫杆菌、钩端螺旋体、Q热病毒、淋巴细胞性脉络丛脑膜炎病毒、疱疹病毒、链杆菌、副大肠杆菌病、旋毛虫病、斑疹伤寒、炭疽等多种感染模型。豚鼠对人型结核分枝杆菌具有高度的敏感性，感染后的病变酷似人类的病变，是结核分枝杆菌分离、鉴别、疾病诊断及病理研究和研究治疗各种结核病药物的首选动物，故常用作抗结核病药物的药理学研究，将肾结核患者的尿液接种于豚鼠体内，如豚鼠出现结核病症状即确定为结核阳性，常作为结核病的诊断。

2. 药物及药理学研究

（1）药物研究：组胺类药物能诱发豚鼠支气管痉挛性哮喘模型，可用于评价平喘药和抗组胺药的作用。7%的氨气、SO_2、柠檬酸吸入都可引起豚鼠咳嗽，常用于镇咳药的药效评价。此外豚鼠还常用于局部麻醉药的药效评价。

（2）药理学研究：豚鼠对强心苷敏感，可用心脏做强心苷药理研究。苯胺及其衍生物引起豚鼠的病理变化与人相似，产生变性血红蛋白，适宜作苯胺及其衍生物的毒理学研究。乌头碱、洋地黄类物质可诱发心律失常，腺苷可诱发出典型的Ⅱ度或Ⅱ度以上的传导阻滞，可复制心律失常和传导阻滞病理模型。豚鼠妊娠期长，胚胎发育完全，适用于某些药物或毒物对胎儿后期发育影响的实验。

3. 免疫学研究 豚鼠皮肤对毒物刺激反应灵敏，其反应接近人类，常用于局部皮肤毒物作用的试验。豚鼠易被抗原物质所致敏，引起过敏、变态反应，如给豚鼠注射马血清很容易复制成过敏性休克动物模型，实验动物接受致敏物质的反应程度不同，其顺序为：豚鼠>家兔>犬>小鼠>猫>蛙，因此豚鼠最适宜过敏和变态反应研究。免疫学实验中所用的补体多来自豚鼠血清，它是所有实验动物中血清补体含量最高的动物。豚鼠是研究实验性接触性变态反应的最佳动物。豚鼠易于致敏，其发生的变态反应性接触性皮炎。然而豚鼠躯干部表皮层较薄（仅4层细胞），发生的病理变化与人类也有差异，如不易发生水疱等。而乳晕部表皮较厚，层次基本与人类表皮相当，且无毛，便于标本制作和观察，如常选用白化雌性豚鼠，体重400~500g，进行实验性接触性变态反应中郎格罕细胞的动态观察研究。

4. 营养代谢研究及血管通透性实验研究 豚鼠体内不能合成维生素C，一旦缺乏就出现一系列坏血病症状，是研究实验性坏血病的良好动物模型。其抗缺氧能力强，是小鼠的4倍，大鼠的2倍，宜作耐缺氧实验研究。血管反应灵敏，出血症状显著，适宜做出血性和血管通透性实验，如辐射损伤引起的综合征在豚鼠表现得最明显，猴和家兔表现中等，大鼠、小鼠则不明显。又如切断豚鼠颈部两侧迷走神经可以引起肺水肿，复制典型的急性肺水肿动物模型，其症状比其他动物更明显。

5. 内耳研究 豚鼠的听觉发达，耳壳大，易进入中耳和内耳，耳蜗的血管伸至中耳腔，可进行内耳微循环的检查，耳蜗管构造特别，对声波极敏感，特别对700~2000周/秒纯音最敏感，如常用于2000周/秒音频来观察新霉素对内耳毒性的研究，适用于听觉方面和内耳疾病的实验研究。

（三）常用的品种、品系

1. 品种 豚鼠目前培育有远交群30个，近交品系15个，主要的远交群有英国种，阿比西尼亚种和秘鲁种，可以按照其毛色、质地以及被毛生长的方向而区别。

目前，用作实验动物的是美国种短毛豚鼠，其毛色有单色、双色和三色，单色的颜色有白、黑、棕、灰、淡黄、巧克力色；双色的有白与黑色；三色的为白、棕、黑色。我国饲养的豚鼠是1919年从日本引入东北的英国种短毛豚鼠，属于封闭群。

2. 品系　根据1975年《国际实验动物索引》第三版公布，豚鼠近交系有8个品系，封闭群有30种。常用的近交系是由美国杰克逊研究所培育的近交系2号及13号豚鼠，毛色均为黑、白、红三色。

近交系2号豚鼠体型小，对结核分枝杆菌抵抗力强，并具有纯正的GLP-A（组织相容性复合体）B·1抗原，血清中缺乏诱发的迟发型超敏反应因子。

近交系13号豚鼠除了体型较大，对结核分枝杆菌抗力弱，除了繁殖能力比近交系2号差以外，其他特性与近交系2号比较接近。

四、家　兔

家兔属哺乳纲、兔形目、兔科、穴兔属、穴兔种。家兔是实验中最常用的动物之一，广泛用于各种急性实验、内分泌实验、物质代谢研究、遗传学研究、药理学等实验。

（一）生物学特性

1. 生活习性和一般特性　昼伏夜动，具有夜行性和嗜睡性。据测定，兔晚上采食及饮水量占全部日粮与水的70%左右。根据这一习性，可适时地安排饲喂和各种实验活动。当使其仰卧，顺毛抚摸其胸腹部并按摩其太阳穴可使其进入睡眠状态，在不进行麻醉的情况下可进行短时间的实验操作。

听嗅觉灵敏、胆小怕惊、温顺、群居性差、喜独居、厌湿喜干、喜欢清洁、干燥、凉爽的环境，排粪尿常固定在一角，不耐拥挤、潮湿、污秽的饲养条件。散养的家兔喜欢穴居，有在泥土上打洞的习性。

单胃草食性动物，有啮齿类行为，喜欢磨牙且具有啃咬习惯。

2. 生理学特性

（1）生长发育：兔生长发育迅速，仔兔出生时体重约50g，1个月时体重相当于初生时的10倍，初生至3个月体重增加几乎呈直线上升，3个月以后体重增加相对缓慢。不同品种与性别的幼兔，其生长速度并不完全相同。大多数品种的雌兔比雄兔的生长速度快，8周后表现尤其明显。

（2）生殖生理

1）性成熟与初配月龄：兔性成熟的早晚，取决于品种、性别、营养以及饲养环境因素的影响，一般大型品种需5~6个月，中型品种4~5个月，小型品种需3~4个月。一般兔的初配时间大型品种是7~8个月，中型是6~7个月，小型品种是5~6个月。

2）性周期与适配期：因兔在1个月内可发情2~3次，发情周期多为8~15天，发情持续期为3~5天。

3）排卵类型：兔属典型的刺激性排卵动物，成年母兔卵巢内一次能成熟许多卵子，但并不排出，必须经交配刺激或注射绒毛膜促性腺激素80~100U才能诱发排卵，或经公兔交配后10~12h可排卵。

4）妊娠、哺乳：家兔妊娠期为29~36天，平均32天，母兔妊娠检查常采用简便易行的摸胎法，一般在配种和输精的10天后进行。母兔分娩时间较短，一般产完一窝仔需20~30min。哺乳期约40~45天。哺乳期母兔每天分泌乳汁约100ml。

（3）营养代谢：兔属草食性动物，有发达的盲肠，对粗纤维的消化能力较强，饲料中粗纤维含量不足常引起消化性腹泻，一般控制在10%~15%为宜。

兔有吃粪癖，喜吃软便，兔软便中有大量微生物，其蛋白质在生物学上是全价的，微生物合成维生素B、维生素K，随着软便进入体内，在小肠被吸收，具有生物学活性的磷、钾、钠矿物质在体内滞留时间延长，有助于饲料营养物质的充分消化吸收，但兔吃粪习性在实验时应尽量避免，因兔尤其是老龄兔都是球虫卵的携带者，易感染球虫病。

（4）免疫学特性：兔的IgA大量存在于肠黏膜和初乳中，这种分泌型抗体的合成是在肠、乳房和支气管腺体间质的浆细胞及脾和淋巴结中。兔的反应素抗体相当于人的IgE。兔的IgM能增强反应素的形成，而IgG能抑制反应素抗体的生成。

兔有特殊的血清型和唾液型，根据有无血细胞型凝集素，兔可分为α′、β′、α′β′、O四个血清型，α′、α′β′血清型易产生人血细胞A型抗体，β′、O型易产生人血细胞B型抗体。兔唾液有易获得人血细胞A型物质的排出型和不易获得的非排出型。唾液A型物质的有无与血清型、凝集素的强弱及脏器中的A型物质存在与否无一定关系，但同A型抗体产生能力有着密切关系。欲使之产生A型抗体。应用非排出型，并造用α′、α′β′血清型兔。家兔群中约有三分之一的兔血清内存在着一种阿托品酯酶，能水解阿托品，因此给这些动物注射阿托品是无效的。

（5）年龄鉴定：一般根据动物的体重来鉴定（表1-16），兔的年龄也可根据某些生理特征来鉴定。仔兔出生时全身裸露，眼睛紧闭，耳闭塞无孔，趾趾相连，不能自由活动，出生后3~4天即开始长毛，4~8日龄脚趾分开，6~8天耳朵根内出现小孔与外界相通，10~12天睁眼，出巢活动并随母兔试吃饲料，21天左右即能正常吃料，30天左右被毛形成。

表1-16 大耳白兔年龄与体重间的关系

年龄（d）	雄性体重（kg）	雌性体重（kg）	年龄（d）	雄性体重（kg）	雌性体重（kg）
30	0.51	0.53	210	3.2	3.51
60	1.18	1.17	240	3.4	3.99
90	1.71	1.79	270	3.5	4.24
120	2.38	2.37	300	3.63	4.38
150	2.65	2.88	330	3.66	4.46
180	2.89	3.15	360	3.72	4.55

家兔年龄主要可观察指爪和牙齿的颜色及生长情况来判断。白色幼年兔指爪呈白色，爪根部呈粉红色，隐在脚毛中，随年龄的增长而露出脚毛外。一年的家兔指爪红色与白色长度相等，一年以下红多于白，一年以上白多于红。老年家兔指爪长而弯曲，色黄。深色兔的指爪呈暗褐黑色。

家兔门齿随年龄而增长，幼兔齿洁白短小、整齐，老年兔门齿厚长而暗黄，时有破损。幼年兔眼睛圆亮，行动活泼，被毛有光泽紧贴身体，老年兔眼睛蒙眬，行动迟缓，被毛稀疏无光泽。

（6）健康要求：健康家兔应双耳竖立，耳静脉明显。眼睛有神，没有分泌物。体格丰满，肥胖适中，一般体重在1.8~2.5kg。肛门干净，无稀便，无分泌物，呼吸声正常，不打喷嚏。门齿整齐，不流涎水。运动活泼，反应灵敏。生殖器无溃疡，体表无伤口。

（7）正常生理、生化数据（表1-17）。

表1-17 兔常用正常生理、生化数据

项目		正常值	项目	正常值
成年体重	♂	2500~3000g	白细胞总数	（5.5~12.5）×10^3/mm^3
	♀	2000~2500g	中性粒细胞百分比	38%~54%
寿命		5~12年	淋巴细胞百分比	28%~50%
染色体数		$2n=44$	单核细胞百分比	4%~12%
体温		38.5~39.7℃	嗜碱性粒细胞百分比	2.5%~7.5%
呼吸频率		38~60次/分	嗜酸性粒细胞百分比	0.5%~3.5%

续表

项目	正常值	项目	正常值
耗氧量	640~850mm³/g 活体重	血糖	78~155mg/100ml
通气量	800~1140ml/分	血浆尿素	13.1~29.5mg/100ml
潮气量	19.3~24.6ml	血浆非蛋白氮	28~51mg/100ml
心率	123~304 次/分	血浆总蛋白	6.3~8.3g/100ml
收缩压	12.6~17.33kPa	血浆白蛋白	2.24~4.05g/100ml
舒张压	8.0~12.0kPa	血浆球蛋白	1.75~5.9g/100ml
全血容量	4.78~6.95ml/100g	血钾	11~20mg/100ml
血浆容量	2.78~5.14ml/100g	血钠	350~375mg/100ml
血浆 pH	7.58	血钙	11~16mg/100ml
红细胞总数	(4.5~7.0)×10⁶/mm³	血氧	33~402mg/100ml
红细胞压积	28.6%~41%	碱性磷酸酶	4.1~16.2U/L
血红蛋白	8~15g/100ml	谷丙转氨酶	48.5~78.9U/L
血小板	(304~656)×10³/μl	血清胆固醇	27~63mg/100ml

（二）家兔在生物医学研究中的应用

1. 医学研究　兔免疫反应灵敏，血清量产生较多，淋巴结明显，耳静脉和动脉较粗，易于注射和采血。因此兔最大用处是产生抗体，制备高效价和特异性强的免疫血清，如病原体免疫血清、间接免疫血清、抗补体抗体血清、抗组织免疫血清等，被广泛用于人、畜各类抗血清和诊断血清的研制，常选用新西兰白兔进行免疫学实验。制备的免疫血清有：①病原体免疫血清，如细菌、病菌、立克次体等免疫兔血清等；②间接免疫血清，如兔抗人球蛋白免疫血清、羊抗兔免疫血清等；③抗补体抗体血清，如兔抗豚鼠球蛋白免疫血清等；④抗组织免疫血清，如兔抗大鼠肝组织免疫血清、兔抗大鼠肝铁蛋白免疫血清等；⑤制备畜用兔化组织疫苗，如猪瘟兔化疫苗。

2. 发热研究及热原试验

（1）家兔的体温变化十分灵敏，最易产生发热反应，发热反应典型、恒定，因此常选用家兔进行这方面研究。给家兔注射细菌培养液和内毒素可引起感染发热。如给家兔皮下注射杀死的大肠杆菌或 Z 型副伤寒杆菌培养液，几小时内可引起发热，并持续 12h。给家兔静脉注射伤寒-副伤寒四联菌苗 0.5~2.0ml/kg（菌苗含量不低于 100 亿/ml），注射后 1~2h 直肠温度上升 1~1.5℃并可持续 3~4h。

（2）给家兔注射化学药品或异种蛋白等可引起非感染性发热，如皮下注射 2%二硝基酚溶液（30mg）15~20min 后开始发热，1~1.5h 达高峰，体温升高 2~3℃；皮下注射松节油（0.4mg）后 18~20h 引起发热，24~36h 达高峰，体温升高 1.5~2℃；肌内注射 10%蛋白胨 1.0g/kg，可在 3h 内引起发热，体温升高显著；皮下注射消毒脱脂牛奶 3~5ml，通常 3 小时后体温开始升高 1~1.5℃。

（3）药品生物检定中热原的检查均选用家兔来进行。热原是微生物及其尸体或微生物代谢产物，其化学成分为菌蛋白、酯多糖、核蛋白或这些物质的水解物。如大肠杆菌的热原 0.002μg/kg，即能使家兔发热。因此，兔广泛应用于制药工业和人畜用生物制品等各类制剂的热原质试验。

3. 生殖生理和避孕药研制　利用兔可诱发排卵的特点进行各种研究。如雄兔的交配动作或静脉注射绒毛膜促性腺激素 80~100U/只均可诱发排卵，对兔人工授精后进行生殖生理学研究。也可用于避孕药的筛选研究。注射某些药物或孕酮可抑制排卵，家兔排卵多少可用卵巢表面带有鲜红色小点的小突起个数表示。由于雌兔只能在交配后排卵，故排卵时间可准确判断，同期胚胎材料很容易取得。

4. 高脂血症和动脉粥样硬化病的研究　家兔是最早用于这方面研究的动物，如利用纯胆固醇溶于植物油中喂饲家兔,可引起家兔典型的高胆固醇血症、主动脉粥样硬化病、冠状动脉硬化病。家兔复制这类动物模型具有很多优点:①家兔对致病胆固醇膳食的敏感性高,对外源性胆固醇吸收率高达75%~90%,而大鼠仅为40%。家兔对高脂血症清除能力较低,静脉注射胆固醇乳状液后,使家兔引起持续高脂血症72h。而大白鼠仅为12h。因此造模时间短,成型快。家兔一般3个月左右即可成型,而犬需14个月,鸡需数月至年余,猴需6个月、一年甚至数年;②家兔的模型有高脂血症、主动脉粥样硬化斑块、冠状动脉粥样化病变,与人类的病变基本相似。而大白鼠和鸡模型与人类相比,则差异较突出;③用家兔造模比较经济便宜,容易饲养管理,比犬及猴等动物实验节省人力、物力和财力。

5. 眼科的研究　家兔的眼球甚大,几乎呈圆形,眼球体积5~6cm³,重3~4g,便于进行手术操作和观察。因此,家兔是眼科研究中最常用的动物。同时在同一只家兔的左右眼进行疗效观察,可避免动物年龄、性别、产地、品种等的个体差异。如常用家兔复制角膜瘢痕模型。在双眼角膜上,复制成左右等大、等深的创伤或瘢痕,用以观察药物对角膜创伤愈合的影响,筛选治疗角膜瘢痕的有效药物及研究药效原理。选用家兔必须是有色的,因为白色家兔的虹膜颜色是白色的,和角膜浅层瘢痕的颜色相似,对比度不鲜明。还可在眼前房内移植脏器组织后,观察激素对脏器组织的作用,移植卵巢皮质,可观察药物对排卵的影响。

6. 心血管和肺心病研究　家兔颈部神经血管和胸腔的特殊构造,很适合作急性心血管实验,如直接法记录颈动脉压、中心静脉压;间接法测量冠脉血流量、心搏量、肺动脉和主动脉血流量等。还适合复制心血管和肺心病的各种动物模型,如结扎家兔冠状动脉前降支复制实验性心肌梗死模型。通过选择阻断冠状动脉左室支位置的远近及牵拉重力的大小,可调整心肌梗死的范围及程度,故亦可复制心源性休克或缺血性心律失常型。静脉注射乌头碱100~150mg,盐酸肾上腺素50~100mg/kg,可诱发家兔心律失常。静脉注射1%三氯化铁水溶液,每次0.5~4ml,每周2~6次,总剂量为25ml。注完后45天可形成肺心病。小剂量三氯化铁(11ml)加0.1%氯化镉生理盐水溶液雾化吸入,连续10次,雾化停止后10天可形成肺水肿。也可采用兔耳灌流、离体兔心等方法来研究药物对心血管的作用。

7. 遗传性疾病和生理代谢失常的研究
(1)淀粉样变:实验性淀粉样变可在家兔中产生,用于研究人的淀粉样变性病。
(2)维生素A代谢异常:一次给予大剂量维生素A而引起酷似人类因遗传或环境因素引起的畸形;控制饲料中维生素A供给量,使母兔每100ml血清中维生素A含量在20~30mg时进行配种,可繁殖出脑积水的仔兔,大体上与人类婴儿中所见相似。
(3)家兔的软骨发育不全,遗传性青光眼,新生儿低淀粉酶性黏液样肠炎、脑水症、脊柱裂和遗传性骨质疏松等都与人类的相应病症类似。

8. 皮肤反应实验　家兔和豚鼠皮肤对刺激反应灵敏,其反应近似于人。常选用家兔皮肤进行毒物对皮肤损伤和冻伤烫伤的研究,化妆品对皮肤影响的研究,耳朵内侧特别适宜作皮肤的研究。

(三)常用品种、品系

根据生物医学领域不同科学研究目的,经长期选择培育,已有较多的品种、品系,在体形大小、被毛结构、毛色特征、生产性能、生长发育和生理生化、免疫功能等方面都有很大差异。世界上的实验用兔多达数十种,我国常用的多为封闭群兔。

1. 中国白兔(China white rabbit)**来源**　是世界上较古老的品种之一,是我国劳动人民长期培育成的一种皮、肉兼用,又适合实验需要的品种,饲养历史悠久,我国各地均有分布,以四川等地饲养较多。品种特征:毛色纯白、体型紧凑、红眼睛、嘴较尖、耳短而厚、皮板厚实、被毛短密。其抗病力强,适应性好,耐粗饲,性成熟较早,繁殖力强,一年可生6~7胎,每胎约6~9只,成年兔体重2~2.5kg。它是一种优良的育种材料。多在民间饲养，各实验动物机构饲养较少。

2. 日本大耳白兔（Japan white rabbit）**来源**　原产于日本，是用中国白兔与日本兔杂交培育而成，属皮肉兼用型。品种特征：毛色纯白、红眼睛、两耳长大且薄，向后方竖立，耳根细，耳端尖，形同柳叶，母兔颌下具肉髯，体型中等偏大，成年兔体重4~5kg。被毛浓密，发育快，繁殖力强，适应性好。我国各地均有饲养，是数量较多的品种，由于耳大，血管明显，是一种较理想的实验用兔。

3. 新西兰白兔（New Zealand white rabbit）**来源**　由美国加利福尼亚州育成，是世界上著名肉用兔品种，按毛色分为新西兰白兔、棕红兔和黑兔三种，因和栖息在新西兰岛上的野生兔毛色相似而命名。世界上饲育较多的是近交品系。品种特征：毛色纯白，皮肤光泽，头宽圆而粗短，耳较宽厚而直立，体长中等，臀圆，性情温和，体格健壮，繁殖力强，每胎产7~8仔，生长迅速，成兔体重4~5kg，容易管理，该兔特点是产肉率高，以早期生长快而著称。除广泛用于皮肤反应试验、药剂的热原试验、致畸试验、毒性实验和胰岛素检定外亦常用于妊娠诊断、人工受胎实验。计划生育研究和制造诊断血清等。

4. 青紫蓝兔（山羊青、金基拉）**来源**　原产于法国，是20世纪初培育成的著名皮用品种，1913年首先在法国展出，分标准型、中型（美国型）和巨型3种。因毛色很像产于南美的珍贵毛皮青紫蓝毛丝鼠而得名。我国各地都有饲养。品种特征：全身呈灰蓝色，耳尖及尾、面呈黑色，眼圈、尾底、腹部呈白色，体质强壮，适应性强，生长快，每窝产5~6只，3月龄可达2kg以上。标准型兔是美国从英国引入标准型兔选育而成的，其体长中等，腰臀丰满，成年兔标准体重（雄兔为4.5kg，雌兔为5kg），毛色较标准型浅。巨型兔是20世纪20年代用标准兔与旨朗德兔杂交而成的，是偏于肉用的巨型品种，成年兔标准体重（雄兔为6kg，雌兔为6.5kg），被毛粗糙，颜色较深，光泽较暗。

5. 其他品种　常用的还有比利时兔、荷兰兔、弗莱密西兔、维也纳兔、安哥拉长毛兔、喜马拉雅白化兔。

五、犬

（一）生物学特性

犬属哺乳纲、食肉目、犬科。是已被驯化的家养动物，广泛用于动物实验。犬与人类有很漫长的共同生活和相互依赖历史，至今仍未知其发源地，一般认为最接近于犬的犬狐和胡狼科动物与犬有血缘关系，其历史约12000年。犬在动物学分类上的位置为：脊椎动物门、哺乳纲、食肉目、犬科、犬属。

1. 生活习性和一般特征　犬有服从人类命令的天性，爱接近人，易驯养，经短期训练可领会人的简单意图，很好地配合实验。犬的适应性很强，分布也极广，可承受比较热和冷的气温，但变化不能太剧烈，否则易生病。健康犬鼻镜滋润，带油状，触之有凉感，若鼻镜干裂则提示将发病或已经发病。犬的活动范围较大，并习惯于啃咬骨头，喜食肉及脂肪，但由于长期家畜化，也可杂食或素食。成年雄犬好斗，并有合群期的特点。归家性很强，能从很远处自行归家。犬虽为家畜，但不合理饲养及粗暴对待，亦可使之恢复野性。汗腺不发达。散热主要靠加速呼吸频率，舌伸出口外喘式呼吸，才能加速散热。天热时，还大量流唾液以助散热。

2. 生理学特性

（1）一般特点：犬的嗅脑、嗅神经及嗅觉器官极为发达，嗅觉灵敏，能够嗅出0.1mg/L的有机酸。一般嗅脑到鼻端的距离越长，则犬的嗅觉愈敏感。犬的听觉也很灵敏，能听到5.0~5.5Hz的声波，但视觉很差，每只眼有单独的视野，正面近距离看不到物体。犬是红绿色盲，故不能以红绿色为条件刺激来进行条件反射实验。犬的视网膜上无黄斑,即没有最清楚的视觉点,视力仅为20～30m,对移动的物体视觉较灵敏。

（2）神经类型：俄国科学家巴甫洛夫将犬分为四种神经类型：①强、均衡的灵活型——多血质（活泼型）；②强、均衡的迟钝型——黏液质（安静型）；③强、不均衡、兴奋占优势的兴奋型——胆汁质（不可抑制型）；④弱型、兴奋和抑制不发达——忧郁质（衰弱型）。这对一些慢性实验,特别是高级神经活动实验用犬的选择很重要。

（3）血型：犬有五种血型,即A、B、C、D、E型,只有A型血（具有A抗原）能引起输血反应,其余四型血可任意供各血型犬受血。

（4）营养代谢：犬属食肉性动物,饲料中动物性蛋白质至少要含全部蛋白质含量的1/3。幼犬每日每千克体重应供给动物性蛋白4.7g,成年犬每日每千克体重需要消化粗蛋白4g。犬的饲料中含代谢能应在14.6～6.9mJ/kg,粗蛋白质在22%左右,可满足犬生长和繁殖的需要。

（5）年龄鉴定：犬的年龄主要以牙齿的生长情况、磨损程度、外形颜色等来综合判断。成年犬一般有42颗牙齿,上颌20个,下颌22个。仔犬在出生后的第20～30天开始长牙。随年龄的增长,乳齿脱落而长出恒齿。犬的年龄与牙齿之间的关系见表1-18。

表1-18 犬龄与犬齿的特点

犬龄	犬齿情况	犬龄	犬齿情况
3月龄以下	仅有细、白、尖的乳齿	2岁	下门齿切缘中部凸起磨平
3～4月龄	开始更换门齿	3岁	上门齿切缘中部凸起磨平,并微向外有斜面
5～6月龄	开始更换犬齿	4～5岁	上、下磨损成外斜面,齿根有黄斑
7～10月龄	开始更换臼齿	6～8岁	磨损到牙根,犬齿不齐,发黄
1岁	全部为恒齿,门齿切缘中部有小凸	10岁	齿不齐,发黄

（6）健康要求：体型呈长圆形,脊背平直,无凹陷、凸起情况。站立时前腿笔直,肌肉结实,四肢关节无肿大,身体表面无伤痕。尾自然竖起常呈钩状或自然下垂。被毛光亮,鼻尖油润、发凉。无稀便、血便和血尿现象。性情温驯,有精神,易接近人。

（7）选择要求：①毛色的选择：白色毛的犬不宜作慢性实验或外科手术,因其抵抗力较差,但适合做甲状腺功能改变或观察体表出血症状等实验。黄色及黑白杂色犬可作慢性实验。②根据神经类型选择：慢性实验时要选用强、均衡型。胆小、畏怯或兴奋的犬在造成自主神经功能紊乱的实验可以选用。③短毛犬宜造瘘管等外科手术。④进行胃、肠瘘和输尿管瘘等实验宜用雌犬,以便于包扎伤口和术后护理。⑤摘除脑垂体或作颅脑实验宜选颅底平坦的短嘴犬。⑥肝、胆手术宜选宽胸犬,其剑突肋弓角呈钝形。⑦短腿犬较长腿犬站立耐久些,所以慢性实验宜选用短腿犬。

（8）正常生理、生化指标：正常生理、生化指标见表1-19。

表1-19 犬正常生理、生化指标

项目		正常值	项目	正常值
成年体重	♂	13～18kg	白细胞总数	$(14.79 \pm 3.48) \times 10^3/mm^3$
	♀	12～16kg	中性粒细胞百分比	62%～80%
寿命		10～20年	淋巴细胞百分比	10%～28%
染色体数		$2n=78$	单核细胞百分比	3%～9%
体温		38.5～39.5℃	嗜碱性粒细胞百分比	0～2%
呼吸频率		15～30次/分	嗜酸性粒细胞百分比	2%～14%
耗氧量		580mm³/g活体重	血糖	64～100mg/100ml
通气量		3300～7400ml/min	血浆尿素	15～44mg/100ml
潮气量		251～432ml	血浆非蛋白氮	20～40mg/100ml

续表

项目	正常值	项目	正常值
心率	80~120 次/分	血浆总蛋白	6.3~8.1g/100ml
收缩压	12.86~18.15kPa	血浆白蛋白	3.4~4.5g/100ml
舒张压	6.39~9.59 kPa	血浆球蛋白	2.0~3.7g/100ml
全血容量	7.65~10.7ml/100g	血钾	15~19mg/100ml
血浆容量	4.37~7.30ml/100g	血钠	340~380mg/100ml
血浆 pH	7.31~7.42	血钙	9.5~12mg/100ml
红细胞总数	$(5.5~8.5)\times 10^6/mm^3$	血氧	372~408mg/100ml
红细胞压积	35%~54%	碱性磷酸酶	14~28U/L
血红蛋白	11~18g/100ml	谷丙转氨酶	12~38U/L
血小板	$(280~402)\times 10^3/\mu l$	血清胆固醇	90~194mg/100ml

（二）在生物医学研究中的应用

用犬来进行医学研究早在 17 世纪就开始了。特别在 20 世纪末，随着医学的迅速发展，犬作为实验动物已被广泛地应用于营养、病理、生理、药理、外科等的研究。

1. 基础医学研究 犬的神经系统和血液循环系很发达，适合这方面的实验研究，如失血性休克、弥漫性血管内凝血、动脉粥样硬化症，特别是研究脂质在动脉壁中的沉积等方面，是一个良好的动物模型，急性心肌梗死以选用杂种犬为宜，狼犬对麻醉和手术较敏感，而且心律失常多见，因此不宜用作实验用犬。不同类型的心律失常、急性肺动脉高压、肾性高血压、脊髓传导实验、大脑皮质定位实验等均可用犬进行。

2. 慢性实验研究 由于犬可以通过短期训练很好地配合实验，所以非常适合于进行慢性实验，如条件反射实验、各种实验治疗效果实验、毒理学实验、内分泌腺体摘除实验等。犬的消化系统发达，与人有相同的消化过程，所以特别适合于作消化系统的慢性实验，如可用无菌手术方法做成唾液瘘、食道瘘、肠瘘、胰液管瘘、胃瘘、胆囊瘘来观察胃肠运动和消化吸收、分泌等变化。

3. 药理学和毒理学研究 多用于磺胺类药物代谢的研究、各种新药临床使用前的毒性实验等。对药物和毒理的反应性与人类接近。苯胺及其衍生物能引起与人相似的变化，产生变性血红蛋白，宜作苯胺及其衍生物的毒理学研究。还可选用犬心肺装置实验观察药物对血压、心输出量、冠状动脉血流量、下腔静脉压的影响。犬对药物反应灵敏，并与人基本一致，血管和神经较粗，管壁弹性强，便于手术操作和适用于分析药物对循环系统的作用机制。

4. 口腔医学研究 犬的牙周膜的组织学、牙周炎的组织病理学及牙周病的许多病因与人的相似，所以犬作为牙周病研究的动物模型的极为理想。犬的 2、3、4 前磨牙拔除后，如去除根间骨骼，颇似人类的拔牙创，用于干槽症动物模型的研究。拔除犬牙时，因牙周韧带坚韧，牙髓腔较大，往往牙折断或压槽骨折后，牙周韧带仍不易断离，拔牙时就先以细窄峨眉凿沿牙周反复增隙，尽可能凿断牙周韧带后拔去。在自体牙移植和放射治疗的研究问题上，犬是常用的实验动物。犬的一些先天性疾病，如唇、腭裂，下颌突出等有一定的遗传因素。犬的下颌骨突出的方式相似于人下颌内突出，所以犬也可作颌面部畸形的动物模型研究。

5. 其他方面的研究 犬广泛用于实验外科等方面的研究，如心血管外科、脑外科、断肢再植、器官组织移植等。每一项新的外科手术或麻醉技术，往往是选用犬来作动物实验，先取得熟练而精确的技术技巧，然后才应用于临床。此外，犬还适用于营养学及生理学研究，如进行先天性白内障、胱氨酸尿、遗传性耳聋等许多疾病模型的研究。

(三)常用品种、品系及特点

犬品种繁多,世界上犬的品种已近 300 种。根据不同的饲养目的,可分为诸多品种,如猎犬、牧羊犬、肉食犬、实验犬等。但是用于实验的品种不多,大多数科研单位仍从民间购买家养犬进行实验。下面介绍几种用于实验的犬的品种:

1. Beagle 犬(比格犬) 原产于英国,是猎犬中较小的一种,1880 年引入美国,开始进行大批量繁殖。由于其性情温和,逐渐被世界各国所认同并继续从美国引进,我国在 20 世纪 80 年代初,上海、北京等地相继引进,目前全国有许多科研单位都有比格犬种群。并且在国际上,凡是以犬做动物实验的科研成果,只有应用 Beagle 犬才能被国际公认。

品种特征及用途:体型小,成年体重为 7~10kg,体长 30~40cm,短毛,花斑色,禀性温和,易于驯服和抓捕,亲人。遗传性能稳定,一般无遗传性疾患,并且形态均一,血液循环系统发达,体温恒定,比杂种犬体温低 0.5℃,因此在实验中反应一致性好,尤其在实验中对环境的适应性、抗病力较强。适合药理、循环生理、眼科、毒理、外科等的实验研究,被国际医学、生物学界公认为较理想的实验用犬。目前,世界上该犬的年用量约为 10 万头。在我国,由于其价格昂贵,在实验中应用较少。

2. 黑白斑点短毛犬 进行特殊的嘌呤代谢研究及中性粒细胞减少症、青光眼、白血病、肾盂肾炎等病的研究。

3. 四系杂交犬 该杂交犬种是由四个品种全杂交而成,其特点为体躯较大,胸腔大,心脏大等优点并且不爱叫。因此,其适合于外科手术研究。

4. 墨西哥无毛犬 用于特殊研究,如粉刺或黑头粉刺的实验研究。

5. Boxer 犬 用于自身免疫系统疾病,如系统性红斑狼疮(SLE)、淋巴肉瘤的研究。

六、猫

猫属哺乳纲、真兽亚纲、食肉目、猫科。染色体数 $2n=38$。

(一)生物学特性

1. 一般习性特点

(1)猫是天生的神经质和行动谨慎的动物,喜独居,除发情和交配季节以外,很少三五成群地在一起栖息,猫不认特定的主人,也没有永久性的栖息地。

(2)猫追求舒适的场所,喜爱干燥明亮清洁的环境。一般有固定的大、小便场所,并有随后掩埋的习惯。

(3)猫适应环境的能力较强,实验场所的温度最好保持在 18~21℃。

(4)猫属肉食性动物,牙齿和爪子十分锐利,善于捕食鼠、鸟、鱼等小型动物。实验时必须注意安全,戴手套进行操作,避免被其咬伤或挠伤。

2. 生理学特点

(1)猫与兔一样,属刺激性排卵动物,一般在交配后 25~27 天才开始排卵,宜用于避孕药物的研究。每年春秋两季发情,性周期 14 天,妊娠期 60~70 天,哺乳期 60 天。

(2)神经系统发达,脑比兔脑大一倍,对去脑实验和其他外科手术抵抗力强,平衡感觉、反射功能发达,适用于中枢神经系统实验、去大脑僵直、姿势反射实验等。猫对吗啡的反应和一般的动物相反,犬、兔、大鼠及灵长类等表现为中枢抑制,起镇静作用,而猫却表现为中枢兴奋,这一点在动物实验时应注意。

（3）猫循环系统发达，心电活动和冠状动脉的分布接近于人类，耐受性大，不易因发生心室颤动或心力衰竭而死亡，适用于研究各种急性心律失常的动物实验。血压稳定，血管壁较坚韧，能耐受麻醉，心搏力强，宜观察药物对血压的影响，进行药物筛选实验时可反复应用，特别适用于药物对循环系统作用机制的分析实验研究。对强心苷、酚类敏感，宜作强心苷和酚类药物的实验研究。苯胺及其衍生物可引起猫与人类相似的病理变化，产生变性血红蛋白，适宜苯胺及其衍生物药物的毒理学研究。

（4）瞬膜大且反应敏锐，宜做药物对瞬膜及虹膜的反应实验。宜用阿托品解除毛果芸香碱的作用的实验研究。

（二）在生物医学研究中的应用

猫主要用于神经学、生理学和毒理学研究。猫可耐受麻醉与脑的部分破坏手术，在手术时能保持正常血压，猫的反射功能与人类相似，神经肌肉系统反应敏感，实验效果较啮齿类更接近于人类，特别适宜观察各种反应的实验。

1. 药理学研究　观察用药后心血管系统、呼吸系统的功能效应和药物的代谢过程，常用猫进行冠状窦血流量的测定，观察药物对血压的影响，以及阿托品解除毛果芸香碱作用等实验。

2. 中枢神经系统的研究　常用猫脑室灌流法来研究药物作用部位；血-脑屏障，即药物由血液进入脑或由脑转运至血液中的问题；神经递质等活性物质的释放，特别是在清醒条件下研究活性物质释放和行为变化的相关性，如针麻、睡眠、体温调节和条件反射；常在猫身上采用辣根过氧化物酶（HRP）反应方法来进行神经传导通路的研究；同时可用 HRP 追踪中枢神经系统之间的联系和进行周围神经与中枢神经联系的研究；在神经生理学实验中常用猫做去大脑僵直、姿势反射实验以及刺激交感神经时瞬膜及虹膜的反应实验。

3. 循环功能的急性实验　选用猫做血压实验优点很多，如血压恒定、药物反应灵敏与人相似。血管壁坚韧，便于手术。心搏力强，能描绘出完好的血压曲线。用于药物筛选实验时可反复应用，特别适合于药物对循环系统作用机制的分析。

4. 在其他研究中的应用　猫是寄生虫中弓形体的宿主，是研究弓形体病的良好动物模型。在生理学上，利用电极刺激神经观察其脑部各部分的反应。在血液病的研究当中用猫作白血病和恶病质者血液的研究。用猫进行针刺麻醉原理的研究效果较理想。猫也可以作为炭疽病的诊断及阿米巴痢疾的研究模型。另外，猫可作许多良好的基本模型，如白化病、耳聋等。

（三）常用品种及特点

猫因不易成群饲养，繁殖较困难。饲养中涉及动物心理学问题，给繁殖带来很多困难，因此，也对猫用于动物实验模型的研究设置了许多障碍。目前，医学科研领域中使用的实验用猫绝大部分为收购来的家养杂种猫。世界上现有 38 个品种猫，这些猫有特定的遗传特征，但大部分作为观赏性或伴侣性宠物来饲养。实验用猫虽然在自繁自养上存在很大困难，但科学技术的迅猛发展，解决了猫繁育的问题，对于明确遗传背景，防止传染病流行，提高实验结果的正确性，有着十分重要的意义。

七、小 型 猪

小型猪在分类学上与猪相同，属哺乳纲、偶蹄目、不反刍亚目、野猪科、猪属。

(一)生物学特性

1. 生活习性和一般特性 猪属于杂食性动物,性情温顺,毛色白、黑、黑白及褐色,汗腺不发达,幼猪和成年猪不耐热,性成熟早,寿命最长达 27 年,平均 16 年。小型猪体型矮小,成年体重 30～60kg。染色体数 $2n=38$。

2. 生理指标 体温为 39℃(38～40℃),心率为 55～60 次/分,血容量占体重的 4.6%(3.5%～5.6%),心输出量为 2.7～3.6ml/min,呼吸频率为 12～18 次/分,通气量为 37L/min,血液 pH 为 7.57,红细胞为 $6.4×10^6$ 万/mm^3,血红蛋白为 13.7g/100ml,白细胞为 7530～16820/mm^3,血小板为 243/mm^3。

(二)在生物医学研究中的应用

1980 年召开的"猪模型应用于生物医学的国际研讨会"着重研讨了猪的血液和包括血脂、动脉粥样硬化和心肌疾病在内的心血管疾病、胃肠疾病以及免疫、营养、新生儿和胎内发育、代谢失调等问题。参会学者一致认为,猪是生物医学研究最佳的实验动物之一。

1. 肿瘤学研究 猪是研究肿瘤的最佳的模型动物,特别是美洲辛克莱小猪有 80%可发生自发性皮肤黑色素瘤,其特点是发生于子宫内和产后自发的皮肤恶性黑色素瘤发病率很高,有典型的皮肤自发性退行性病变,与人的黑色素瘤病变和传播方式完全相同的变化,是研究人类黑色素瘤的良好动物模型。

2. 心血管疾病研究 小型猪特别适用于冠状血管疾病的研究,其冠状动脉循环在解剖学、血流动力学方面与人类很相似,幼猪和成年猪可以自然发生动脉粥样硬化,其粥样病变前期与人类相似。高胆固醇饮食对猪和人的影响是一样的。饲料中加入 10%的动物脂肪,可在 2 个月左右得到动脉粥样硬化的典型病灶,如加入探针刺伤动脉壁可在 2～3 周内出现病灶。

3. 糖尿病研究 墨西哥无毛猪(乌克坦小型猪)是糖尿病研究的良好模型。只需一次静脉注射水合阿脲(200mg/kg 体重)就可以产生典型的急性糖尿病,出现典型的临床体征,如血糖升高、烦渴、多尿和酮尿。由鸟嘌呤引起的糖尿病猪,在 12 个月内产生眼底微血管增厚性失眠。这种人为的糖尿病具有一定的遗传性。

4. 皮肤烧伤研究 猪的皮肤与人非常相似,包括体表毛发的系数、表皮厚薄、表皮具有脂肪层、表皮形态学和增生动力学(猪 30 天,人 21 天)、烧伤皮肤的体液和代谢变化机制等。故猪是进行实验性烧伤研究的理想模型,用于烧伤后创面敷盖,比常用的液体石蜡纱布要好,其愈合速度比后者快一倍(13 天和 25 天),既能减少疼痛和感染,又无排斥现象,血管联合好。

5. 免疫学研究 猪的母体抗体是通过初乳传递给仔猪,出生仔猪体液内免疫球蛋白含量极少,可从母猪初乳中得到 γ-球蛋白。无菌猪体内没有任何抗体,所以在出生后一经接触抗原,就能产生极好的免疫反应。利用这些特点,可进行免疫学研究。

6. 外科手术方面的研究 在猪腹壁安装拉链是可行的,且对猪正常生理机能无较大干扰,保留时间可达 40 天以上。这为解决治疗和科研中需进行反复手术的问题提供了较好方法。猪的颈静脉插管可保留 26～50 天,这为进行频繁采血提供了良好而方便的手段。

7. 牙科及骨质材料的研究 猪牙齿的解剖与人类相似,给予致龋食物可产生与人类一样的龋损,是复制龋齿的良好动物模型。从猪骨中提取纯化的猪骨形态发生蛋白,经动物同类在体实验,对骨损伤有明显的成骨作用。

8. 营养学研究 新生仔猪的呼吸、泌尿及循环与人类新生儿很相似,像人类婴儿一样,仔猪也易患营养不良症,如蛋白质、铁、铜和维生素 A 缺乏症等,所以仔猪广泛用于营养学和婴儿食谱的研究。

9. 猪心脏瓣膜的应用 利用猪心脏瓣膜治疗人类心脏瓣膜疾患，国外已普遍推广，每年可达几万例。

（三）常用品种及特点

1. 北农大小型猪 由北京农业大学选用广西、贵州小香猪培育而成。其特点：①体型小，6月龄体重只有 20～40kg，相当于普通猪体重的 1/3～1/5，便于实验操作；②遗传性状稳定，后代中不产生分化现象，体型均一；③耐粗饲料，对青饲料有较强消化能力，易于饲养，节省饲料；④性成熟早在 4 月龄左右，6 月龄即可怀孕。北农大小型猪有Ⅰ、Ⅱ、Ⅲ三个品系。Ⅰ系小型猪体型小，6 月龄后生长缓慢，12 月龄体重只有 45～50kg，适用于慢性实验研究；Ⅱ系小型猪比较耐受寒冷，适于北方寒冷地区选用；Ⅲ系小型猪毛色为白色，适用于皮肤试验研究。

2. 明尼苏达-荷曼系小型猪 由美国明尼苏达大学荷曼研究所培育而成。毛色由黑白斑，成年猪体重平均 80kg，遗传性状稳定，变异不大。

3. 中国台湾小型猪 12 月龄体重约为 30kg，毛色白色，体质较弱。可作为癌症温热疗法的动物模型。

4. 海福特系小型猪 成年体重 70～90kg，白皮肤，作为皮肤研究用的小型猪。

5. 尤卡坦小型猪 着重用于糖尿病的研究。

八、长 爪 沙 鼠

长爪沙鼠属脊椎动物门、哺乳纲、啮齿目、鼠科、沙鼠属。

（一）生物学特性

1. 生活习性和一般特性 长爪沙鼠是一种小型草原动物，大小介于大白鼠和小白鼠之间，通常成熟期体重不超过 100g（30～113g），体长 112.5mm（97～132mm），尾长 101.5mm（97～106mm），被毛棕灰色，腹毛灰白色，耳明显，耳壳前缘有灰白色长毛，内侧顶端有少而短的毛，耳根部分裸露。尾上被以密毛，尾端毛较长，形成毛束。爪较长，趾端有弯锥形抢抓，适于掘洞，后肢蹠掌被以细毛，眼大而圆。喜居沙质土壤中的洞穴中，行动敏捷，喜群居，有贮粮习惯，不冬眠，一年四季活动，繁殖以春秋为主，每年 12 月和 1 月基本不繁殖。成年雌鼠一年繁殖 3～4 胎，每胎平均 5～6 只，最多达 11 只，每只出生时体重 2.5～3.0g，在人工饲养条件下，一年可繁殖 5～8 胎，医生的繁殖期为 7～20 个月，雌鼠一生最高可繁殖 14 胎，寿命 2～3 年。3～4 个月性成熟，通常 5～6 个月配种，性周期 4～6 天，妊娠期 24～26 天，哺乳期 21 天。成年雌鼠体重 60～75g，雄鼠 70～80g。

2. 生理指标 长爪沙鼠的正常体温为 38.1℃，呼吸频率为 90 次/分，齿式Ⅰ1/1、C0/0、DM3/3，饲料消耗每天 5～8g/100g 体重，饮水消耗每天 7～9ml/100g 体重，二倍染色体数 44,血量 7.76ml/100g 体重，红细胞为 $8.9 \times 10^6/mm^3$，血红蛋白为 15.2g/100ml，红细胞比容为 47.4%，白细胞为 $12.4 \times 10^3/mm^3$，中性粒细胞为 $19.3 \times 10^2/mm^3$，嗜酸性粒细胞为 $14.1 \times 10^2/mm^3$，嗜碱性粒细胞为 $8.6 \times 10^2/mm^3$，淋巴细胞为 $99.9 \times 10^2/mm^3$，单核细胞为 $2.8 \times 10^2/mm^3$。

（二）在生物医学研究中的应用

目前用于研究的长爪沙鼠均来自同一沙鼠群，它是 1935 年在我国东北的日本人从我国东北和蒙古东部捕捉后驯养的。1935 年由大连卫生所送给日本北里研究所，1952 年日本实验动物中央研究所得到了这种动物后，又进一步实验动物化，建立了一个亚群，1954 年美国 Schwentker 博士从这一亚群中将长爪沙鼠群引进美国，并广泛应用。后来再引种到英、法等国。

长爪沙鼠在医学领域作为实验动物已有 20~30 年的历史。其使用量较大鼠、小鼠、豚鼠和仓鼠少得多，但其某些独特的解剖学、生理学和行为学特征对于某些特殊研究具有重要价值，是大鼠、小鼠无法比拟的。而且其应用范围也越来越广大，事实证明长爪沙鼠是一种"多能"性的实验动物，是具有非常重要开发价值的动物。主要在下面一些研究中得到应用。

1. 脑神经病研究 长爪沙鼠的脑血管不同于其他动物，有独特的解剖特征，脑底动脉后交通支缺损，没有联系颈内动脉系统和椎底动脉系统的后交通动脉，不能构成完整的 Willis 动脉环，利用此特征，结扎沙鼠的单、双侧颈总动脉，很容易造成脑梗死病变。1985 年徐特等利用它建立了脑缺血模型。结扎 20 只沙鼠单、双侧颈总动脉，30%~40%单侧颈总动脉结扎的动物术后出现偏瘫体征，结扎对侧肢体活动少，肌张力弱，90%双侧结扎颈总动脉动物，手术后出现直立跳起，呼吸急促。单侧结扎后 1h 多有缺血性病理学改变，以结扎侧颞叶皮质及基底带最明显，主要有水肿、坏死、神经元缺失，双侧结扎 2h 内死亡的无明显病变，8h 内死亡的可见缺血性病变，出现双侧半球的缺血状态。所复制的模型，操作简便，实验效果可靠，重复性强，可用于脑缺血的实验研究及药物治疗研究。Leyine 等结扎长爪沙鼠的一侧颈总动脉，数小时后，发现 20%~65%的长爪沙鼠出现脑梗死，在 3 日内死亡。1982 年大阪大学用 ^{85}Sr 或 ^{141}Ce 标记的直径 15μm 碳化微球体，通过心脏穿刺研究了长爪沙鼠主要器官的局部血流量和局部的脑血流量的血流动力学。这对于使用长爪沙鼠研究脑梗死所呈现的中风、术后脑贫血以及脑血流量等都是比较理想的。

长爪沙鼠具有类似人类自发性癫痫发作的特点。月龄不同，发作频率也不同。尤其是生后 2 月龄左右的长爪沙鼠，对非特异性因子具有感受性。有的可因癫痫发作致死。加利福尼亚大学洛杉矶分校 Loskota 在沙鼠具有癫痫发作特点的基础上，育成新的品系，培育出发作感受型 SJL/UC 和发作抵抗型 STR/UC 两个品系。

2. 寄生虫病研究 长爪沙鼠对多种丝虫、原虫、线虫、绦虫和吸虫非常敏感，因此，它是研究这类寄生虫病的良好对象。特别是近年来国内外都认为长爪沙鼠是研究丝虫病理想的模型动物。

20 世纪 70 年代上海寄生虫研究所和遵义医学院，先后用长爪沙鼠对丝虫病和马来丝虫进行研究，其后福建省卫生防疫站也进行了同样的研究，证明长爪沙鼠是研究马来丝虫的模型动物。贵州省寄生虫病研究所在 1984 年建立了周期型马来丝虫-沙鼠模型。一些学者将周期型班氏丝虫的幼虫接种于长爪沙鼠皮下、腹腔或睾丸，证实能在长爪沙鼠体内进一步发育，并观察了感染后所致淋巴结病变。采用周期型马来丝虫-沙鼠动物模型腹腔灌洗法收集微丝蚴，开展了间接荧光抗体试验，成功地用于防治的检测工作。1983 年 Hannan 等用长爪沙鼠研究类细旋线虫，发现 18~22 日龄长爪沙鼠易感染性最高，30 日龄后逐渐下降，12 日龄沙鼠感染 54~56 天之后，粪便中虫卵仍然保持阳性。1982 年 Metter 等将长爪沙鼠用于包虫的研究，发现由于包蚴感染引起全身性淀粉样蛋白质变性。在吸虫类的研究上，1982 年也有使用长爪沙鼠的报道，给沙鼠接种 50 天之后，肝糖原明显降低，而脾脏明显增重。长爪沙鼠感染蓝氏贾弟鞭毛虫，15 天之后，在肠内可发现大量滋养体，多达 6.36×10^6 个。无论口服或十二指肠接种，所释放的滋养体数目和类型都很相似。

3. 微生物学研究 长爪沙鼠对多种病毒、细菌敏感，如流行性出血热病毒、西方型马脑炎病毒、狂犬病毒、脊髓灰质炎病毒等；肺炎双球菌、布鲁氏杆菌、结核分枝杆菌、炭疽杆菌、支气管败血鲍特氏杆菌、鼠麻风杆菌、单核细胞增多性李氏杆菌、鼠伤寒沙门氏菌等。经浙江省防疫站实验证实，长爪沙鼠对来自黑线姬鼠、褐家鼠或病人的流行性出血热病毒（EHFV）均敏感。与大鼠相比，具有对 EHFV 敏感性高，适应毒株范围广，病毒在体内繁殖快，分离病毒和传代时间短等优点。故长爪沙鼠成了研究流行性出血热病毒的理想的实验动物。长爪沙鼠不仅对肺炎双球菌、流感嗜血杆菌以及其他需氧菌和厌氧菌本身敏感，对其培养物也极为敏感。

4. 内分泌研究 在内分泌学方面，长爪沙鼠有固有的特征。繁殖的沙鼠肾上腺皮质固醇（主要是糖皮质固醇）分泌亢进，同时伴有高血糖和动脉硬化症等。这种现象在未交配过的雌雄沙鼠均未见到。然而，据1983年Fenske报道，如果使长爪沙鼠处于异常环境，如过冷或放在浓乙醚蒸气的环境中，肾上腺释放糖皮质激素和黄体酮比对照组明显增多，但醛固酮分泌并不受影响。长爪沙鼠睾丸的分泌也有特点，据1982年报道，在促黄体激素作用下，睾丸间质细胞不仅释放雄激素，也释放黄体酮（孕激素）。通过体外睾丸间质细胞培养，还发现在黄体生成素刺激下，雄激素和孕激素的释放有明显的正相关。另外，体外雄激素生物合成与小鼠和大鼠相比，长爪沙鼠的睾丸间质细胞对黄体生成素更敏感。这可能是由于长爪沙鼠的大部分黄体生成素受体未被占用，即使是微量黄体生成素，也能完全活化激素生成的缘故。

5. 代谢研究 长爪沙鼠的代谢，尤其是胆固醇代谢也比较奇特。一般情况下，长爪沙鼠肝内的类脂质比大鼠高3倍，成为研究高脂血症的合适动物。长爪沙鼠血清胆固醇大部分为胆固醇酯，而且脂蛋白为低密度脂蛋白，很少出现高脂血症的动脉粥样变性或动脉瘤性硬化症。其血清胆固醇含量极易受饲料中胆固醇的影响。饲料中增加胆固醇时，肝和血浆中三酸甘油酯也增加，若饲料中增加蔗糖成分，肝和血浆的三酸甘油酯则降低。可见，长爪沙鼠用于研究影响胆固醇吸收和食饵性胆固醇代谢的因素也很有价值的。对肌醇的组织含量和代谢也进行了研究，发现雌雄长爪沙鼠对肌醇缺乏病不敏感，因为它能在睾丸合成肌醇，用阉割的雄鼠和不阉割的雄鼠进行对照，证实了这一点。糖代谢方面也有独到之处。用市售的固型饲料喂养沙鼠，约有10%的长爪沙鼠出现肥胖现象。这种肥胖鼠的耐糖力很低，血中胰岛素的含量很高，而且胰脏还发生病理变化。6个月以后还可引起齿周炎，在饲料中增加糖的含量，则发生龋齿。1983年EI-Aguizy等发现长期用50%半乳糖喂养，可使沙鼠死亡。喂养24h后，出现白内障。无论是白内障的进展速度，还是晶体中醛糖还原酶的活性，都比大鼠高两倍，这和晶体中多元醇蓄积过多引起白内障的概念是一致的。从糖代谢的特点来看，长爪沙鼠又是研究糖尿病、肥胖、齿周炎、龋齿及白内障的难得的实验动物。

6. 药理学研究 长爪沙鼠也适合某些药理学的研究。可用于抗精神失常药物对中枢神经介质影响的研究。因为多巴胺拮抗药氟哌啶醇和可乐宁可增加沙鼠的超声信号（与一般活动有关）作用，多巴胺的拟似药阿扑吗啡可减少其超声信号的作用，而儿茶酚胺则有调节声信号的作用。可乐宁可引起沙鼠行为的改变。这种行为改变可被抗抑郁药所对抗，但安定药和其他抗精神病药物则不能对抗这种作用。因此，长爪沙鼠很适合用于抗抑郁药的筛选。目前也用作筛选抗丝虫药物的模型。

7. 肿瘤和其他疾病研究 长爪沙鼠有自然发生肿瘤的倾向。大约24个月以上的老年沙鼠，有10%~20%产生自发性肿瘤。一般发生在肾上腺皮质、卵巢和皮肤等部位。此外，Henry等在1983年报道，长爪沙鼠是唯一产生自发性耳胆脂瘤的非人动物。用电耳蜗记录技术，可有效而无损伤地记录耳胆脂瘤的发生。

长期给予长爪沙鼠醋酸铅，其会发生慢性肾病和小红细胞性贫血，类似于人类慢性铅中毒的变化。给予长爪沙鼠和大鼠相同的口服剂量，长爪沙鼠肾中的铅含量较大鼠高四至六倍。由于长爪沙鼠肾功能很特殊，长期或短期投给铅，肾脏可产生各种各样的病理变化。故长爪沙鼠又成了近代研究急慢性铅中毒模型。它长期栖息在干燥地区，可以把饮水量控制在2ml/100g体重左右，而对体重毫无影响。它能把食物中的水分和代谢产生的水有效利用，并且尽可能减少水的排出。但在实验室饲养时，若增加饮水量，尿量也随之增加。沙鼠具有这些特殊的肾功能特点，是研究肾功能性病变的良好动物。

又据 Chang 等研究，长爪沙鼠对 X 线或 γ 射线的耐受量为其他动物的 2 倍，但对链霉素却异常敏感，50mg 就可以使成熟的沙鼠致死。

现在国外已建立长爪沙鼠封闭群，国内也已实验室大量驯养、繁殖成功。据 1984 年记载，国际迄今仅建立了一个近交系，正在近交化的也只有 3 个。沙鼠的近交系虽然不多，但突变种还不少。突变种有无毛的、肢端发红的、白化的、红眼睛的、被毛白斑的。无毛的与裸鼠一样，也具有胸腺机能不全的特征。大量实验证明长爪沙鼠是研究神经学、寄生虫学、病毒学、细菌学、内分泌学、遗传学、血液学、脂类和糖代谢、肿瘤学、药理学、放射生物学、生殖和毒理学的良好模型动物。沙鼠的许多特性，目前有的还没有完全认识。但其在微生物学和解剖生理学等方面的特殊性及其易于饲养管理、传染病的发生率低等特点将对生物医学的发展产生推动作用，并将在今后的应用中挖掘出更大的潜在优势。

九、地　鼠

地鼠属哺乳纲、啮齿目、仓鼠科、仓鼠亚科。目前用来实验研究的品种有两种：金黄地鼠和中国地鼠。

（一）生物学特性

1. 生活习性和一般特性　地鼠是昼伏夜行的动物，一般在晚 8～11 时最为活跃，行动敏捷，精于营巢，行动时腹部着地，有嗜睡和冬眠习性，睡眠很深时，全身肌肉松弛，且不易弄醒。一般在 8～9℃时可出现冬眠。牙齿坚硬，有储食习惯，颊囊储藏能力大，便于冬眠时使用。尾短。地鼠依据品种不同，其间也存在一定的差异，如中国地鼠染色体少而大，染色体数目为 $2n=22$，大多数能相互鉴别，定位明确，且为 X 型与人体的染色体形态相似，其中 Y 染色体在形态上是独特的极易识别，金黄地鼠染色体数为 $2n=44$。繁殖生长快，产仔多，妊娠期仅 16 天，为啮齿类动物中妊娠期最短者，成熟期早，1 个月即性成熟。并能繁殖，性周期较准，约 4.5 天。寿命平均 2.5～3 年。

2. 生理指标　体温为 $(38.7±0.3)℃$，呼吸频率为 74 次/分（33～127 次/分），通气量为 60ml/min（33～83 ml/min），心率为 400 次/分（280～412 次/分），红细胞为 $7.5×10^6/mm^3$，白细胞为 $7.62×10^3/mm^3$，血小板为 $670×10^3/mm^3$，血红蛋白为 16.8g/dL，成年地鼠血液总量为体重的 5%。

（二）在生物医学研究中的应用

1. 肿瘤移植、筛选、诱发和治疗等研究　瘤组织接种于颊囊中易生长，利用颊囊观察对致癌物的反应。肿瘤研究可能是当前医学研究中使用地鼠最多的科研项目。地鼠对可诱发肿瘤的病毒很易感，还能成功地移植某些同源正常组织细胞或肿瘤组织细胞等。金黄地鼠对移植瘤接受性强，易生长。

2. 生殖、生理、内分泌、糖尿病、营养等研究　地鼠妊娠期短，性周期准，适合计划生育、内分泌（如肾上腺、脑垂体、甲状腺）等的研究。近交系中国地鼠易发生自发性遗传性糖尿病，是研究真性糖尿病的良好动物模型。对维生素 E、核黄素缺乏敏感，适宜营养学研究。

3. 细菌、病毒和寄生虫研究　对各种血清型的钩端螺旋体感受性强，病变典型，适宜复制钩端螺旋体病理模型，进行病原体分离等研究。对病毒和细胞敏感，适宜病毒复制、细菌性疾病、进行传染性疾病的研究。还可作为风湿性疾病和病毒性胚胎病的模型。地鼠肾细胞可供脑炎、流感、腺病毒、立克次体、原虫分离用，也是制作狂犬疫苗和脑炎疫苗的原材料。

4. 遗传学研究　选用近交系地鼠进行遗传学研究。中国地鼠已为细胞遗传学、辐射遗传学等学科广泛应用。它的地理分布、生活习性和生殖特点也成为进化遗传的研究对象。中国地鼠染色体大，数量少，易于相互鉴别，为研究染色体畸变和复制机制提供了极好的动物模型。

5. 微循环、老化、冬眠、龋齿、药物等研究 地鼠颈部有缺少组织相容性抗原体的颊囊，颊囊由一层薄而透明的肌膜组成，为免疫特殊区，可进行组织培养，供人类肿瘤移植和观察微循环改变的研究。诱发冬眠，研究冬眠生理，建立龋齿动物模型。

（三）常用品种及特点

地鼠在世界上共 4 属 66 个变种或亚属。近交品系接近 40 个。

1. 金黄地鼠 又称叙利亚地鼠，金黄色，体重 150g。1930 年自中东叙利亚引进，主要分布在东欧、南欧和亚洲的少数地区，各饲养室饲养有所不同，但遗传上比较一致，无大变异。世界上普遍应用于科研工作中的多位金黄地鼠，约占使用地鼠量的 90%，其近交系 40 个，突变系 17 个。最适合于诱发肺肿瘤，对诱发支气管性肺癌较敏感，其肺的抗感染力比大鼠和豚鼠都强。

2. 中国地鼠 又称黑线仓鼠或条背地鼠，灰色、体型小，体重约 40g，栖息于中国东海海岸和里海一带，中国地鼠于 1948 年由中国引入美国，1952 年用于糖尿病研究，现已培育出 4 个近交品系。在近交至第 3~7 代后，有 50% 自发产生糖尿病。各系的发病率不一致，病鼠血浆胰岛素变化不一致，耐糖曲线类似人类患者。其临床病症变化较大，血糖最高可达 500%，严重者出现尿糖阳性和弥漫性肾小球病变。该模型类似人类 2 型糖尿病。从遗传系谱分析，中国地鼠属于多基因遗传方式。中国地鼠约占全世界使用实验地鼠量的 10%。

十、其 他 动 物

（一）猕猴

猕猴属脊椎动物亚门、哺乳纲、真兽亚纲、灵长目、猴科、猕猴属。是我国常见的一种猴类，体长 51~63cm，尾长 20~32cm。体重 4~12kg。头部成棕色，背上部棕灰或棕黄色，下部橙黄或橙红色，腹面淡灰黄色。鼻孔向下，具颊囊。臀部的胼胝明显。

1. 生活习性和一般特性 多栖息在石山峭壁、溪旁沟谷和江河岸边的密林中或疏林岩山上，属群居性动物，一般都有十数头或数十头集群生活，猕猴大小与栖息地环境优劣而有别。繁殖和缺食季节，往往集群大些，故活动范围也较大。生活在热带、亚热带和温带的山林区或石山上，毛长能耐寒。

以树枝、嫩枝、野菜等为食，也吃小鸟、鸟蛋、各种昆虫、甚至蚯蚓、蚂蚁。采食野果贪婪嗜争，边采边丢，只食甜熟果子，未熟果丢弃，故猴群过处往往遍地断枝弃果，因而对野果的可利用程度较低，必然要扩大觅食范围，活动时间也往往较长。

善于攀岩、跳跃、会游泳和模仿人的动作，有喜怒哀乐的表现。集群生活，群居，一般 30~50 只为一群，大群可达 200 只左右。

2. 在生物医学研究中的应用 由于猕猴在形态学、生殖生理特性和生化代谢方面与人类非常相似，个体大小适中，适应性强并易于饲养，而且在遗传物质上也与人类有 98% 左右的同源性，因此，应用猕猴进行研究的结果，最容易推广于人类，早已被作为医学和生物学领域研究的理想实验动物。人类应用猕猴等灵长类动物进行科学研究已有 1000 多年的历史。在医学生物学领域内，猕猴作为实验动物的基本用途一是作为细胞株来源，如生产疫苗等；二是作鉴定和实验用；三是作为人类的基本模型。人类的许多疾病，尤其是传染病都可以在它身上制作模型，所以在近代医学生物学的一些最重要课题,如神经生理学、生殖生物学、血液学、病毒学、心理学、行为学、计划生育、母婴关系、新生儿疾病、老年学、免疫病、肿瘤学、智力障碍、营养、心血管疾病、行为科学和器官移植等研究中。应用猕猴作为实验材料具有特别重要的意义,其价值是其他动物所不能比拟的。随着近代灵长类生物学和医学研究的进展,各国所需的猕猴数量明显增多,在各种被用于生物学和医学研究的灵长类动物中,猕猴是应用得最多的一种。近年来全世界每年应用于疫苗生成、检定和医学生物学研究的猕猴数目不断增多。在我国医学生物学领域中,将猕猴作为实验动物室从20世纪50年代末和60年代初开始的,以后逐渐增多。1985年,我国正式实施了《新药审批办法》即节育药临床前必须通过非人类灵长类动物试验,从而大大提高了猕猴在实验动物中的地位。目前,除在脊髓灰质炎疫苗的生产和检定方面,每年需要近千只猕猴外,也开展了形态解剖学、生理学、生态学、计划生育、放射生物学、辐射遗传学、病毒学、药物学、疾病和驯养繁殖等研究并取得了很多成果。

(二)树鼩

树鼩,又称树仙,在生物学上分类属灵长类、猿猴亚目、树鼩科。

1. 生活习性和一般特性 形似松鼠,尾大而蓬松,被毛栗色,腹部灰色,颈侧有条纹,树鼩是杂食性动物,以昆虫、谷物、野果为食,更喜甜食如蜂蜜。雄性好斗,不群居,常一雄一雌成对生活,胆小易惊。鉴于其肉食性强,笼养时必须注意有足够的蛋白质饲料。营养缺乏或低下时体重减轻,毛无光泽,易患疾病而死亡。笼养时可供软的高蛋白饲料、水果、蔬菜。如供应一般蛋白饲料时需加1/4鸡蛋白/只,熟肉(牛肉、兔肉、鼠肉、豚鼠肉均可)10g/只,均每周2次。

2. 在生物医学研究中的应用 由于树鼩是介于食虫目和灵长目之间的代表,所以从事动物学研究的学者把它作为食虫目演化为灵长目的代表加以认真研究。更多的学者则在生态学、形态学、神经生理学、寄生虫学、齿学及生理代谢关系等方面进行了各种研究。树鼩大脑较发达,多用于神经系统方面的研究,如对大脑皮质的定位,嗅神经、纹状体颞皮质、小脑核团的形态,小树鼩的小脑发育、视觉系统、神经血管的研究,神经节细胞识别能力、口腔黏膜感觉末梢研究,神经系统的多肽、应激等研究。

消化系统方面用于进行胃黏膜、下颌牙床、胆石症的研究。泌尿系统方面用于交感神经对肾小球结构的作用、肾衰竭等研究。神经介质方面有对乙酰胆碱、5-羟色胺、肾素、血管紧张素等研究。病毒方面做了隐形病毒如疱疹病毒、腺病毒方面的研究。树鼩在自然条件或实验室条件下能感染人的疱疹病毒。

我国对树鼩的研究早见于教研学和动物学方面,应用于医学方面较晚。1975年最先用于代替恒河猴作为小儿麻痹方面的试验未能成功。以后用于研究鼻咽癌EB病毒,初步取得某些结果,将EB病毒注入肠系膜淋巴结能使淋巴组织增生。用树鼩鼻黏膜细胞作培养后接种EB病毒取得较好的结果。树鼩作为甲型肝炎病毒的腹泻病理模型已获得成功。由于树鼩作为轮状病毒的腹泻病理模型已获得成功。有些学者对树鼩24h活动规律进行了观察。由于树鼩血中高密度脂蛋白成分占血脂总量的60%~70%,比例较高,已用于探索抑制动脉粥样硬化发病机理的研究。此外还发现高胆固醇膳食下,容易形成胆结石,为高脂血症时胆固醇排出途径提供客观依据。有人还用树鼩进行了化学致癌,特别是黄曲霉毒素致肝癌的研究,还有计划生育的研究等。

（三）鼠兔

鼠兔属哺乳纲、兔形目、鼠兔科。

1. 生活习性和一般特性 形体似兔，成年体重200g，被毛褐色，耳短而圆，眼黑色，胆小易惊，行动敏捷。草食性，有食粪癖。耐寒怕热。初生体重9~12g，无毛，4天开始长毛，8天睁眼，12天自己觅食。性成熟60~70天，妊娠期23~24天，哺乳期20天，鼠兔有17个品种。我国有15个品种，分布于内蒙古、甘肃、青海、西藏等草原地带。

2. 在生物医学研究中的应用 由于其体型小，适应性强，已作为新开发的实验动物引起国内外重视。英、美、日、法等国先后从我国引种，进行实验动物化研究。鼠兔可作为自身免疫系统疾病动物模型，还可用于生殖、生理、计划生育、畸形发生的研究。

（四）家鸽

家鸽属鸟纲、鸽形目、鸠鸽科，又名鸽子。由野生岩鸽驯化而来，以谷物及昆虫为食，飞行能力强。具有流线形体形，前肢演变为翅，体表除喙、足外均有被毛，头较小，呈圆形，前端有喙，喙内无齿，眼大而圆，眼后为外耳孔。膀胱、大肠和一侧卵巢退化，以适应飞行。鸽的听觉和视觉发达，对于姿势的平衡反应敏锐，在生理学实验中常用鸽观察迷路与姿势的关系。破坏鸽的一侧半规管后，其肌紧张协调发生障碍，在静止和运动时失去正常姿势。还可用切除大脑半球的方法来观察其大脑半球的一般功能。鸽的大脑皮质并不发达，其纹状体发达，是中枢神经系统的高级部位，因此，单切除其大脑皮质影响不大，若将其大脑半球全部切除，则不能正常生活。

食用高胆固醇、高脂肪饲料后易形成动脉粥样硬化病变，适宜进行动脉粥样硬化的实验研究。对强心苷类的反应个体差异小，常用作强心苷类药物的生物检定。呕吐反应灵敏，适宜作呕吐实验。

（五）羊

羊属哺乳纲、偶蹄目、牛科。实验用羊有山羊和绵羊两种，羊属草食性动物，性情温顺，合群，易于接近，喜干燥清洁的环境、怕潮湿、怕热、怕晒、能抵抗寒冷、胆小、懦弱、易受惊。羊为反刍动物，有四个胃，瘤胃中有大量微生物，可分解粗纤维，小肠吸收能力强。雌性1岁左右性成熟，全年发情，妊娠期5个月，在医学实验中，常从颈静脉采血，进行血清学诊断、配制培养基、以及一些微生物实验。山羊还用于免疫学研究和外科手术。

（六）家鸭

家鸭属鸟纲、雁形目、鸭科。家鸭是人工饲养的变种，喜在水域内生长，消化能力强，血中α-脂蛋白高，有些地区肝癌发生率高，可用于肝癌及肝炎研究，颈部血管可分离出来做血压测定研究。

（七）家鸡

家鸡属鸟纲、鸡形目、雉科。由原鸡驯化而来。体外被有丰厚的羽毛，无汗腺，怕热，飞翔力退化，习惯不停活动。胃分腺胃和肌胃，常借助吃进的沙粒来磨碎食物，食性广泛，盲肠呈管状，有胆囊。肺海绵状，紧贴肋骨，无胸膜及横膈，小支气管直接通气囊。心脏两房两室，红细胞呈椭圆形、有核，血凝速度快。输尿管直通泄殖腔，尿常与粪便一起排出，泄殖腔上部有法式束结构。鸡为卵生动物，雌鸡只有左侧卵巢和输卵管，并具有孵卵、保护小鸡、育雏的本能。

鸡的红细胞经染色后为红色，细胞核为深紫色，利用这个特点，在微生物实验中的细胞吞噬反应试验时，采用鸡红细胞做炎症渗出液内白细胞吞噬异物实验，效果很理想。

将雄鸡睾丸手术摘除，可进行雄性激素的研究。这时可见雄性性特征退化，冠、须不发达，颜色干白，翼毛光亮消失，性情温顺安静，不再斗架，很少啼鸣，腿长也缩短。使用胆固醇、高脂肪饲料后易形成动脉粥样硬化病变。

鸡还可适用于遗传学研究、霉形病、马立克氏病、病毒病等传染病的研究，以及关节炎和白血病等的研究。

（八）两栖类与爬行类

在两栖纲中最常见的实验动物为青蛙和蟾蜍，它们分属无尾目中的蛙科和蟾蜍科，目前已有人研究在实验室繁殖与饲养研究。

爬行类动物种类很多，用于实验的主要是蛇。蛇属爬行纲、有鳞目、蛇亚目，常见的有蟒蛇科、眼镜蛇科和蝰蛇科等。其中有些蛇含有剧毒，医学上主要应用蛇毒，它含有大量的特异物质，用于镇痛、抗癌和抗血栓的研究。

（九）鱼类

鱼类是脊椎动物中种类最多的一类，达21700多种，据调查，被使用做动物实验的鱼类有上百种，除了10余种已经实验动物化了的鱼类外，绝大多数实验用鱼仍需从自然水域捕获或从市场上购买，常用于实验研究的鱼类多为淡水、冷温带鱼，如斑马鱼、青鳉、虹鳟、金鱼、鲫鱼、鲤鱼、电鳗、鲇鱼、剑尾鱼、新月鱼等，近年，国内也开发出了剑尾鱼、稀有白鲫、红鲫等鱼类实验动物。

鱼类主要用于发育生物学、细胞遗传学、免疫学、行为生物学、遗传学、衰老、基因组克隆、肿瘤等方面的研究。

第六节 动物实验过程中实验动物的饲养管理常识

为了确保实验前、实验中和实验后动物实验的动物质量，保证动物实验的可靠性，应该掌握以下饲养管理常识：

一、对大鼠、小鼠的日常管理

（一）大鼠、小鼠的接收、健康检查和适应观察

必须从具有实验动物生产许可证的单位购进符合实验要求的动物，同时根据实验目的、方法不同将新购入的动物放置到不同的实验室内，根据实验不同，急性实验和慢性实验不同而适应1~7天。

（二）日常管理

1. 饲养 根据实验动物的等级每天加新水1次，补给饲料1次，补给的饲料必须是购自有《饲料合格证》的单位，同时饲料的保质期为1个月。

2. 垫料 每周更换垫料2次，垫料的要求必须是产自阔叶木的细小刨花，不能使用针叶木的刨花，避免对实验动物呼吸系统产生伤害，同时垫料必须经1.21kPa 121℃高压灭菌30min处理。

3. 饲养密度 每个饲养盒可饲养小鼠5~10只，大鼠3~5只，饲养时应雌雄分开，不得混养，运输时也不应混运，还应该根据实验组来分笼饲养。

4. 卫生管理 动物实验室内的各种用具物品必须定点、定位保管，保持整洁，固定分区使用，用后应清洁消毒。门窗每周擦洗1次，走廊及房间地面每天用拖布拖1次，每周消毒地面2次，消毒药品以无色无味为佳，避免对动物造成伤害，饲养室每周空气消毒1次，鼠架每天擦洗1次，每周消毒1次，鼠盒每次清洗消毒后再使用，饮水瓶和瓶塞每周清洗消毒2次。

5. 死亡动物及废弃物的处理

（1）个别死亡动物经尸体检验后送焚烧炉焚化后深埋处理，大批死亡动物必须报请防疫部门确定疾病类型，如确认是传染病，必须将剩余动物全部处死、焚烧深埋，特别是人畜共患疾病如鼠疫、流行性出血热等，接触人员必须进行隔离观察，以血清学检测为感染指标。对动物饲养室做封闭消毒处理，放置15～30天后重新使用。

（2）实验过程中产生的垫料均需要放入医用废弃物处理袋中，存入指定地点焚烧处理。冲洗笼具产生的污水用1000ppm的次氯酸钠消毒后方可排入公共下水道中。从实验室排除的气体，应用过滤器脱臭后向大气排放。

（3）重金属动物实验时，其垫料、动物尸体、动物排泄物等，均有含重金属的可能性。因此，必须将这些废弃物收集到专用塑料袋中，在安全密封后保存于-20℃冷柜中。积攒到一定量以后，放进通过焚烧用送风器和诱导排风机的强制通风方式的重金属实验系统废气物用焚烧炉中去处理。冲洗笼具产生的污水应流进专用的沉淀槽，缓缓地将重金属沉淀，流到最后一个沉淀槽中的水检测重金属在标准值以下时，才可以向公共下水道排出。排气中含有的重金属，由专用的排气管内安置的高性能滤器等吸附掉。使用完的高性能滤器，为使重金属不污染周围环境及进行更换的人，要严格加以处理和更换。

（4）感染动物实验产生的动物尸体包装前必须用消毒液浸泡24～36小时后，用危险品垃圾袋密封后再次喷洒消毒液再次密封后送焚烧炉焚烧。垫料等固体废弃物全部要用高压灭菌处理后送焚烧炉焚烧。污水必须经过连续灭菌装置，水满之后自动进行高压蒸气灭菌，再排到公共下水道。污染气体应用高效杀毒滤器处理后再排入大气中。

6. 实验记录 每天必须做好动物实验观察记录，如记载动物活动情况、精神状况、被毛、饲料食入量和饮水量、粪便的多少形态、饲养室的温度、湿度、动物死亡数量，特殊实验要记录动物体重的变化。

（三）特殊动物实验的管理

根据实验要求配制特殊的饲料或加软料等。

手术后动物必须单笼饲养，麻醉未醒的动物必须使其保持身体侧卧位，鼻孔周围无异物，垫料必须每天更换1次，同时应根据动物的机体状态给予一定量的能量物质如葡萄糖维生素合剂等，为防止感染应肌注适量的抗生素。

二、对家兔的日常管理

（一）家兔的接收、健康检查和适应观察

必须从具有实验动物生产许可证的单位购进符合实验要求的动物，同时根据实验目的、方法不同将新购入的动物放置到不同的实验室内，根据实验不同，急性实验和慢性实验不同而适应1～10天。

（二）日常管理

1. 饲养密度 家兔实验应单笼饲养，尽量避免2只以上同笼（防止雌雄交配和相互咬伤）。

2. 饲料 添加饲料不宜太多，少添勤添，防止霉变。

3. 饮水 根据家兔的等级使用不同的饮水，每天应根据家兔的饮水情况及时添加饮水，每周消毒饮水器具两次。

4. 卫生管理 如果是自动水冲笼具，应每天检查自动冲水的运行情况，尿碱应及时清洗，室内地面每天打扫并洗拖1次，每周消毒2次，笼架上的兔毛、灰尘每周擦1次，窗、门每月擦1次，保持清洁干燥的环境。

5. 消毒 房间每季度进行1次消毒，食盒每周清洗消毒1次，凡接触死亡家兔的食盒、饮水器具和用具及时撤下做严格消毒处理。

6. 动物实验室内的各种用具物品必须定点、定位保管，保持整洁，固定分区使用，用后应清洁消毒。

7. 实验记录 每天必须做好动物实验观察记录，如记载动物活动情况、精神状况、被毛、饲料食入量和饮水量、粪便的多少形态、饲养室的温度、湿度、动物死亡数量，特殊实验要记录动物体重的变化。

（三）特殊动物实验的管理

根据实验要求配制特殊的饲料或加软料等。

手术后动物必须单笼饲养，麻醉未醒的动物必须使其保持身体侧卧位，鼻孔周围无异物，同时应根据动物的机体状态给予一定量的能量物质如葡萄糖维生素合剂等，为防止感染应肌注适量的抗生素。

三、对犬的日常管理

（一）犬的接收、健康检查和适应观察

必须从具有实验动物生产许可证的单位购进符合实验要求的动物，同时根据实验目的、方法不同将新购入的犬放置到不同的实验室内，根据实验不同，急性实验和慢性实验不同而适应2～4周。适应期间要与其他实验犬严格分开以防传染病，经兽医检疫后确系无传染病，并进行体内外寄生虫驱除和狂犬疫苗、传染性肠炎疫苗免疫后方能进行实验。

（二）日常管理

1. 饲养密度 一般犬应单笼饲养操作和管理，条件不允许也可采用犬舍饲养，但一定要单只犬链固定，以免相互之间咬伤和交配。但无论采用什么方式，犬每天都要在活动场运动2次，每次1h。

2. 饲料 成年犬每天喂食2次，分别在上午9:00和下午4:00，根据犬的品种不同，日龄不同（或体重不同）而定量，每次以八成饱为宜。每次喂食要保证新鲜、保证全价营养，喂后及时取出食具（连同剩余食物），冲洗干净，每周消毒2次。

饮水每天加2次新鲜清洁水供犬饮用，每次加水都要冲洗饮水器，每周消毒2次饮水器。特别在夏季一定要保证充足的新鲜清洁水。

3. 卫生管理 犬的笼具每天都要冲洗，特别是死角要冲洗干净，冲后要及时扫净积水，每周洗刷1次。实验完毕后地面、笼具、用具及时清洗消毒，不能残留粪便、呕吐物、分泌物和血等。

犬实验室内物品要定位摆放整齐，用后要保持清洁，犬舍应每周喷洒消毒1次，地面每天以消毒液消毒1次，夏季应注意有防蚊蝇设施，如喷洒杀虫剂，应注意安全。

4. 记录 每天做好记录，记录每只犬的精神状况、食欲情况、进食量，是否呕吐、呕吐物的

性状、颜色,粪便性状、内容和颜色;眼是否红肿、角膜是否浑浊、有无分泌物、分泌物性质;鼻端是否干燥、有无分泌物、分泌物的性质;口腔是否流涎、吞咽是否困难、口腔有无口臭;牙周、口腔是否发炎、肛门及阴部周围是否清洁,有无发炎和溃疡,被毛光泽如何,有无脱落、皮疹、痂皮和溃烂,立卧坐姿有无异常,行走是否跛行、蹒跚和肢体麻痹;饲养室内温度、湿度有无异常。

(三)特殊动物实验的管理

饮料的成分可根据课题设计在保证犬基本营养要求的前提下,制订每天的配方和定量。

慢性实验研究的犬必须做好调整工作,最低做到与人为伴,服从命令,叫得来,拉得走,拖得起,调教工作中注意循序渐进,达到安全的目的。

在动物实验室内发现犬传染病和人畜共患病的症状,应及时与兽医人员联系,及时确诊和处理。

四、对豚鼠的日常管理

(一)豚鼠的接收、健康检查和适应观察

实验用豚鼠应购自有豚鼠质量合格证的实验动物饲养繁殖单位。购进后要隔离检查,隔离检疫时间一般为7天(根据急、慢性实验而定)。

(二)日常管理

1. 饲养密度 豚鼠笼具饲养,每笼具5只为宜,雌雄分开饲养,若用池饲养可根据确定密度,一般不超过10只。

2. 饲养 每天加颗粒料1次,饲料的制作必须购自有饲料生产合格证的单位,必须考虑到豚鼠对粗纤维消化率较高的特点(38.2%)按标准配方来配制。每天更换1次新鲜饮水。

由于豚鼠体内缺乏葡萄糖糖酸内酯氧化酶,故体内不能合成维生素C,必须靠饮食来补充,根据豚鼠的体重每天加喂200g左右的新鲜干净含维生素C的蔬菜,也可以加喂一定数量的青干草,剩下的蔬菜必须及时除掉以免变质,也可以饮水中加一定量的口服维生素C以补充维生素C缺乏。

3. 垫料 豚鼠垫料最好使用干草,夏秋季应注意防发霉,有发霉变质的草应及时剔除,每周更换垫料2次,垫料应经消毒处理,防止感染体外寄生虫,笼养每天冲粪便不少于3次。

4. 消毒 饮水具、食具应每天清洗消毒1次,笼具每月清洗消毒不少于2次,地面每天清扫,每周以消毒液消毒地面,喷雾消毒房间不少于2次,每次实验完毕按普通级实验动物饲养实验用畜舍消毒程序进行消毒。

5. 记录 动物实验室物品、用具定位有序,摆放整齐,用后要保持清洁放回原处,每天做好实验记录,记录每只编号豚鼠的被毛、精神状态、活泼情况,对外界反应是否正常,饮食情况是否正常,粪便形状、内容和颜色,有无分泌物等正常和异常情况。因豚鼠胆小易惊,还应记录室内是否安静、干燥、清洁。

(三)特殊动物实验的管理

1. 许多过敏源实验豚鼠出现死亡或过敏症状,死亡的豚鼠应及时向实验负责人汇报,以便及时取舍和处理,过敏症状应尽量详细的描述。

2. 做有关维生素C的实验或代谢实验,应根据实验要求重新配制饲料配方,蔬菜的维生素应尽量计算准确,如有困难可以口服维生素C来代替蔬菜。

五、对地鼠的日常管理

（一）地鼠的接收、健康检查和适应观察

实验用地鼠应购自有地鼠合格证的实验动物饲养繁殖单位，购进后要隔离检疫，观察其健康情况。隔离检疫适应的时间一般为1周。

（二）日常管理

1. 饲养密度 每笼具5只为宜，一般不得超过10只。雌雄分开饲养，单笼饲养更好。

2. 饲养 每天加地鼠颗粒料不少于1次，应及时清理食剩的饲料，因地鼠饲料含蛋白量高于小鼠，更易引起发霉变质，以免引起肠炎。每天加不少于1次新鲜水，并清洁饮水瓶。可适当每天喂一些新鲜清洁的蔬菜。地鼠牙齿尖利，防止逃匿。

3. 垫料 地鼠垫料一般使用刨花，每周更换2次，垫料应经灭菌处理，防止感染体外寄生虫，垫料存放处应有一定措施以防节肢动物的污染。

4. 消毒 饮水具、食具应每天清洗消毒1次。笼具每月消毒3次，每周消毒地面2次，每月喷雾消毒房间1次，每次实验完毕应按普通级实验动物饲养、实验用空舍消毒程序进行处理，以备下次实验用。

5. 记录 动物实验室物品、用具定位有序，摆放整齐，用后要保持清洁放回原处，每天做好实验记录，记录每只编号地鼠的精神状态、活泼情况，饮食情况是否正常，粪便形性、内容和颜色，有无分泌物（性质及颜色），有无死亡，同时记录实验室的温度、湿度。

（三）特殊动物实验的管理

有些实验需特殊更换饲料、加特殊饮水，如糖代谢实验等，应按实验负责人的要求，同饲料生产部门联系，在保证地鼠基本营养情况加以调整，记录每天或一定时间的详细情况，如有些实验带仔鼠时应注意更换垫料，一定勿用手触摸仔鼠，用换垫料铲将少许垫料和仔鼠一起铲起换入新笼具中，以免因改变仔鼠体表气味而将仔鼠咬死。

六、对猪的日常管理

（一）猪的接收、健康检查和适应观察

必须从具有实验动物生产许可证的单位购进符合实验要求的动物，同时根据实验目的、方法不同将新购入的猪放置到不同的实验室内，根据实验不同，急性实验和慢性实验不同而适应2~3周。适应期间要与其他实验猪严格分开以防传染病，经兽医检疫后确系无传染病，并进行体内外寄生虫驱除和疫苗免疫后方能进行实验。

（二）日常管理

1. 饲养密度 一般猪应为猪圈饲养，根据圈的大小每圈1~10头，雌雄分开单笼饲养便于实验操作、观察，但不利于活动。无论采取什么方式，每天都要在活动场地运动2次，每次1小时。

2. 饲养 猪一般喂混合饲料或者固型饲料，每日给饲料2次，上午9:00和下午4:00分别喂给，给饲料的量一般为猪体重的3%左右，每次喂完食应及时取出食具洗净，每天保证足够的新鲜的水，特别是夏季。

3. 消毒 猪圈入口处应设有人员进出的脚踏消毒垫，其消毒液每周更换2次，圈舍每周消毒3次。食具、饮水具每天清洗干净，每周消毒3次，每次实验完毕应按程序进行彻底消毒。

4. 记录 每天做好猪实验管理、观察记录每头编号猪的精神状况、活动情况，饮食是否正常，粪便形状、颜色及有无便秘，呕吐物的性状、颜色，有无腹痛弓腰等症状，被毛如何，有无死亡，圈舍的温度、湿度等。

（三）特殊动物实验的管理

许多实验如烧伤、外科手术、移植手术等应加强卫生管理预防感染，也应加强饲养管理，如按要求改变饲料配方，增加某些必需的营养物质等。

心血管、代谢等实验研究，应按饲料实验要求生产配合饲料，注意因某些物质的添加而引起的症状的应对措施。

七、对猫的日常管理

（一）猫的接收、健康检查和适应观察

实验用猫应尽量购自具有合格证的饲养繁殖单位，购自民间的猫要隔离检疫，外观鼻、口、眼、耳、肛门等无明显改变，有无受孕，活动正常、体重、年龄、性别等符合实验要求方能进入观察室，在观察室内驱除体内外寄生虫，隔离检疫，观察1个月方能进行实验，这期间应免疫传染性肠炎和狂犬疫苗。

（二）日常管理

1. 饲养密度 猫可采取笼饲或舍饲，单笼饲养最好。不锈钢猫笼应在60cm×60cm×60cm以上大小为宜，舍饲时以10只以下为宜，舍的门应是双通道，以防止外购猫的逃匿和野生动物的侵入，正面应为金属网以便通风和充足的阳光，水泥地面有一定的坡度，以便冲洗，舍内应设有保温室以备寒冷时使用。

2. 饲养 猫每天喂饲料2次，上午9:00下午4:00各1次，孕猫加喂1次，自制成半熟料，也可购固型颗粒料，猫对食物的变换非常敏感，故对所购的饲料以及食料的做法，配方比例及各种成分应保持稳定，否则影响猫的食欲。猫可用自动饮水器或使用瓶饮水，饮水瓶应每天更换2次新鲜水。

3. 消毒 笼养时应每天更换笼具下方的托盘，及时清洗干净，每周消毒2次，笼具每天消毒1次，房间每天喷消毒1次，保持实验室干净、清洁。食具每次喂完及时清洗干净备下次用，每天消毒1次。饮水瓶每天换水2次，每次清洗干净，每天消毒1次，自动饮水应每天检查其饮水管道及饮水嘴是否畅通。舍饲时每天清扫室内地面，每月喷雾消毒3次，避免使用酚类消毒剂，因酚类易引起中毒。猫喜爱清洁干燥的环境，故雨水多的时候减少冲洗次数，保持清洁干燥的环境。

4. 记录 动物实验饲养室内应保持整洁、干净、用具用品摆放有序，每次用后应清洗并归原处，猫的鼻尖在睡眠时是干燥的，但醒来后不久就会变的湿而凉，但不应有分泌物，眼角膜与水晶体清澈不浑浊，无充血，被毛有无光泽，食欲是否正常，有无呕吐，有无吞咽困难。肛门周围有无污染，粪便形状颜色，行动是否敏锐，坐卧姿势有无异常等。猫舍内的温度、湿度等环境变化。有无死亡情况，应详细记录，每天通报实验负责人，每天向班组长汇报1次。

（三）特殊动物实验的管理

许多手术和其他实验猫需要全身麻醉，苏醒后，一般体温下降，神态不安、起立倒转频频发作（持续时间与麻醉药种类有关），为防止自伤和降温，应铺垫清洁（防感染）柔软的垫料、特殊情况（如移植手术）中放置特别的保温箱中，同时应考虑输液问题，加强护理工作，每天更换消毒好的铺垫物。

八、对非人灵长类动物的日常管理

（一）非人灵长类动物的接收、健康检查和适应观察

实验用非人灵长类动物应尽量从颁发的实验猴质量合格证的饲育单位购入。禁止从民间或非合法生产单位购买非人灵长类动物。猴检疫适应期一般为2个月以上，不得少于2个月，新接收的猴需单笼饲养，以免有疾病相互传染，重点检疫人畜共患病如痢疾、结核、B病毒、马尔堡病毒、猴瘟病毒等。具体检疫的程序是：

1. 做好登记工作　品种、来源及数量，其原产地不同导致疫源不同，因此做好记录工作，给重点检疫防治指明方向，同时便于及时编号。

2. 妊娠鉴别　根据捕获时间来作好该项工作，鉴别方法，外观体征，颜面显著红，乳房呈粉乳头增大，腹部彭大，下腹部和腰背部较宽阔，直肠子宫触诊可确诊。

3. 结核菌试验　具体操作方法见有关内容。

4. 胸部透视诊断　胸部X线检查可确诊结核、肺炎和胸膜炎等疾病。

5. 常规体验　肝功化验检量，血液指标检查，如血色素、血象、血沉等，通过望、触、听、嗅的方法检查体外有无外伤，呼吸、体温有无变化，口唇和口腔有无疱疹，行动有无异常，通常常规体检由兽医负责完成。

6. 粪便和寄生虫检查　可根据粪便的数量、颜色、细菌培养来确诊疾病。采取体表检查体外寄生虫和虫卵，确定体外感染寄生虫情况。

（二）日常管理

1. 饲养密度　急性实验用猴一般采用单笼饲养，笼底部应用托盘收集粪便和残留食物，两笼之间有一定距离或有隔板以免动物相互伤害。长期实验必须饲养于房舍。

2. 饲养　每天定量（体重、年龄）投入饲槽，每天2次，一般上午9：00和下午4：00各1次（幼猴中午12：00加投1次），每天加1次新鲜干净的富含维生素C的水果或蔬菜，以补充猴体内不能合成的维生素C。幼猴每天应投2次水果或蔬菜以防止发生坏血病，可装自动饮水或人工饮水，人工每天应更换2次水，以保证水源充足。

3. 消毒　饮水具、食具应每天洗刷1次，每周清洗消毒2次，以保证卫生，笼底的托盘，每天取出冲洗干净，每周清洗消毒1次，实验室每周喷雾1次。猴舍内的清洗可据季节、南北方不同做小调整，自动饮水装置每季消毒1次。

4. 物品　实验室物品摆放定位，用后及时清洗归放原处，所用物品、实验器械应远离笼舍，以免猴取走发生事故。检查猴门是否锁严以防逃匿。

5. 记录　每天做好每只编号动物的管理、观察记录。详细记录其精神状况，被毛光泽，活动情况，食欲是否正常，粪便的性状、内容、数量、颜色，有无便秘、痢疾等，有无呕吐及数量性质、颜色，有无分泌物及性质、颜色，面部有无改变，贫血等症状，有无外伤及处理情况，各项用药处理情况等。

（三）特殊动物实验的管理

在消耗过大的实验（如大型手术、移植、肾衰竭、病毒感染等）中，应注意补充足量的蛋白质和维生素，以保证实验进行下去，同时注意保健卫生。猴不易包扎，因包扎后猴能及时撕咬开，如一些大手术，骨折等实验，可做局部包扎，固定饲养几天后拆除固定楦（或石膏）方能笼养或舍养，但这时应做到单笼饲养，以免相互咬斗发生实验事故。

第七节　动物实验中实验者的自身保护

一些患病的实验动物本身可能带有人和动物共患的疾病，会感染实验者。在抓取、固定、给药、手术、喂饲等过程中，实验人员可能会受到实验动物的抓咬、器械损伤或者被污染物品感染。尤其一些传染性病原的实验、放射性实验、重金属实验、农药以及剧毒物品实验时，必须采取种种措施，保护实验者自身的健康。

一、人兽共患疾病

（一）病毒性疾病

1. 狂犬病　该病是一种急性、致死性病毒病，由弹状病毒引起。病毒存在于许多野生动物和家畜中，犬和猫是主要的传染来源。带毒动物含有病毒的唾液经由咬伤、抓伤或其他伤口进入人体内。感染该病毒后，潜伏期平均为14～75天，不表现症状。前驱期病症为发热、头痛、不适、疲倦和食欲不振，或有咬伤部位的化脓等感觉异常，或者表现有不安、恐惧、抑郁、兴奋和神经质。急性神经期的特点是活动过强和行为举止异常，间隙可表现正常行为。继而出现进行性麻痹的症状，逐渐进入昏迷期、呼吸衰竭、死亡。

2. 淋巴细胞性脉络丛脑膜炎（LCM）　病原为 LCM 病毒，可感染人。该病毒与小鼠是共生关系，地鼠也是主要的宿主。感染的动物通过粪便、尿液将病毒排出体外，人可直接接触粪尿或者呼吸动物房内含有干的动物排泄物的气溶胶灰尘而感染该病毒。感染后表现为一种轻微类似流感的综合症状，可能累及中枢神经系统。主要症状有发热、头痛、肌肉疼痛、动眼时疼痛、恶心、呕吐，部分表现为咽喉痛、畏光、咳嗽、腹泻等。

3. 出血热　该病毒为 RNA 病毒，是由蚊、蜱或直接接触患病的啮齿类动物排泄物而传染给人类。该病主要有两种：

（1）黄热病：病原为 RNA 黄热病毒，是由蚊传播的急性出血热。可分为两个型：森林黄热病和城市黄热病，主要感染人及非人灵长类。森林黄热病是由森林蚊叮咬传播，在猴群中传播，或感染进入森林的易感人群，常发生在非洲及美洲地区。城市黄热病是由埃及伊蚊传播，主要危害人和猴。

（2）流行性出血热：是由汉坦病毒引起的累及肾脏的发热疾病，主要在啮齿动物和人之间传播，以接触传播为主，汉坦病毒在朝鲜野生姬鼠中呈地方性流行，也存在于野生褐家鼠、田鼠中。人类发病的特征为：高烧、严重不适、肌肉疼痛、头痛、腹泻、恶心、呕吐、蛋白尿、少尿或多尿，可能有出血症状。

（二）细菌性疾病

1. 沙门菌病　主要由鼠伤寒沙门菌和肠炎沙门菌引起，多见于实验动物感染。含有动物副产品的饲料是沙门菌的主要来源，流行地区的人和动物都是沙门菌的带菌和排菌者，无症状而又排菌的动物对其他动物和人员是重要的传染来源，人感染沙门菌后，主要表现为急性胃肠炎，突然发病、腹痛、腹泻、恶心和发热，持续数日厌食和腹泻。病的严重程度可因不同血清型的细菌、菌量的多少以及人的抵抗力而有不同的表现。

2. 布鲁氏杆菌病 羊、犬布鲁氏杆菌可引起人的感染。羊、犬群中有流产、不孕、睾丸异常及精液品质下降等情况时，可怀疑有布鲁氏杆菌病。人感染布鲁菌后，表现有全身性淋巴结疼痛和脾肿大，伴有发热、头痛、寒战、出汗、虚弱、肌肉疼痛、恶心和体重减轻。

3. 真菌病 引起动物癣的真菌同样可以使人感染，主要分为小孢霉属、毛癣菌属和表皮癣菌属。由于有感染动物散播病原，通过接触带菌动物被感染的垫料、器具等均可使人感染。人感染后症状很轻微，不易被察觉。可表现为鳞屑形成、红斑，偶有水疱和裂纹，可使指甲增厚、变色。极少数情况下，真菌可引起严重的侵袭性或肉芽肿性疾病。

（三）寄生虫病

1. 弓形体病 病原为龚地弓形虫，中间宿主很多，包括几百种哺乳动物和鸟类，哺乳类实验动物大都可以成为其中间宿主，而猫则是其终宿主。猫是弓形虫感染人的最主要的宿主。老年人感染弓形虫多表现为发热、斑丘疹、不适、肌肉疼痛、关节痛、颈后淋巴结炎症、肺炎、心肌炎和脑膜炎。先天性感染可导致全身性疾病，常伴有严重的神经病理学变化。出生的婴儿感染表现为全身淋巴结炎，不经治疗可在几周内消退。

2. 阿米巴病 是由阿米巴原虫引起的一种人兽共患疾病，主要感染人及非人灵长类动物。人若饮用了被患病动物粪便污染的水后感染性包囊被食入，就会引起发病。接触患病动物时，皮肤或者衣服上被粪便污染，也会引起发病。主要症状为：轻微的水泻到急性爆发性血痢或黏液样痢疾，伴有发热或寒战，在几个月至几年间交替出现或缓解或加重现象。

二、防护措施

严格讲，高等级的实验动物中，不携带上述对人类具有危害的病原体，实验动物国家标准中已经明确规定，但由于经济条件的制约，各个地区都在不同程度的使用低级别的（普通级）实验动物，因此须做好以下防护措施。

（一）加强卫生管理和个人防护

工作人员每次接触动物或者培养物以及离开饲养观察室之前，必须彻底洗手。工作过程中不可避免地接触动物、排泄物或感染性材料时，必须戴上手套、口罩，禁止用手触摸面部、鼻、眼、口部，禁止在饲养观察室内进食、饮水、吸烟或存放食物。工作期间应穿着饲养观察室内的服装、鞋帽。离开时必须脱下防护服，定时消毒清洗。

（二）严格的实验动物选择

尽量选择清洁级以上的动物进行实验，杜绝因实验动物携带病原体而使实验人员感染。若由于条件有限，购买清洁级以下动物，引进后必须检疫，检查是否携带人兽共患疾病病原，合格后才能引入动物实验室用于实验。

（三）搞好实验环境

良好的实验环境对实验动物来说可以减少受感染的机会，提高实验处理的敏感性，而对于操作者来说，可以降低动物传染源的感染。动物室内应保持清洁，地面、笼具等必须用消毒药液清洗，以减少病原的扩散。动物尸体必须焚烧，废弃物（垫料等）必须做无害化处理。实验完成后，室内先消毒，然后再清洗，而后再消毒后备用。做好动物实验室的防野鼠、昆虫工作，防止由野鼠和昆虫将病原传播给实验动物及人。

（四）及时治疗疾病

一旦被清洁级以下的实验动物攻击（咬伤或者抓伤），尤其是啮齿类动物，或者是操作者的伤口接触了实验动物的排泄物，应马上处理伤口，挤出污染血液，消毒伤口。第一时间前往疾病控制部门打出血热疫苗（24h 以内），发生疾病症状，应及时到传染病类医院做出明确诊断，及早治疗。切勿抱侥幸心理，延误治疗时间。

第八节 动物实验前的准备工作

动物实验前要进行一系列的准备工作，包括理论准备、条件准备、预备实验。理论准备主要指了解动物实验的基础知识、选题立项和确立假设、研究计划和方案的制定、实验方法的选择、技术参考文献查阅等。条件准备指仪器设备的备置与校准、药品的配制、器械的准备、实验动物的购入、实验场所消毒与器具配套等。预备实验是正式实验的"预演"。动物实验前的准备工作为完成动物实验提供必备的理论基础、物质条件和试探性摸索，对开展好动物实验研究十分重要。

一、理 论 准 备

（1）了解有关实验动物方面的基础知识，熟悉实验动物的生物学特性，对开展动物实验研究将十分有益。特别是动物实验的一些标准的操作要领，对今后开展动物实验是必不可少的。

（2）正确选题十分重要，良好的选题是实验研究成功的一半。其应该遵守的四项基本原则是：

1）科学性：是指选题应建立在前人的科学理论和实验基础之上，而不是毫无根据的胡思乱想。

2）目的性：是指选题应具有明确的理论意义和实践意义。

3）创造性：指选题应具有自己的独到之处，或提出新规律、新见解、新技术、新方法，或是对旧有的规律、技术、方法有所修改、补充。

4）可行性：是指选题应切合研究者的学术水平、技术水平和实验条件，能够顺利得以实施。假说是预先假定的答案或解释，亦即是实验的预期结果。对于动物实验研究来说，假说十分必要。实质上许多动物实验研究的目的就在于验证临床上的假说是否正确。假说是实验设计的前提。没有假说，实验和观察就没有目标。假说关系着实验研究的目的性、计划性和预见性。然而，对假说既应努力加以验证，又应适时加以抛弃，重新建立新的假说，再加以验证。这样才有可能使正确的假说上升为结论、原理和学说。

因此，研究者开展动物实验前，应在熟悉有关实验动物基本知识和动物实验基本操作技能的基础上，应积极进行逻辑思维，结合实际条件，提出创新性课题和大胆的假说。

（3）实验研究计划和方案的制订：实验研究计划和方案的制订，是指对动物实验研究中涉及的各项基本问题的合理安排。设计是否周密合理，直接影响实验研究的结果是否准确可靠。研究计划和方案的制订应根据具体的实验情况而定。提高实验研究设计水平和技巧对动物实验研究具有十分重要意义。

（4）实验方法的选定：实验方法按学科可分为生理学方法、生物化学方法、生物物理方法、免疫学方法等；按水平可分为形态学方法、机能学方法；按范围可分为整体综合方法和局部分析方法；按水平可分为整体水平、器官水平、细胞水平、亚细胞水平、分子水平、量子水平等。无论选择何种实验方法，均应保证以下几点：

1）可靠性：即切实可行，稳定可靠，是受大家公认的方法，也称经典方法。

2）优越性：即实验方法既具先进的一面，又便于与其他方法相互配合，故也称先进性和协同性。

3）创造性：即实验方法的创新或改良。

二、条件准备

动物实验前的条件准备的内容主要指准备好实验仪器、药品、试剂和实验动物等。条件准备的要求是尽可能使实验手段和实验方法标准化。例如，实验仪器必须校准。安装与校准应请厂家技术人员或专业维修人员帮助完成。药品的纯度应有明确的确要求，试剂的配制必须严格遵照操作规程，按说明书提示进行。称量药品应使用精确的计量仪器，称量、计算应认真校对、进一步复核（最好由另一人）。器械的准备、实验场所消毒与器具配套等。其中最为主要的是实验动物的准备。购入或者领取动物时，应注意以下几个方面的问题：

（1）购入动物或领取动物前，应进行各项计划的核实，检查各项实验前的准备工作，如动物笼盒的数量、饲养室的卫生及消毒情况等。

（2）购入或领取动物时，应向供应部门索取所用动物的遗传背景资料和质量合格证、以及动物的品系、年龄、体重、胎次等。

（3）根据实验观察时间的长短的需要，准备相应数量的饲料和垫料。

（4）若是从外地购入动物需长途运输时甚至空运时，还应考虑到途中各种因素对动物的影响，如运输环境的温度、湿度、饮食等。尤其注意途中污染和窒息死亡等问题。

（5）若是购入或领取清洁级以上实验动物，应采用带有空气过滤膜的无菌运输罐或带过滤帽的笼盒运输，严格检查其密封状况。

三、预备实验

预备实验也称预实验，是在动物实验前对正式实验进行初步实验。目的在于检查各项准备工作是否完善，实验方法和步骤是否切实可行，测试指标是否稳定可靠，初步了解实验结果与预实验结果的差距，从而为正式实验提供补充、修正的意见和经验，是动物实验必不可少的重要环节。预实验使用的动物数量较少，实验方法和观测指标与正式实验相同。但这种结果不能作为正式实验结果进行分析。

四、实验动物用药量的确定及计算方法

（一）剂型配制

在动物实验中，往往需要给动物各种各样的药品进行实验，目前最常用的药物剂型有下列六类：

1. 水溶液 凡能溶于水的尽可能用水溶液，最好用蒸馏水或生理盐水。

2. 悬浊液 不能溶解的固态药物放在研钵中研细，逐步加入少量助悬剂反复研磨，最后配成

一定比例，搅拌均匀备用。

3. 油剂 凡不溶于水而易溶于油的，可溶于植物油及某些矿物油中，常用的植物油如麻油、精制花生油、玉米油、菜油等。

4. 稀盐酸溶液 对于不溶于水，而溶于稀盐酸溶液并与之不起化学反应的药物，可用1%～10%的稀盐酸溶液。灌胃的稀释剂用稀盐酸符合生理状况，但稀盐酸浓度不能过高，否则会引起腐蚀作用。

5. 有机溶剂 不溶于水、油，而能溶于某些有机溶剂的物质，亦可采用有机溶剂。配制时，先用有机溶剂溶解，然后再用水稀释。

6. 乳剂 油脂类或树脂类物质，借助于乳化剂的作用及机械研磨或搅拌，使其分散成极微小的粒子而悬浮于水中形成乳状水制剂。

（二）动物用药量的确定

在实验中选择适当的剂量是保证实验成功的重要环节。剂量偏低难于显示药效，但剂量过高，甚至超过毒理实验剂量，其实验结果就没有意义。有的还可能是中毒效应，却被误认为治疗作用。实验中药物剂量的确定常用的方法有三种：①通过预实验确定使用剂量；②根据以往的文献资料或经验确定使用剂量；③通过动物与人、动物与动物之间的剂量换算确定使用剂量。

1. 根据预实验结果确定剂量 不论以何种方法选择的给药剂量均应通过预实验，进一步确定合理的剂量范围，并按等比级数分为两个以上剂量组。特殊情况下，可用等差级数分组。一般情况下，各实验至少应设两个以上给药剂量组，特殊情况下，如用猴等昂贵动物或实验难度很大时，可设1～2个给药剂量组。药效学实验应有明确量效关系，即在一定剂量范围内，药效随剂量增加而加强，两者可呈线性关系。为明确有无量效关系，至少应设三个或更多剂量组。中药提取的化学纯品、有效部位或注射剂的药效实验，也应能做出量效关系，至少应设三个剂量组。但有些中药复方或粗制剂，较难做出明确的量效关系，可设两个或多个给药剂量组。

2. 根据文献资料或经验确定剂量

（1）根据文献估计剂量：文献中相似药物的用量，若处方相似，提取工艺相似，可作为参考，估计出供试药的合理剂量范围。

（2）化学药品可参考化学结构相似的已知药物，特别是化学结构和作用都相似的药物的剂量。

（3）根据临床用量确定剂量：凡有长期大量临床用药经验者，可根据人用量的数倍至几十倍，用作动物实验剂量。

（4）进行药效对比时，一般选用中效剂量。进行药物解毒或拮抗实验时，剂量应偏高一些。反之，进行药物协同作用实验时，剂量应偏低一些。在探索最适剂量时，应由小剂量开始，在离体器官上按3倍数或10倍递增，在整体动物上按2倍或3.16倍递增。

（5）一般情况下，药效实验的剂量不应高于毒理实验剂量。药效实验的高剂量应低于长期毒性实验的重计量或低剂量。特殊情况下（如抗癌实验），药效实验剂量可适当提高，但不应超过长期毒性实验的高剂量。

（6）先用小鼠粗略地探索中毒或致死剂量，然后用小于中毒量的剂量，或取致死量的若干分之一为应用剂量，一般可取1/10～1/5。

（7）用大动物进行实验时，开始的剂量可采用鼠类剂量的1/15～1/2，以后可根据动物的反应调整剂量。

（8）确定剂量后，如第一次实验的作用不明显，动物也没有中毒的表现（体重下降、精神不振、活动减少或其他症状），可以加大剂量再次实验。如出现中毒现象，作用也明显，则应降低剂量再次实验。在一般情况下，在适宜的剂量范围内，药物的作用常随剂量的加大而增强。所以有条件时，最好同时用几个剂量做实验，以便迅速获得关于药物作用的较完整的资料。如实验结果出现剂量与作用强度之间毫无规律，则更应慎重分析。

（9）确定动物给药剂量时，要考虑给药动物的年龄大小和体质强弱。一般说确定的给药剂量是指成年动物的，如是幼小动物，剂量应减少。如以犬为例：6个月以上的犬给药量为1份时，3～6个月的给予1/2份，45～89日龄的给1/4份，20～44日龄的给1/8份，10～19日龄的给1/16份。

（10）确定动物给药剂量还要考虑因给药途径不同，所用剂量也不同，以口服量为100时，灌肠量应为100～200，皮下注射30～50，肌内注射25～30，静脉注射为25。实验动物中药的给药量是指干燥后的生药在汤剂中的1日内服量。中药的剂量单位，古代有重量（铢、两、钱、斤）、度量（尺、寸）、容量（斗、升、合）等多种计量方法，现在我国统一采用公制计量单位，即1kg=1000g。运用古方时，按照1斤=500g进行换算，为方便计算，并规定采用近似值进行换算，即：1两（16进位制）=30g，1钱=3g，1分=0.3g。考虑到中药与西药的差异，对于中药，需先按生药进行折算，然后根据半数致死量（LD_{50}）计算：凡是能够测出LD_{50}者，可用其1/10、1/20、1/30、1/40等相近剂量，作为药效学实验的高中低剂量组。也可以根据临床用量来计算，即根据人用量的数倍至几十倍作为动物实验剂量。不论是根据经验还是文献资料，都需结合预实验进行，以探索最佳给药剂量。

3. 根据人与动物及动物间药物剂量的换算方法确定剂量 动物间的剂量可相互换算。一般药理实验的动物每千克体重剂量（mg/kg）是指规定种属的成年动物的剂量。动物种属不同时，每千克体重剂量也不相同。即使是同种动物，若体重相差很大，或由成年动物估计幼年、老年动物，其每千克体重剂量也应进行调整。

然而，一般的换算公式均建立在对西医、西药研究的基础上，而在中医、中药的研究实验中，既要考虑到中药的药物性质、配伍、剂型、相对剂量与用药目的，也要考虑到中药特殊的煎煮方法及实验动物自身情况等因素，加之迄今为止，很多中医、中药的奥妙机理尚未完全揭晓。因此，如果是中药，则西药的一些计算公式不能完全适用。如何选择合理剂量，目前尚无公认的计算方法。

（三）动物实验用药量的计算方法

动物实验所用的药物剂量，一般按mg/kg体重或g/kg体重计算，应用时须从已知药液的浓度换算出相当于每千克体重应注射的药液量（毫升数），以便给药。

例1：计算给体重200g的大鼠，腹腔注射20%氨基甲酸乙酯溶液麻醉，按每千克体重780mg的剂量注射，应注射多少毫升？

计算：大鼠每千克体重需要氨基甲酸乙酯的量为780mg，则20%氨基甲酸乙酯的注射量为0.78÷20%=3.9ml/kg体重，现大鼠体重为200g，应注射20%氨基甲酸乙酯的注射量为3.9×0.2=0.78ml。

（四）人与动物及动物间药物剂量的换算方法

在动物实验中常遇到的问题是动物和人的剂量换算。人与动物对同一药物的耐受性相差很大。一般说来，动物的耐受性要比人大，也就是单位体重的用药量动物比人要大。一般的换算方法有经验法、体重换算法、体表面积换算法和经验公式换算法，其中体表面积计算比体重换算好一些，但仍需慎重处理。

1. 经验法 如果人用药量为1，则大鼠、小鼠为25~50，兔、豚鼠为15~20，犬、猫为5~10。

2. 体重换算法 已知A种动物每千克体重用药量，欲估算B种动物每千克体重用药剂量时，可先查表1-20，找出折算系数（W），再按下式计算：

B种动物的剂量（mg/kg）=W×A种动物的剂量（mg/kg）

例2：某种麻醉药大鼠（体重200g）腹腔注射的剂量为250mg/kg，那么犬（12kg）的给药剂量为多少？

计算：经查表1-20，W=0.28，则12kg体重犬的给药量为0.28×250=70mg/kg。

表1-20 动物与人体的每千克体重剂量折算系数（W）表

折算系数		A组动物或成人						
		小鼠	大鼠	豚鼠	家兔	猫	犬	成人
		0.02kg	0.2kg	0.4kg	1.5 kg	2 kg	12 kg	60 kg
B种动物或成人	小鼠 0.02kg	1.0	1.4	1.6	2.7	3.2	4.8	9.01
	大鼠 0.2 kg	0.7	1.0	1.14	1.88	2.3	3.6	6.25
	豚鼠 0.4 kg	0.61	0.87	1.0	1.65	2.05	3.0	5.55
	家兔 1.5 kg	0.37	0.52	0.6	1.0	1.23	1.76	2.30
	猫 2kg	0.30	0.42	0.48	0.81	1.0	1.44	2.70
	犬 12 kg	0.21	0.28	0.34	0.56	0.68	1.00	1.88
	成人 60 kg	0.11	0.16	0.18	0.304	0.371	0.531	1.00

3. 体表面积计算方法 首先计算出已知实验动物单位体表面积的给药量，再根据不同种属动物体内的血药浓度和药物作用与动物体表面积成平行关系来计算。按体表面积折算剂量较按体重更为准确，但是体表面积不易直接测定，一般可根据体重和动物体型按下式近似地计算：

（1）人体体表面积计算法：计算华人的体表面积一般认为许文生公式比较恰当：体表面积（m^2）=0.0061×身高（cm）+0.0128×体重（kg）−0.1529。

例3：某人身高170cm，体重70kg，其体表面积是多少？

计算：0.0061×170+0.0128×70−0.1529=1.7801 m^2。

（2）动物体表面积计算法：一般认为Meeh-Rubner公式较适用，即：

$$A（体表面积，以 m^2 计算）=K \times \frac{W(体重，以g算)^{2/3}}{10000}$$

其中，K为一常数，随动物种类而不同，见表1-21。这种方法计算所得的体表面积也是一种粗略的估计值，不一定完全符合于每个动物的实测数值。

例4：1.5kg家兔的体表面积约为多少？

计算：经查表1-21，1.5kg家兔对应K值为10.1，则A=10.1×$\frac{1500^{2/3}}{10000}$=0.1324 m^2。

表1-21 不同种类动物间剂量换算的常用数据

动物种类	Meeh-Rubner公式的K值	体重（kg）	体表面积（m^2）	mg/kg-mg/m^2转换因子	每kg体重占有体表面积相对比值
小鼠	9.1	0.018 0.020 0.022 0.024	0.0063 0.0067 0.0071 0.0076	2.9 3.0 粗略值 3.1 3.2	1.0 （0.02kg）

续表

动物种类	Meeh-Rubner公式的 K 值	体重（kg）	体表面积（m²）	mg/kg-mg/m² 转换因子	每 kg 体重占有体表面积相对比值
大鼠	9.1	0.10 0.15 0.20 0.25	0.0193 0.0257 0.0311 0.0361	5.1 5.8 粗略值 6 6.4 6.9	0.47 （0.20kg）
豚鼠	9.8	0.30 0.40 0.50 0.60	0.0439 0.0532 0.0617 0.0697	6.8 7.5 粗略值 8 8.1 8.6	0.40 （0.40kg）
家兔	10.1	1.50 2.00 2.50	0.1323 0.1603 0.1860	11.3 12.4 粗略值 12 13.4	0.24 （2.0kg）
猫	9.8	2.00 2.50 3.00	0.1556 0.1805 0.2038	12.7 13.7 粗略值 14 14.6	0.22 （2.5kg）
犬	11.2	5.00 10.00 15.00	0.3275 0.5199 0.6812	15.3 19.2 粗略值 19 22.0	0.16 （10kg）
猴	11.8	2.00 3.00 4.00	0.1873 0.2454 0.2973	10.7 12.2 粗略值 12 13.5	0.24 （3.0kg）
人	10.5	40.00 50.00 60.00	1.2398 1.4386 1.6246	42.2 34.8 粗略值 35 36.9	0.08 （50kg）

（3）对于不同种动物来说，$D_1:D_2=A_1:A_2$；对于同种动物，则 $D_1:D_2=A_1:A_2=W_1^{2/3}:W_2^{2/3}$。

例5：已知 20g 小鼠的 LD_{50} 为 58mg/kg，现欲取 40g 的老年小鼠以 1/10 LD_{50} 剂量进行老年药理学研究，应取多少剂量为宜？

按体表面积计算：20g 小鼠用药量为 0.2kg×58mg/kg=1.16mg，其体表面积为 $9.1\times\dfrac{20^{2/3}}{10000}=0.0067m^2$，按体表面积计算的 LD_{50} 为 1.16÷0.0067=173mg/m²。40g 小鼠体表面积为 $9.1\times\dfrac{40^{2/3}}{10000}=0.0106m^2$，故该小鼠 1/10 LD_{50} 为 0.0106×1/10×173=0.184mg。

如按照上述比例式计算，也很简便：20g 小鼠的 1/10 LD_{50} 为 0.2×58×1/10=0.116mg，则 0.116：$D_2=(20)^{2/3}:(40)^{2/3}$，解得 D_2=0.184mg。计算结果与前相同。

4. 经验公式换算法

（1）这是一种可以用于不同种属动物，也可用于不同体重、同种动物的剂量换算公式，所得出的剂量可供参考用：$D_2=D_1\times R_2/R_1\times(W_1/W_2)^{1/3}$。

式中，D_1、D_2 是两种动物的每 kg 体重剂量（mg/kg），R_1、R_2 是动物体型系数。R 与表面积（m²）/体重（kg）的 1/3 次方成正比，可查表 1-22，W_1、W_2 是动物的体重（kg）。

表1-22 不同种属的体型系数

动物种类	小鼠	大鼠	豚鼠	兔	猫	猴	犬	人
体型系数（R）	59	90	99	93	82	111	104	100

例6：已知 20g 小鼠用 2.0mg 某药物，求 250g 大鼠的每千克体重剂量。

计算：D_1=2.0mg/0.02kg=100mg/kg，查表 1-22 得 R_1=59，R_2=90，代入公式 D_2=100×90/59×(0.02/0.25)1/3=65.7mg/kg。

（2）按 mg/kg 折算 mg/m² 转换因子计算，转换因子见表 1-21。

公式：已知动物剂量 mg/kg × 已知动物转换因子/待求动物转换因子

例7：体重20g小鼠注射盐酸吗啡的剂量15mg/kg，试估计家兔（2kg）的给药剂量？

计算：经查表1-21，体重2kg家兔的给药剂量为 15×3/12=3.75mg/kg。

（3）按每千克体重占有体表面积的相对比值计算：各种动物每千克体重占有体表面积相对比值（体表面积比值）见表1-21。

公式：已知动物剂量 × 待求动物的体表面积比值/已知动物的体表面积比值。

例7中家兔的给药剂量为：15×0.24/1.0=3.6 mg/kg。

五、动物实验应遵循的基本原则

（一）研究目的明确

动物实验从大体上无非三个方面：

（1）为获取新知识、教学实习、复制人类疾病动物模型，包括解剖、生理、病理以及比较医学范畴内的疾病模型，供科学研究和教育使用。

（2）检测和监测化学物质、药品及仪器等安全性、有效性，如 LD_{50} 测定、热源实验、致敏实验。

（3）制造生物药品，如各种疫苗、血清等。

所有这些工作的最终目的是起到保护或改善人类和动物的健康为目的。

（二）善待动物

负责地、合乎道德地使用动物是每一个科学工作者应该具备的基本准则。

（三）符合"3R"原则

使用动物进行科学研究前，都必须符合"3R"原则，尽量使用替代方法。在其他替代方法没有的情况下才可以使用动物进行实验。

（四）饲养管理标准化

用于实验的动物必须采用标准的饲养管理操作流程，实验环境应舒适、安全，同时要满足动物的社会行为需求。尽量减少由于设施等因素对动物的影响。

（五）掌握必要的实验知识

参与动物实验的所有人员必须经过培训，以了解与动物实验有关的基本知识，包括疾病预防的意义和方法，正确的清洁、消毒方法及程序，正确选择动物方法，正确的动物实验操作要领等。

第二章 基础操作

第一节 健康动物的识别和性别鉴别及年龄鉴别

一、小鼠、大鼠、豚鼠、家兔、犬、猪等动物的健康识别

主要检查项目如下。

(一)眼

瞳孔是否清晰等圆,有无分泌物,眼睑有无发炎及红肿等。

(二)鼻

有无喷嚏以及黏液分泌物流出。

(三)皮肤

有无创伤、脓肿、疥癣、湿疹、毛发色泽光亮及毛发是否浓密。

(四)头部

姿势是否端正,若有歪斜,说明内耳或神经系统有疾患。

(五)胃肠道

有无呕吐、腹泻、便秘,肛门口皮毛是否清洁。

(六)神经系统

是否有震颤、不全麻痹等,大鼠、小鼠呈现圆圈运动或提尾倒竖呈圆圈推动则应放弃。

(七)生理状况

动物的体温、心跳、心率、呼吸、血象、肝肾功能等都应在正常范围。

一时性的健康检查,不能完全确定动物是否健康,因为有些疾病在潜伏期常无明显症状。一般在实验前,选好的动物需有 7~10 天的预检,并可使动物适应新的饲养条件及环境。

二、小鼠、大鼠、豚鼠、家兔、犬、猪等动物的性别鉴别

(一)小鼠、大鼠的性别判定

根据外生殖器(阴蒂或阴茎)与肛门之间的距离来判定这些动物新生仔的性别,一般间隔短的是雌性,间隔长的是雄性,但是对此判别要有一定经验,成熟期雌性有阴道口,雄性有膨起的阴囊和阴茎(图 2-1 和图 2-2)。

(二)豚鼠的性别判定

豚鼠的妊娠时间比较长,产下仔鼠有被毛,眼睛能睁开,有恒齿。新生仔的性别也容易通过外生殖器的形态来判定。雌性豚鼠的外生殖器阴蒂突起比较小,用拇指按住这个突起,用拇

指拨开大阴唇的被褶，可看到阴道口，但是一定要注意，豚鼠的阴道口有闭锁膜关闭着，发情期闭锁膜打开。雄性豚鼠的外生殖器处有包皮覆盖的阴茎的小隆起，用拇指轻轻按住包皮小突起的基部，龟头突出容易判别（图2-3）。

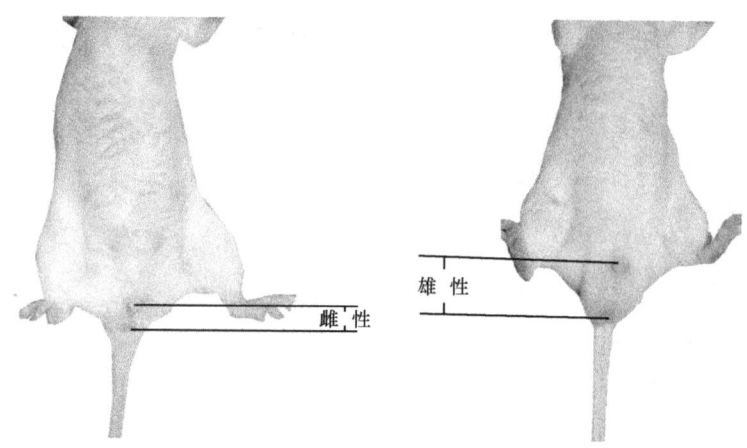

图2-1　小鼠的雌雄鉴别

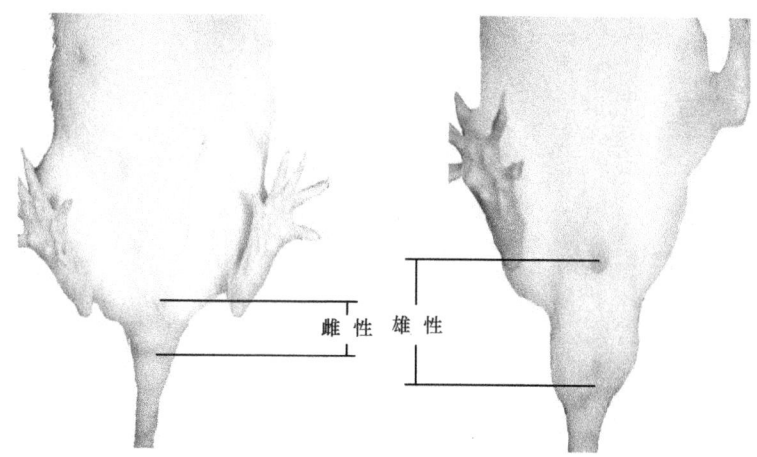

图2-2　大鼠的雌雄鉴别

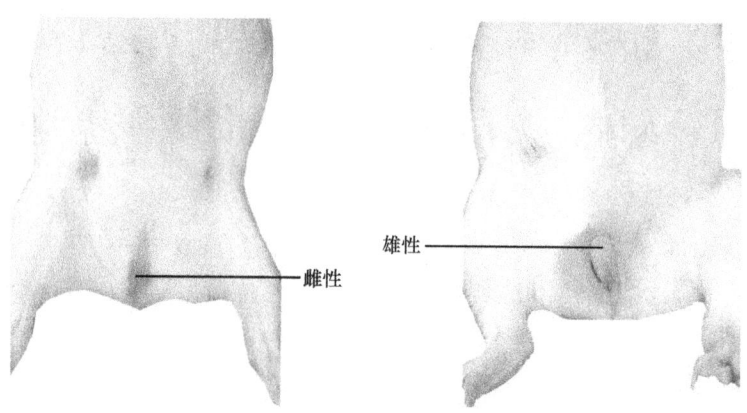

图2-3　豚鼠的雌雄鉴别

（三）家兔的性别判定

新生仔兔的性别判定比大鼠等困难。雌雄是根据肛门和尿道开口部之间的距离以及尿道开口部的形态来判别，肛门与尿道开口部之间的距离，雄兔是雌兔的1.5～2倍。手指压靠近尿道开口处的下腹部，雌兔肛门和尿道开口部之间的距离不明显伸长，尿道开口依然指向肛门方向，雄兔则距离明显伸长，尿道开口指向与肛门相反的方向。尿道开口部的形状，雌兔是裂缝、细长形，雄兔则是圆筒形。成年兔根据雌兔阴道口的存在及雄兔阴囊部膨胀和阴茎的存在相区别（图2-4）。

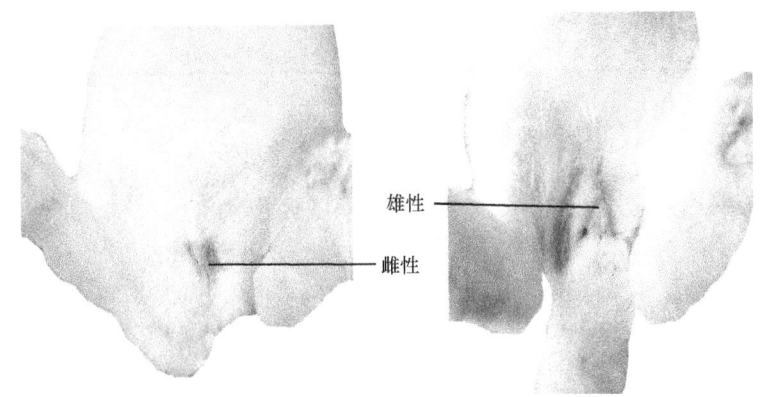

图2-4 家兔的雌雄鉴别

（四）犬与猪的性别判定

雄性有外生殖器（阴茎及阴囊），雌性没有。

三、年龄鉴别

（一）小鼠

1. 哺乳期小鼠的外观形态与日龄关系 见表2-1。

表2-1 小鼠出生后不同时间的外观形态特征

日龄（天）	外观形态特征	日龄（天）	外观形态特征
1	仔鼠裸体鲜红	10	能听到声音
3	耳壳露出表皮	9～11	全身被上白毛，门齿长出
4	脐带疤痕脱落	13～15	眼皮张开，能跳跃，能抓取东西
5	能翻身	18以后	能自行采食
8	能爬行		

2. 根据体重鉴定日龄 小鼠出生后体重与日龄相关，不同品系、雌雄间有一定差异（表2-2）。

表2-2 不同日龄小鼠体重情况　　　　　　　　　　（单位：g）

品系	性别	出生	1周	2周	3周	4周	5周	6周	7周	8周
KM	♂	2.01	5.82	8.35	14.80	22.60	33.25	39.25	39.90	40.05
	♀	1.95	5.54	7.90	13.55	21.35	27.90	32.8	34.07	34.80
BALB/C	♂	1.46	3.50	5.60	7.40	12.45	16.10	17.40	18.65	20.25

续表

品系	性别	出生	1周	2周	3周	4周	5周	6周	7周	8周
C$_{57}$BL/6	♀	1.40	3.35	5.50	7.32	11.60	14.75	15.60	16.10	18.16
	♂	1.44	3.50	5.60	6.90	12.57	18.10	20.50	21.60	22.40
615	♀	1.40	3.42	5.55	6.40	12.20	16.90	18.40	19.00	20.25
	♂	1.58	4.64	7.96	9.83	19.00	22.58	25.96	27.96	28.83
C$_3$H	♀	1.58	4.64	7.96	9.83	15.75	20.75	21.88	23.12	24.16
	♂	1.44	4.40	7.70	9.70	13.30	17.20	20.00	21.20	22.30
	♀	1.44	4.40	7.70	9.70	12.10	15.20	17.80	18.00	19.27

（二）大鼠

18日龄以前大鼠的形态特征与小鼠基本一致，可根据外观形态特征来判断年龄。离乳以后的大鼠可根据体重来判断日龄，但要注意：不同品系的大鼠日龄与体重之间的关系是不一致的，即使同一品系大鼠，它的生长发育同时受窝产仔数、母性的哺乳能力、饲料营养水平、管理水平以及个体差异等多种因素的制约，年龄与体重的关系不是绝对的（表2-3）。

表2-3　Wistar大鼠与SD大鼠的体重与日龄关系　　　　　　　　　　（单位：g）

品系	性别	1天	7天	14天	21天	28天	35天	42天	49天	56天	63天	76天
Wistar	♂	5.8	15.4	34.0	53.0	85.0	128	182	230	289	323	380
	♀	5.5	14.1	22.3	47.0	80.0	115	165	204	242	276	288
SD	♂	5.2	14.5	32.0	45.0	78.0	145	205	258	310	347	389
	♀	4.7	13.1	23.0	39.0	85.0	130	170	205	235	259	274

（三）豚鼠

一般情况下，幼年豚鼠牙齿短白，爪短软，眼睛圆亮，行动敏捷，被毛有光泽，且紧贴身体，而老年豚鼠牙齿和爪长，被毛稀疏无光泽，眼神呆滞，行动迟缓。同样，也可以根据体重来判断大致年龄，见表2-4。日龄相同的豚鼠，雌性豚鼠的体重大于雄性豚鼠，同时也受多种因素制约。实验要求严格必须从出生卡片上获取豚鼠的准确年龄。

表2-4　豚鼠的体重与年龄关系

日龄（天）	体重（g）	日龄（天）	体重（g）
出生	60～80	60	240～300
7	100～120	90	330～400
20	150～200	120	400～470
30	170～220	180	520～600

（四）家兔

家兔的门齿和爪随年龄增长而增长，是年龄鉴别的重要标志。青年兔门齿洁白，短小，排列整齐；老年兔门齿暗黄，厚而长，排列不整齐，有时破损。白色家兔趾小基本呈红色，尖端呈白色。

一岁家兔红色与白色长度相等；一岁以下，红多于白，一岁以上，白多于红。还可根据趾爪的长度与弯曲来区别。青年兔较短、直、平，隐在脚毛中，随年龄的增长，趾爪露于脚毛之外，而且爪尖钩曲。另外，家兔皮薄而紧，眼神明亮，行动活泼的是青年兔；皮厚而松，眼神颓废，行动迟缓的为老年兔。

（五）犬

犬的年龄主要以牙齿的生长情况、磨损程度、外形颜色等综合情况判定。成年犬有42颗牙齿。仔犬在出生后十几天即开始生出乳齿，2个月以后开始由门齿→犬齿→臼齿顺序逐渐更换为恒齿，8~10个月换齐。但犬齿需要1岁半以后才能长坚实。

饲养场饲养的品种犬，可以根据记录，明确了解年龄，而收购的杂种犬就无法知道确切年龄。实际中，可根据犬齿更换和磨损情况，估计犬的年龄，见表2-5。

表2-5 不同年龄的犬齿更换和磨损情况

年龄	犬齿更换和磨损情况
2个月以下	仅有乳齿（白、细、尖）
2~4个月	更换门齿
4~6个月	更换犬齿（白，牙尖圆钝）
6~10个月	更换臼齿
1岁	牙长齐，洁白光亮。门齿有尖突
2岁	下门齿尖突部分磨平
3岁	上下门齿尖突大部分磨平
4~5岁	上下门齿开始磨损呈微斜面，并发黄
6~8岁	门齿磨成齿根，犬齿发黄、磨损
9~10岁	唇部、胡须发白
10岁	门齿磨损，犬齿不齐，牙根黄，唇边胡须全白

（六）犬与人的年龄对照表

犬与人的年龄对照表见表2-6。

表2-6 犬与人的年龄对照表 （单位：年）

犬	1	2	3	4	5	6	7	8	9	10	11	12	13	14	15
人	15	24	28	34	36	40	44	48	52	56	60	64	68	72	76

（七）几种常见实验动物的寿命

几种常见实验动物的寿命见表2-7。

表2-7 常见实验动物的寿命 （单位：年）

动物品种	小鼠	大鼠	豚鼠	田鼠	家兔	犬	猪	猴	猩猩
最长寿命	3	5	7	3	15	20	27	30	37
平均寿命	2	3	5	2	8	10	16	10	20

（八）人与各种动物的年龄对应

人与动物的年龄对应见图2-5。

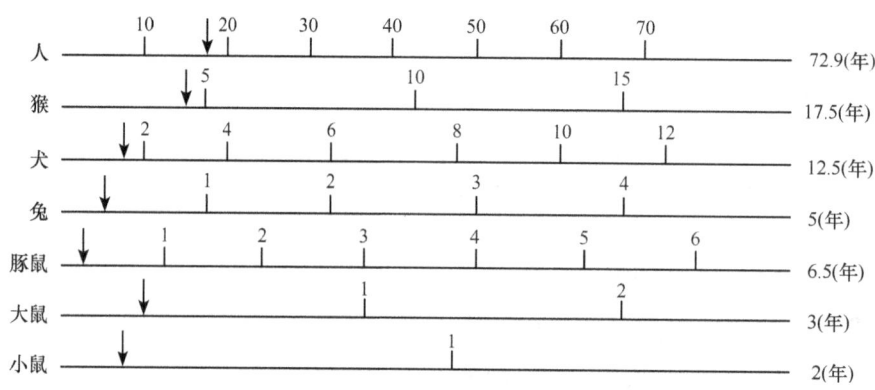

图 2-5　人与动物的年龄对应

↓性成熟年龄

第二节　实验动物的捕捉与固定

一、小鼠的捕捉与固定

（一）小鼠的捕捉方法

小鼠性情温顺、一般不会主动咬人，但取用时动作也要轻缓。抓取时先用右手抓取鼠尾提起，放在其前爪能抓牢的物体表面稍向后提，或放在实验台上，在其向前爬行时，用左手拇食指迅速提住其后部皮肤，把鼠置于左手心中，将鼠尾用无名指和小指压在手掌上。右手即可进行各种操作如灌胃、皮下、肌肉和腹腔注射及其他实验操作，见图2-6。

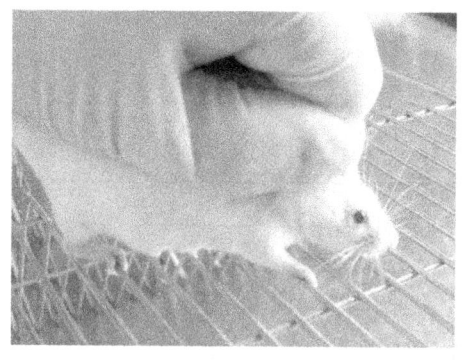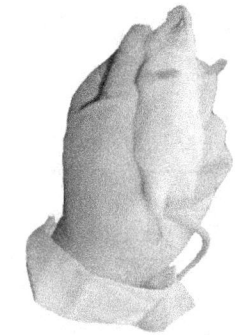

图 2-6　小鼠的抓取

（二）小鼠的固定方法

如进行解剖、手术、心脏及尾部采血和尾静脉注射时，则需将小鼠作一定形式的固定，解剖手术和心脏采血等均可使动物先取背卧式（必要时先进行麻醉），再用大头针或线绳将鼠前后肢依次固定在木板上。尾静脉取血或尾静脉注射时，可用小鼠尾静脉注射架固定；或倒放适当大小和重量的容器，把小鼠放在里面只露尾巴，这种容器能够压住尾部不让其活动，同时起到驱赶血液的作用；

或把小鼠放在一小黑布口袋内，小鼠趋黑，向前爬动，在尾部将小布口袋缩口，固定小布口袋后，可进行尾部静脉注射或尾静脉采血等操作，见图2-7。

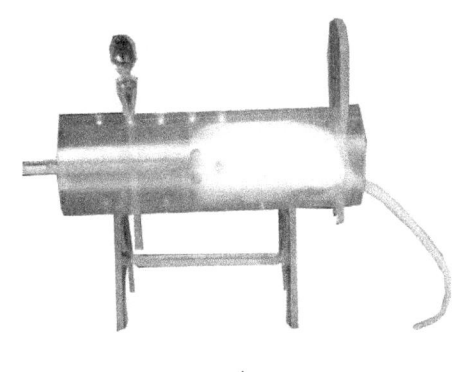
A

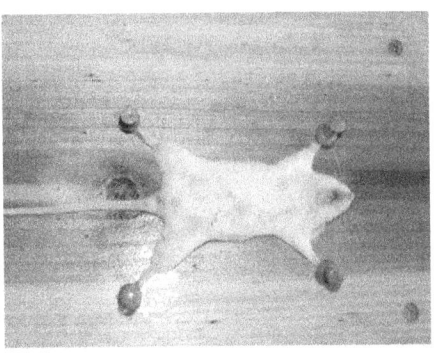
B

图2-7 小鼠的固定方法

如只想移动小鼠，可用两手把它捧起或用右手拇指和食指的指腹抓住尾部中央将小鼠倒提起来。

二、大鼠的捕捉与固定

（一）大鼠的捕捉方法

4～5周龄以内的大鼠和小鼠一样抓住尾部提起来，周龄较大的大鼠尾部皮肤因为容易被剥脱，所以用左手从背部中央到胸部捏起来抓住，如图2-8所示。由于大鼠比小鼠牙尖性猛，不易用袭击方式抓取，以防大鼠在惊恐或激怒时咬伤手指，提拿时最好戴上防护手套，轻轻抓住尾巴后提起，置于试验台上。

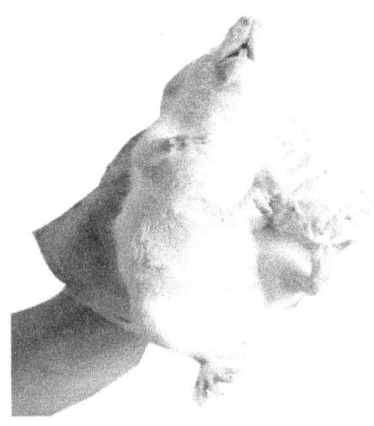

（二）大鼠的固定方法

固定方法随操作目的而定。如需尾静脉取血或注射，可将大鼠放入固定盒内或装入小黑布口袋中。使其只露尾部；如要腹腔注射、肌内注射或灌胃，可用右手提住鼠尾，将鼠放在鼠

图2-8 大鼠的抓取

爪能抓牢的物体表面，如铁丝笼子，稍向后拉鼠尾，鼠身被拉长，用左手贴在鼠背，捏紧头顶部和背部皮肤，即可将大鼠固定在左手中，右手可进行其他操作；如需长时间固定操作，可将大鼠四肢固定在木板上，用一根棉绳拉住两只门齿固定在头部后木板上，见图2-9。

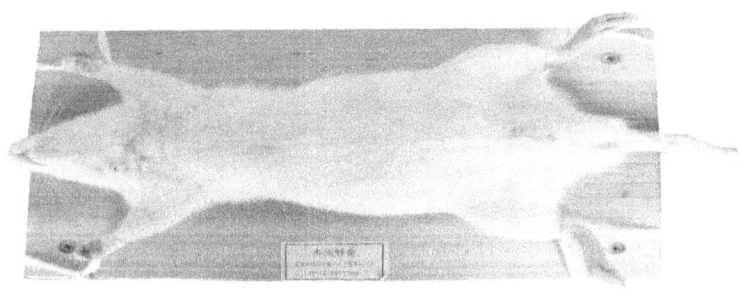

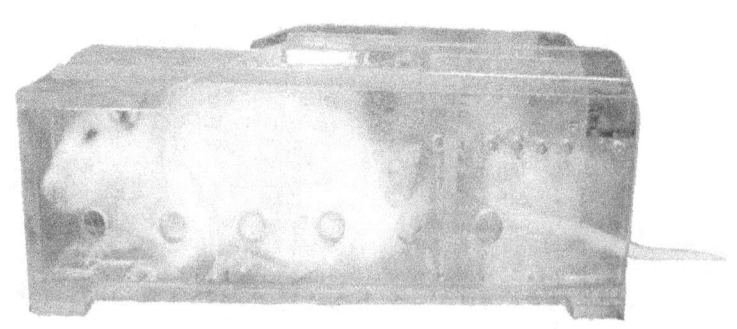

图 2-9　大鼠的固定方法

三、豚鼠的捕捉与固定

豚鼠较为胆小易惊，不宜强烈刺激和惊吓，所以在抓取时，必须稳、准和迅速。抓取幼鼠时，用两手捧起来，成年豚鼠则用右手大把抓起来，用手固定，方法是先用手掌迅速扣住鼠背，抓住其肩胛上方，以拇指和食指环握颈部，另一只手托住臂部，见图 2-10。

四、家兔的捕捉与固定

（一）家兔的捕捉方法

家兔比较驯服不会咬人，但脚爪较尖，应避免抓伤。进行皮下、腹腔、肌内注射或测肛温时，只需将家兔抓牢或按住即可，抓兔的方法是用右手把两耳轻轻地拿在手心，抓住颈后部的皮厚处，提起兔，然后用左手托住腹部，使兔的体重大部分落在左手上（图 2-11），不能单提两耳，因为兔耳并不能承担全身重量，易造成疼痛而引起挣扎。单提两耳，捉拿四肢，提抓腰部和背部都不是正确的抓法。

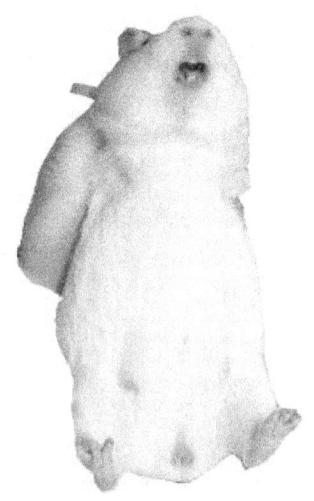

图 2-10　豚鼠的抓取

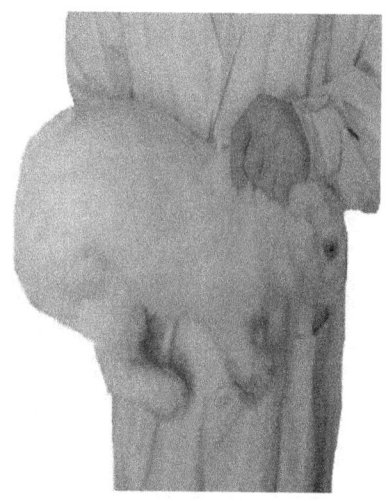

图 2-11　家兔的抓取

（二）家兔的固定方法

当只对兔的头部进行操作时，耳静脉注射、采血等，可用兔固定器（盒）固定头部。对兔进行测量血压、呼吸及手术时，可将兔固定在实验台（解剖架）上，四肢用棉绳固定在实验台两侧，另用一根棉绳拴住兔的两只门牙，另一端棉绳固定在实验台的铁柱上即可。家兔做热源实验时，可以将其固定在专用兔架上，便于操作，见图2-12和图2-13。

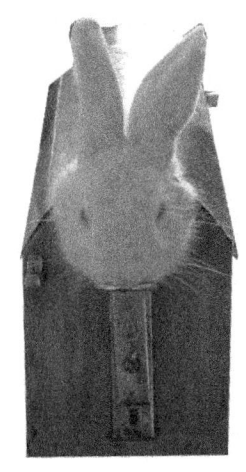

图2-12　家兔的盒式固定

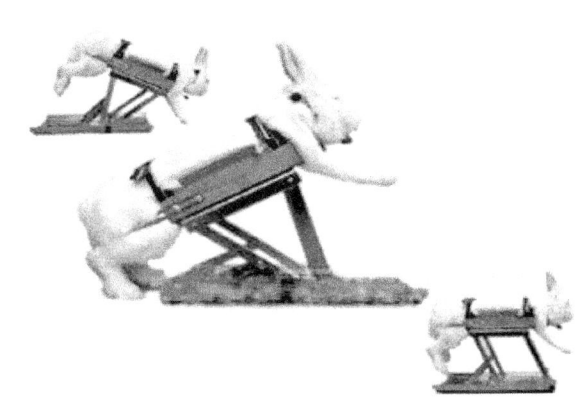

图2-13　家兔的架式固定

五、犬的捕捉与固定

未经训练用于急性实验的犬，因犬性凶恶，能咬伤人，因此进行实验时第一步就要绑住犬嘴。驯服的犬绑嘴时可从侧面靠近轻轻抚摸其颈背部皮毛，然后迅速用布带缚住其嘴，用布带从下颌绕到上颌打一结，然后绕下颌再打一结，最后将布带引到头后，在颈顶上打三结，在这结上再打死结，捆绑松紧要合适。麻醉后应立即解绑，尤其用乙醚麻醉时，以免由于鼻腔黏液阻塞而造成窒息。也可用特制的钳或长柄夹夹住犬的颈部，注意不要夹伤嘴和其他部位，夹住颈后，使犬头向上，颈部拉直，然后套上犬链（图2-14）。

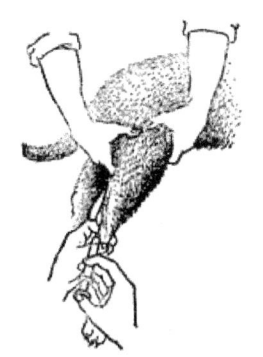
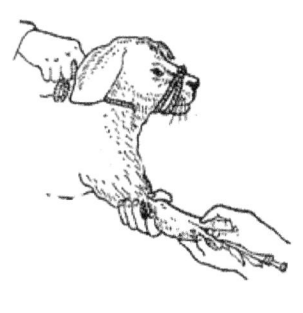

图2-14　犬的固定与静脉注射给药

犬固定时先固定头部，再固定四肢。

（一）头部固定

固定犬的头部需用一特制的犬头固定器，犬头固定器为一圆铁圈，圈的中央有一弓形体，与棒螺丝相连，下面有一根平直铁闩。操作时先将犬舌拉出，把犬嘴插入固定器的铁圈内，再用平直铁闩横贯于犬齿后部的上下颌之间，然后向下旋转棒螺丝，使弓形铁逐渐下压在动物的下颌骨上，把铁柄固定在铁住上即可。

（二）四肢固定

如果取仰卧位，四肢固定方法与家兔相同。

经过多次实验的犬比较驯服，甚至还能配合实验，这时可不必强施暴力，可采取舒适的体位固定犬。

六、猪的固定方法

猪的固定方法一般采用四肢捆绑固定。

第三章 实验动物的编号、标记、分组、被毛去除方法及麻醉

第一节 实验动物的编号及标记

一、小鼠、大鼠、豚鼠的编号及标记

染色法是用化学试剂在动物身体明显部位如被毛、四肢等处进行涂染或用不同颜色等来区别各组动物,是实验室最常用、最容易掌握的方法。常用的编号标记溶液有:

(1) 3%~5%苦味酸溶液,涂染成黄色。
(2) 2%硝酸银溶液,涂染成咖啡色(涂后需光照 10min)。
(3) 0.5%中性红或品红溶液,涂染成红色。
(4) 煤焦油酒精溶液,涂染成黑色。
(5) 甲紫溶液,涂染成紫色。
(6) 染发用焗油膏,可以涂成各种颜色。

标记时用标记笔签蘸取上述溶液,在动物体表不同部位涂上斑点,以示不同号码。编号原则是:先左后右,从前到后。一般把涂在左前脚上的记为 1 号,左侧腹部为 2 号,左后腿为 3 号,头顶部为 4 号,腰背部为 5 号,尾基部为 6 号,右前腿为 7 号,右侧腰部为 8 号,右后腿为 9 号。若动物编号超过 10 或更大数字时,可使用上述两种不同颜色的溶液,即把一种颜色作为个位数,另一种颜色作为十位数。这种交互使用可编到 99 号。例如,把红色的记为十位数,黄色记为个位数,那么右后腿黄斑,头顶红斑,则表示是 49 号鼠,其余类推(图 3-1)。

染色法多用于实验周期较短,动物数量不多的情况。这种方法标号简单,动物无疼痛和损伤,但由于动物之间互相摩擦、舔毛、尿、水浸渍被毛或脱毛,或因日久颜色自行消退等原因,不宜用于长期的实验。

二、家兔的编号及标记

将号码压在金属号码牌上,最好用铝牌,可以反复使用不生锈。将金属牌固定在实验动物耳朵上作标记。使用时,先将号码牌的尖端避开耳朵中央动脉穿过耳壳,再由耳朵内侧面将其折曲固定。

三、犬、猪的编号及标记

烙印法是专用于动物编号而直接在动物耳朵上打孔的方法,由打孔的位置和孔的数量来标记。用剪刀将耳缘剪缺口也可代替此方法。打孔应注意防止孔口愈合,可使用滑石粉涂抹在打孔局部。

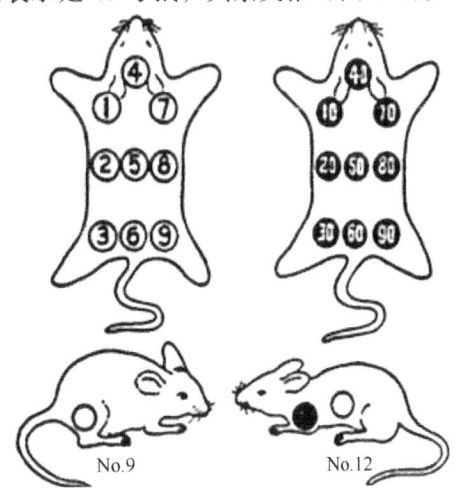

图 3-1 小鼠的编号及标记

第二节 实验动物的被毛去除方法

动物的被毛常能影响实验操作和结果的观察,因此实验中常需去除或剪短动物的被毛。除毛的方法有剪毛法、拔毛法、剃毛法和脱毛法四种。

(一)剪毛法

将动物固定后,用弯圆头手术剪紧贴术者左手指绷紧的动物皮肤,依次将需实验部位的被毛剪去。可先粗剪,然后再细剪,不可用手提着动物被毛剪,这样易剪破皮肤。剪下的毛集中放在一个容器内,勿遗留在手术野和兔台周围,以保证手术的清洁和防止注射器等夹毛。

(二)拔毛法

兔耳缘静脉注射或取血时以及给大白鼠、小白鼠作尾静脉注射时,需用拇指、食指将局部被毛轻轻拔去一撮,需要时在拔毛处涂抹一些液体石蜡或凡士林使血管清晰明显以利于操作。

(三)剃毛法

将所需剃毛部位的被毛先用剪刀粗剪一遍,然后蘸温肥皂水,将此部位润湿,用剃刀顺被毛向剃毛。或者使用电动剃毛推,逆被毛方向剃毛。此法常用于豚鼠等动物。

(四)脱毛法

脱毛系指用化学脱毛剂将实验动物被毛脱去,适用于无菌手术野的准备以及观察动物皮肤血液循环和病理变化。方法:将需脱毛部位的被毛先用弯头剪刀剪去,尽量剪短,勿剪破皮肤。然后用温水将该部位润湿,再用纱布包扎棉球的小棒蘸脱毛剂,在需脱毛部位涂一薄层。经 2~3min 后,用温水洗去该部位脱下的毛,自然晾干备用,切勿用纱布去擦,以免损伤皮肤。常用的脱毛剂配方:

(1)硫化钠 3g、肥皂粉 1g、淀粉 7g,加水适量调成糊状。
(2)硫化钠 8g、淀粉 7g、糖 4g、甘油 5g、硼砂 1g,加水 75ml。
(3)硫化钠 8g 溶于 100ml 水中。

以上脱毛剂配方适用于家兔、大白鼠、小白鼠等动物的脱毛。

(4)硫化钠 10g、生石灰 15g 溶于 100ml 水内,此配方适用于犬等大动物的脱毛。

第三节 实验动物的麻醉

一、实验动物常用的麻醉药

动物实验中常用的麻醉药分为三类,即挥发性麻醉药、非挥发性麻醉药和中药麻醉药等。

(一)挥发性麻醉药

这类麻醉药包括乙醚、氯仿等。乙醚吸入麻醉适用于各种动物的麻醉,其麻醉量和致死量差距较大,所以安全度亦大,动物麻醉深度容易掌握,而且麻醉后动物苏醒较快,其缺点是对局部作用大,可引起上呼吸道黏膜液体分泌增多,通过神经反射可影响呼吸、血压和心跳活动,并且容易引起窒息。在乙醚吸入麻醉时必需有人照看,以防麻醉过深动物出现死亡,在用乙醚作麻醉药时实验室必须禁明火,以防出现燃烧或爆炸。

(二)非挥发性麻醉药

这类麻醉药种类较多,包括苯巴比妥钠、戊巴比妥钠等巴比妥类的衍生物及氨基甲酸乙酯和水合氯醛。这些麻醉药使用方便,一次给药可维持较长的麻醉时间,麻醉过程较平稳,动物无明显挣扎现象,但缺点是苏醒较慢。

(三)中药麻醉药

动物实验时有时出用到象洋金花和氢嗅酸东莨菪碱等中药麻醉药,但由于其作用不够稳定,而且常需加佐剂麻醉效果才能理想,故在使用过程中不普遍,实验室应用较少。也有用中药冰片类或含冰片类制剂给动物作局部麻醉的。

(四)针灸麻醉

针灸麻醉有一定效果,但目前多进行镇痛机制或针灸作用机理时应用,一般实验应用较少。

二、实验动物麻醉的方法

(一)全身麻醉

1. 吸入法 吸入麻醉药常用乙醚,一般用开放性麻醉。较大动物可用麻醉口罩滴药法,如麻醉犬,应将犬嘴先绑好,以免麻醉初期动物兴奋咬人,然后按照犬的大小,选择适合的麻醉口罩,内衬纱布,滴入乙醚。小动物如大鼠、小鼠可将头部放入蘸有乙醚棉球的广口瓶内或干燥器内,4~6min 麻醉后取出,即可进行操作,如实验过程较长,可在其鼻部放棉花或纱布,不时滴加乙醚维持,也可用乙醚麻醉后用其他非挥发性麻醉药维持麻醉。乙醚使用简单比较安全,可随时调节麻醉深度。麻醉深度判断一般多以角膜反射、呼吸平衡、血压正常,腹壁肌肉松弛、角膜反应迟钝,无缺氧表现,可以进行各项实验操作。在给药过程中,要时常检查角膜反射和观察瞳孔大小,如果发现角膜反射消失,瞳孔突然放大,应立即停止麻醉。呼吸停止可进行人工呼吸(大鼠需通过胸管经鼻孔向肺内吹气),配以咖啡因、可拉明或洛贝林等苏醒剂,待恢复自动呼吸后再进行实验。乙醚的缺点是易引起上呼吸道分泌物增多,引起窒息,可先注射阿托品作为麻醉前给药,防止动物窒息。此外由于乙醚燃点很低,遇火极易燃烧,所以在使用时,一定要远离火源。

2. 腹腔和静脉给药麻醉法 非挥发性麻醉药和中药麻醉药均可用腹腔和静脉注射麻醉,是实验室最常采用的方法之一。此类麻醉多麻醉时间较长,一般主要用于需麻醉 2h 以上的实验。一次给药便可保持较长时间的麻醉状态,很少引起气管分泌物的增多。麻醉过程比较平稳,但麻醉深度和使用剂量较难掌握和控制。一旦过量可引起血压下降和呼吸抑制,甚至导致死亡。

动物在麻醉期体温容易下降,长时间麻醉时要注意给动物保温。否则可导致部分麻醉较深的动物发生死亡。当静脉给麻时,给药速度要缓慢,使用非挥发性麻醉药时,动物苏醒较慢,应注意护理。麻醉药的种类很多,各有其优缺点,应根据对麻醉的要求、动物的特点和动物的耐受性有所侧重的选用。一般来说,犬的实验用硫喷妥钠静脉点滴或用戊巴比妥;猫常用氯醛糖或氯醛糖和乌拉坦合用;大鼠常用戊巴比妥。慢性实验的动物常用乙醚吸入麻醉;急性动物实验对犬、大鼠和猫常用戊巴比妥钠麻醉;兔、蛙常用乌拉坦;小鼠常用硫喷妥钠或乌拉坦。有时品系、性别对麻醉有影响,如白色系大鼠对戊巴比妥的耐受不如有色品系;雌鼠不如雄鼠。有关动物麻醉剂的麻醉对象,麻醉剂量和给药途径见表 3-1。

表 3-1 常用实验动物麻醉剂量和给药途径

麻醉剂	动物	给药途径	给药剂量（mg/kg）	常用浓度（%）	维持时间（h）	副作用
水合氯醛	小鼠	腹腔注射	400	10	1.5~3	无
	大鼠	腹腔注射	300	10		
	犬、猫	灌胃	250	10		
		静脉注射	80~125	10		
		腹腔注射	100~150	10		
	兔	灌胃	500	10		
		静脉注射	50~75	10		
		直肠给药	1000	10		
氯醛糖	小鼠	腹腔注射	114	5	3~4	抑制呼吸及血管中枢作用较轻
	大鼠	腹腔注射	55	5	难溶于水	
	兔	静脉注射	120	5		
	猫	静脉注射	75	5	在乙二醇中溶解	
	犬	静脉注射	100	5		
戊巴比妥	小鼠	静脉注射	35	3	2~4，中途加1/5量可再维持1h以上	轻度心动过速，抑制心血管和脊髓反射
		腹腔注射	45	2		
	大鼠	静脉注射	25	3		
		腹腔注射	45	2		
	豚鼠	静脉注射	30	3		
		腹腔注射	40~50	2		
	兔	静脉注射	30	3		
		腹腔注射	40~50	2		
戊巴比妥	猫	静脉注射	25	3		
		腹腔注射	40~50	2		
	犬	静脉注射	25	3		
	猴	腹腔注射	40~50	2		
苯巴比妥	小鼠	静脉注射	134	3.5	4~6，麻醉诱导期长	麻醉深度不易控制
	大鼠	静脉注射	100	3.5		
	豚鼠	腹腔注射	100	3.5		
	兔	静脉注射	100~150	3.5		
		腹腔注射	150~200	3.5		
	猫	静脉注射	100	3.5		
		腹腔注射	180	3.5		
	犬	静脉注射	80	3.5		
		腹腔注射	100	3.5		
	猴	静脉注射	25	3.5		
硫喷妥钠	小鼠	静脉注射	25	2	15~30min麻醉力最强，诱导快，苏醒也快，注射速度宜慢	对呼吸有一定的抑制作用，常有喉头痉挛
	大鼠	静脉注射	25	2		
		腹腔注射	25~50	2		
	豚鼠	静脉注射	20	2		
	兔	静脉注射	20	2		
		腹腔注射	25~50	2		
	猫	静脉注射	28	2		
		腹腔注射	30~50	2		
	犬	静脉注射	25	2		
		腹腔注射	30~50	2		

麻醉剂	动物	给药途径	给药剂量(mg/kg)	常用浓度(%)	维持时间(h)	副作用
氨基甲酸乙酯（乌拉坦）	小鼠	肌内注射	1350	20	2~4，适合于小动物麻醉	对肝及骨髓有毒性，只适用于急性实验中
	大鼠	腹腔注射	780	20		
		肌内注射	1350	20		
	豚鼠	腹腔注射	1500	20		
		肌内注射	1350	20		
	兔	静脉注射	750~1000	20		
		腹腔注射	750~1000	20		
		静脉注射	750~1250	20		
氯仿	各种动物	浸纱布吸入			持续	吸入过量，毒性大
乙醚	各种动物	浸纱布吸入				实验过程中一直要吸入麻醉药维持

（二）局部麻醉

局部麻醉法是局部使用麻醉药，可逆性地阻断感觉神经冲动的发出和传导，使实验动物在意识清醒的状态下出现麻醉局部感觉消失的方法。常用的局部麻醉药物有普鲁卡因和丁卡因等。局部麻醉方法有表面麻醉和浸润麻醉等。

1. 表面麻醉 主要用于局部黏膜麻醉，常用药物为2%盐酸丁卡因，使用方法有眼结膜囊点滴、鼻腔黏膜涂敷、咽喉和气管喷雾、尿道灌注等。

2. 局部浸润麻醉 主要用于手术切口等麻醉，使用药物为0.5%~1%盐酸普鲁卡因，沿手术切口将麻醉药物注射于皮下、皮下组织和手术区深部组织，注射后1~3min内开始作用，可维持30~45min。局部麻醉药对感觉神经尤其是痛觉神经作用比对运动神经的作用时间长。

进行局部麻醉时，注意每次注射都必须先回抽，以免把麻药注入血管内。进针后，如麻醉药用完仍需继续用药时，只需将注射器取下另抽取麻醉药，不必拔出针头，可以减少实验动物的疼痛及局部组织的损伤。

（三）麻醉注意事项

静脉注射麻醉药时应缓慢，同时观察肌肉紧张性、角膜反射和对皮肤夹捏的反应，当这些活动明显减弱或消失时，应立即停止注射。静脉给药的浓度要适中，不易过高；以免麻醉过急出现动物死亡；但也不能过低，以减少注入溶液的体积。

麻醉动物应注意保温，动物的体温调节机能往往受到抑制，出现体温下降，可影响实验结果的准确性。应给麻醉动物采取保温措施。保温的方法有实验台内装灯照射、电褥台等，也可采用红外灯管辐照、电热器、空调等保温。无论用哪种方法加温都应根据动物的肛门体温而定。常用实验动物正常体温猫为38.6℃±1.0℃，兔为38.4℃±1.0℃，大鼠为39.3℃±0.5℃。

寒冷冬季，麻醉剂在静脉注射前应加热到动物体温水平。

三、动物麻醉深度的判定

不管什么情况，过深的麻醉会导致动物死亡，过浅又不能获得满意的效果。可参考表3-2的各项指标，进行安全有效的麻醉。

表 3-2 主要麻醉药的共同麻醉深度判定指标

指标	浅麻醉	中麻醉（最佳麻醉）	深麻醉
呼吸方式	不规则（由痛反射呼吸可增加）	规则的胸腹式呼吸、呼吸数、换气量减少，血压、心搏数一定	腹式（横膈膜）呼吸，换气量明显减少，心搏数减少，血压下降
循环系统表现	心率低，血压下降（由痛反射可致心搏数增加）		
眼的表现	有眼球运动、眼睑、对光反射眼球向内下方，瞳孔收缩，瞬膜露出，流泪	眼球置中央或靠近中央眼睑反向迟钝，对光反射亦迟钝，瞳孔稍开大	眼睑对光，角膜反射消失瞳孔散大，角膜干燥
口腔反射	咽下、咽喉头反射尚有	无	无
肌松弛	有	腹肌明显	腹肌异常运动
其他表现	流涎、出汗、分泌多、排便、排尿	内脏牵引引起的迷走神经反射，收缩反射消失	

四、实验动物麻醉过量的抢救

实验过程中由于麻醉过深或其他原因，导致有价值的实验动物的呼吸系统、循环系统功能障碍，应积极进行抢救。如果实验动物大脑缺氧超过 5min，会导致机体形态、功能的不可逆性损伤，虽然有恢复功能的可能，但已不宜作为实验对象，因而是否进行抢救要视实验动物当时的具体情况而定。

抢救方法要针对具体情况，采取相应措施。一般采用与所用麻醉药具有拮抗作用的苏醒剂。如果实验动物呼吸停止但仍有心跳，必须立即停止供给麻醉药，做人工呼吸，给实验动物吸入含95%O_2和5%CO_2的混合气体，应用呼吸中枢兴奋剂如可拉明等。如果呼吸，心跳均告停止，亦必须立即停止供给麻醉药，张开实验动物的口腔，拉出舌头，给予氧气吸入，进行心脏胸外按摩，应用心脏和呼吸兴奋剂，如0.1%肾上腺素适量作心内或静脉注射，静脉滴注50%葡萄糖溶液等。

第四章 实验动物的给药途径和体液采集方法及手术基本操作

第一节 实验动物的给药途径

各种新合成化合物及各种新药和新制剂的研究,及工业毒理、环境毒理、食品毒理的实验研究,各种基础医学研究中,为了观察药物、毒物、食品及新化合物的药效毒理,及疾病发生的病因病机病理研究,常要动物机体功能、代谢及形态变化,都需要对动物采用一定的形式给药。给药途径和方法的选择主要是根据实验目的,实验条件及药品性质而定。常见的给药方法有灌胃、气管注入、皮下、肌肉、静脉、腹腔注射、吸入给药、皮肤给药,有时根据实验的特殊要求亦可采用皮下组织给药(埋藏)、滴眼、对离体细胞体外混药培养等。

一、注射给药法

(一)皮下注射

皮下组织疏松的部位都可作皮下注射。大鼠、小鼠和豚鼠可取颈后肩胛间、腹部或腿内侧皮下注射;家兔可取背部或耳根部皮下注射;犬及猫常在大腿外侧皮下注射;蛙可在脊背部淋巴腔注射。鸽通常在翼下部位注射。注射部位常规消毒后,左手提起皮肤,右手持针,针头水平刺入皮下即可注射,使注射部位隆起,注意勿将药液注入皮内。一般皮下注射采用5.5号针头,不宜采用较大的针头,以免注入皮下的液体由针口溢出(图4-1)。

(二)皮内注射

皮内注射时需将注射的局部脱毛、消毒,然后用左手拇指和食指按住皮肤并使之绷紧,在两指这间,用结核菌素注射器连接4.5号细针头,紧贴皮肤表层刺入皮内,然后再向上挑起并再稍刺入;或先将针头刺入皮下,然后使针头向上挑起直至看到透过真皮为止,如在皮内,肉眼可见到针头的方向。然后即可缓慢注射,皮肤表面应马上出现白色橘皮样隆起,此证明有药液在皮内。

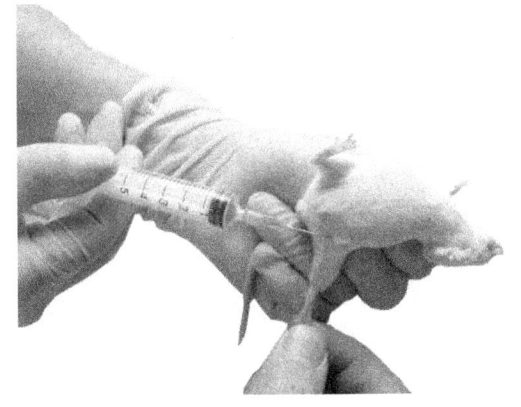

图4-1 小鼠腹股沟皮下注射

(三)肌内注射

肌内注射应选择肌肉发达,无大血管通过的部位,一般多选臀部或大腿内侧或外侧,注射时垂直迅速刺入肌肉,回抽针栓如无回血,即可进行注射。大鼠、小鼠、豚鼠常选在大腿内侧肌内注射;家兔可在颈椎或腰椎旁侧的肌内注射;猫和犬等大动物常在臀部肌内注射。一般肌内注射选用针头也较小。给大鼠、小鼠等小动物注射,多选用5.5号针头。

(四)腹腔注射

用大小白鼠做实验时,以左手抓住动物,使腹部向上,右手将注射针头于左(或右下腹部)刺

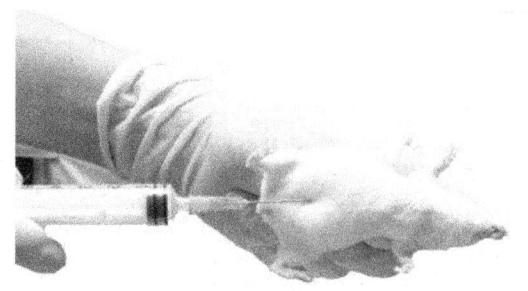

入皮下，使针头向前推进 0.5~1.0cm，再以 45°角穿过腹肌，固定针头，缓缓注入药液。为避免伤及内脏，可使动物处于头低位，使内脏移向上腹，此外腹腔进针速度不可过猛、过快、以免脏器无法避开针头。若实验动物为家兔，进针部位多为下腹部的腹白线离开 1cm 处（图 4-2）。

图 4-2　腹腔注射

（五）静脉注射

1. 大鼠和小鼠　鼠尾明显可见四条血管，上下两条为动脉，左右两侧为静脉，注射时，先将动物固定在鼠筒内或扣在烧杯中，使尾巴露出，尾部用 45~50℃的温水浸润半分钟，待血管扩张后或小鼠出现甩尾时取出小鼠尾部，擦干消毒，在末端 1/3 或 1/4 外用左手三指捏住尾巴，右手持注射器，针头与静脉平行（小于 30°），缓慢进针，以左手拇食指将针头与鼠尾一起固定，试注入少许药液，如果注射部位皮肤不发白，并感觉进药阻力不大时，表示针头刺入静脉，否则应更换部位重扎，最好一次刺入成功，第二次再刺因药液外渗引起水肿，及血管被刺伤后引起痉挛等常使再次静注更难。注射速度一般为 0.05~0.1ml/s，注射完毕后把尾部向注射侧弯曲以止血，或拔出针头后随即以左手拇指按注射部位，以防止溶液及血液流出。一般注射量为 0.05~0.1ml/10g。也可用酒精擦拭，电辐射灯管烤等方法使鼠尾部血管充血，血管扩张。在尾末端 1/4~1/3 处皮薄易刺入，假如第一次注射失败可逐渐向鼠尾根部上移进行再次穿刺。静脉注射时一定要注意局部的环境温度，一般局部的环境温度要在 30℃左右或以上，静脉注射时较易注射，环境温度低可增加尾静脉注射时的困难。小鼠尾静脉较易注射，大鼠尾部因表皮角质较厚硬，宜先用温水或酒精软化角质后再擦干进行静脉注射。静脉注射针头多为 4.5 号（图 4-3）。

2. 家兔　其耳缘血管为静脉，耳中间一条血管是动脉。注射部位去毛，热敷和消毒，待血管扩张后，以左手拇指与食指压住静脉耳根端，使静脉充盈将 4.5 号针头平行刺入静脉，抽动针管，见有回血即可推注，注射完毕后，拔出针头，用手或药棉压迫针眼片刻（图 4-4）。

一般耳内缘静脉不易固定，故不用或少用；外缘静脉易固定，故常用。

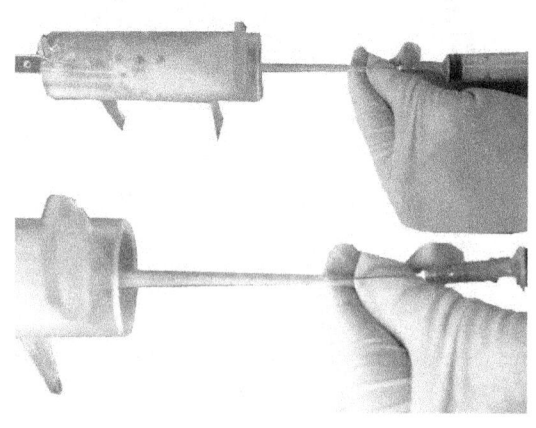

图 4-3　大鼠、小鼠尾静脉注射

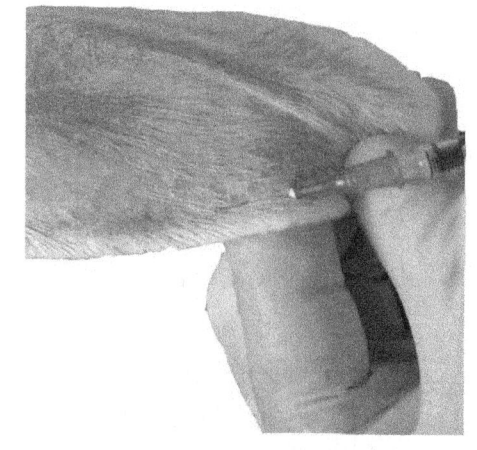

图 4-4　家兔耳缘静脉注射

3. 豚鼠　一般用前肢皮下静脉注射的，后肢小隐静脉在上部比较明显。但据经验在接近下部易于插入，该处静脉虽不明显，却比较容易固定，而上部虽较明显，但易动，反不易刺入。也可先将皮肤切开一小口，使胫前静脉露出而后注射，注射量不超过 2ml。

也可利用耳壳静脉或雄性豚鼠的阴茎静脉给药的。

4. 猫 将猫装入固定袋或固定笼取出前肢，紧握肘关节上部或用橡皮带扎紧，使前肢皮下头静脉充血、酒精消毒，从前肢的末梢端将注射针刺入静脉，证实针在静脉内之后，放松握猫肘关节上部的手或取下橡皮带，用右手缓缓注入药液。

亦可从后肢的静脉、颈静脉、舌下静脉注射。猫的皮肤硬，所以针尖必须锐利。

5. 犬 已麻醉的犬可选用股静脉给药。未麻醉的犬则可选用前肢皮下头静脉或后肢小隐静脉给药。注射前先将注射部位毛剪去，在静脉向心端处用橡皮带绑紧（或用手抓住）使血管充血。针向近心端刺入静脉。为保证药物确实注入静脉，应在注入药液之间在回抽针栓，倘有回血即可推注药液。

也可注射于颈部的静脉。助手抱住犬，术者用左手拇指压迫颈部的 1/3 部位，使颈部静脉充血，注射针刺入静脉，回血后缓缓注入药液。不熟练者，可先剪掉注射部位的毛，待看到清楚的静脉（充血）后才注射。

6. 猴、鸽 猴常在后肢的小隐静脉或股静脉进行注射。鸽可从翼下静脉注射。

7. 蛙（或蟾蜍） 将蛙或蟾蜍脑脊髓破坏后，仰卧固定于蛙板上，沿腹中线稍左剪开腹肌，可见到腹静脉贴着腹壁肌肉下行，将注射针头沿血管平行方向刺入即可（表 4-1）。

表 4-1 几种动物不同给药途径的最大注射量

注射途径	小鼠（ml/10g）	大鼠（ml/只）	豚鼠（ml/只）	家兔（ml/kg）	犬（ml/只）
皮下注射	0.1～0.2	0.3～0.5	0.5～2	0.5～1.0	3～10
肌内注射	0.05～0.1	0.1～0.2	0.2～0.5	0.1～0.3	2～5
腹腔注射	0.1～0.2	0.5～0.1	2～5	2～3	5～15
静脉注射	0.1～0.2	0.3～0.5	1～5	2～3	5～15

（六）淋巴囊注射

蛙及蟾蜍皮下有数个淋巴囊，主要可注入颌下、胸、腹及大腿等淋巴囊内，由于其皮肤薄，缺乏弹性，如果用注射针刺入，抽针后药液易自注射处流出，因此，注射胸淋巴囊时，应从口角入口腔底部刺入肌层，再进入皮下，针尖在胸淋巴囊后，再进行注射。注射大腿淋巴囊时，针尖从腿皮肤刺入，通过膝关节进入大腿淋巴囊。注射腹淋巴囊时，针尖从胸淋巴刺入，进入腹淋巴囊才注射，注射量为 0.05～1ml/只。

（七）椎管内注射

剪去兔腰骶部的毛，消毒，然后把动物俯卧于实验台上，左手肘关节及左肋夹住动物头部及其身体，使之固定，再用左手将其尾端向腹侧弯曲，使腰骶部凸出，以增大脊突间隙。注射器针头自第一骶骨前正中轻轻刺入，当刺到椎管时，有似刺透硬膜感觉，此时动物尾巴随针刺而动，或后肢跳动，则证明刺中。若刺不中时，不必拔出针头，以针尖不离脊柱中线将针头稍撤出一点，换方向再刺，当证实针确实在椎管内时，即可注射药液。一般一只家兔注射药量为 0.5～1.00ml。

犬的椎管内注射也大致与兔相似，一般是两人协作进行。

（八）椎动脉注射

在兔剑突上 6cm 处自胸骨左缘向外作横切口 4～5cm，分束切断胸大肌、胸小肌，找出锁骨下静脉双结扎，于两线间剪断静脉，分离出锁骨下动脉，沿其走向分离出内乳动脉、椎动脉、颈深支、肌皮支。除椎动脉外，分别结扎锁骨下动脉分支的近心端。于椎动脉上方结扎锁骨下动脉远心端，以结扎前选择合适位置剪一小口，插一腰穿刺针直至椎动脉分支前，结扎，固定，给药。

犬和猫椎动脉注射不必开胸。在颈下部切口找出左颈总动脉，向下追踪到锁骨下动脉。结扎其上覆盖的颈外静脉，在其向内转弯处向下分离，可见发自锁骨下动脉的右侧椎动脉向上经肌层进入体腔内，插管给药。

二、经口给药

（一）灌胃给药

在动物试验中，经口给药多用灌胃法，此法剂量准确，可反复给药，溶液或混悬液均可灌服，操作也简便。尤其适用于小鼠、大鼠、家兔等动物。一般动物灌胃前应禁食 4~8h。以免胃内容物太多增加注入物质的阻力和影响注入的吸收速率。

1. 小鼠和大鼠（豚鼠）　一般使用 1~5ml 注射器和金属钝针头灌胃。针头可用 18~24 号腰穿针或用输血针磨去针尖。末端焊锡，用砂纸打磨成光滑椭圆形，也可用专用的鼠类灌胃器针头或用烧成圆头的硬质玻璃毛细管或特制的塑料毛细管作为导管。灌胃时将灌胃针头安在注射器上，吸入药液，左手抓住鼠背部及颈部皮肤，将动物固定，注意颈部皮肤不宜向后拉得太紧，以免勒住气管。将鼠的背部皮肤和尾巴固定在手腕大鱼际上，使小鼠头部和躯干伸直，呈垂直体位。右手持注射器将针头由口腔而插入，避开牙齿（或由嘴角将针头插入），沿咽后壁徐徐插入食道下段，遇有阻力时，可轻轻上下滑动，不可强行插入，待小鼠吞咽时贲门肌肉松弛，一时感觉阻力突然消失有落空感觉，轻抽注射器管芯，如无气泡抽出，即表明针头已出入胃内；如动物出现强烈挣扎，进针阻力很大或呼吸困难，可能是插入气管内，此时不可硬往里插，须立即退出针头重插（图 4-5）。

一般灌胃针头插入长度小鼠为 2.5~3.5cm，大鼠或豚鼠为 4.5~5.5cm，常用的灌胃量小鼠为 0.2~1ml，大鼠为 1~4ml，豚鼠为 1~5ml。

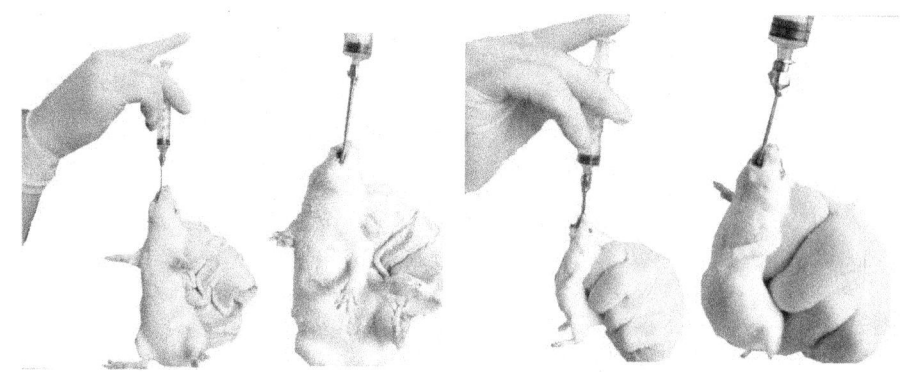

图 4-5　大鼠、小鼠的灌胃给药

2. 兔、猫和猴　一般采用开口器和小儿导管或导尿管。开口器是以 2cm×2cm×10cm 的木片或竹片，呈纺锤形，于正中垂直开一个 6~8mm 直径的圆孔制成。灌胃时，将动物固定于竖立体位，将开口器放于动物的上、下腭齿之间，两端露出口角处，用绳将它固定或用手固定。右手持导管由开口器的小圆孔，沿咽后慢慢进入食道插入胃中，为防止插入气管内，将导管外插入盛水的小烧杯中，如随动物呼吸而出气泡冒出，表明送入气管应立即拔出插管；若不冒气泡，表明导管插入胃中，方可入药液，注入完毕，以少量清水冲洗残留管内药液，再拔出导管（为了避免将药液误灌入气管和肺中，以经上述检查后在灌胃时先向后抽动灌胃器，看是否有气泡出现，并适当活动导管后再重复上述试验，准确插入胃后再灌胃）（图4-6）。

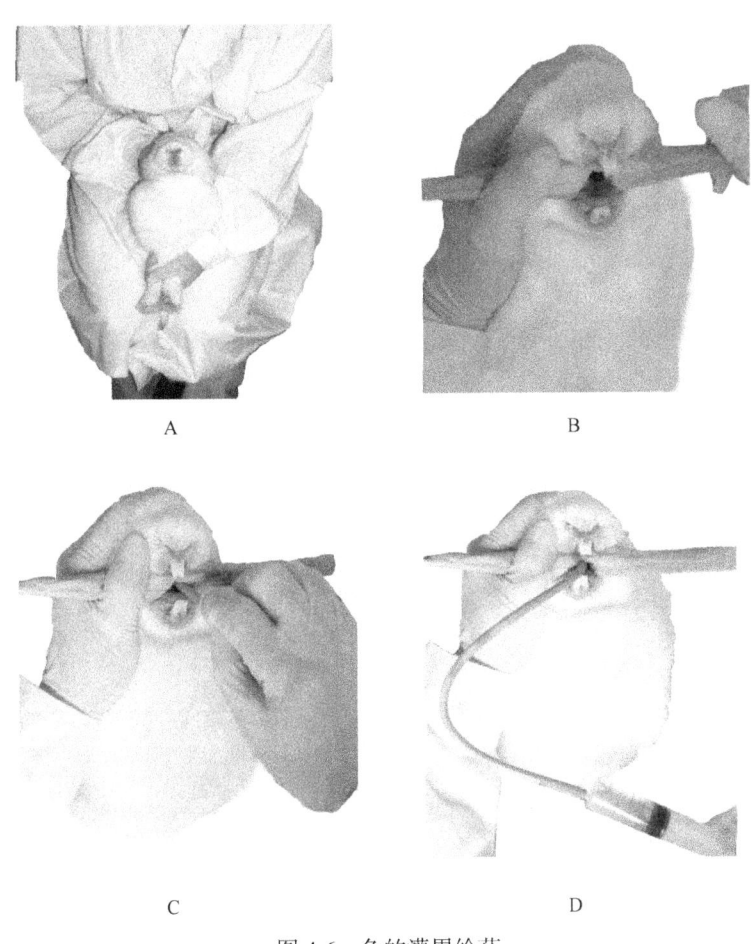

图4-6 兔的灌胃给药

3. 犬 给犬灌胃时，灌胃管可用12号十二指肠管或导尿管代替。也可用内径0.3cm长30cm的软胶皮管。如用开口器，开口器可用木料制成长方形，长约10～15cm，粗细应适合犬嘴（2～3cm），中间钻一小孔，孔的直径为5～10mm，灌胃时将开口器放于动物上下门牙之后，并用绳将它固定于嘴部，将灌胃管径开口器的小圆孔插入。也可不用开口器，灌胃时用12号灌胃管，左手抓住犬嘴，右手中指由右嘴角插入，摸到最后一对白齿后的天然空隙，胃管由此空隙顺食管方向不断插入约20cm，可达胃内。不论是否使用开口器，胃管插入后将另一端插入水中，如不出气泡，并且轻轻转动胃管后，注射器回抽也无气泡，表示确已进入胃内，而没误入气管，即可灌入（图4-7）。

由于成年动物的胃容量与体重之间有一定的比值。按单位体重计算灌胃液体的体积，可使受试动物的吸收胃速度相对稳定，常用实验动物一次最大灌胃量见表4-2。

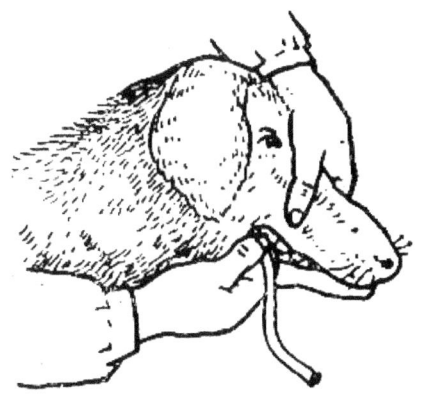

图4-7 犬的灌胃给药示意图

表 4-2 常用实验动物一次最大灌胃量

动物种类	体重（g）	最大灌胃量（ml）
小鼠	20~24	0.8
	25~30	0.9
	30 以上	1.0
大鼠	100~199	3.0
	200~249	4~5
	250~300	6.0
	300 以上	8.0
豚鼠	250~300	4~5
	300 以上	6.0
家兔	2000~2400	100.0
	2500~3500	150.0
	3500 以上	200.0
猫	2500~3000	50~80
	3000 以上	100~150
犬	10000~15000	200~500

（二）经口其他形式给药

喂饲：对于较大动物虽灌胃给药量准确，但费时，费力，特别长时间反复给药时，一次灌胃插错灌胃管，就有可能导致动物死亡或被呛住，出现肺部炎症。因此可考虑将药物混入饲料或饮水中。水不溶的药物可拌入饲料，溶于水的可溶入饮水中。但拌入饲料或饮水的药物应属不易挥发，不易破坏，不与食物起化学反应，没有特殊的异味等。虽此种给药方式简便易行，但存在最大问题是给药不准，各个动物服药量差异较大。

1. 经口滴入 将动物保持相应的体位，用金属或硬塑料管接上注射器，也可用吸管、移液管等，将药物液体或混悬液滴入动物口腔，注意应送至咽部，让其自行吞咽，为了不使滴入的药液流出口外，可将药物配成淀粉糊剂，在滴入口腔之后，可给予动物较喜爱吃的食料，如兔给些青菜，猫和犬给些肉类食物等，使滴入的药物全部进入胃内。

2. 经口吞咽 将药物按一定剂量，事先装在药用胶囊内，直接送至动物口腔，为避免胶囊被动物咬碎或吐出，应将胶囊直接送至咽部，便于吞入。此法多适于较大动物如兔、猫、犬等。

三、吸 入 给 药

吸入给药方法也常见，常用的有动式吸入给药法及静式吸入给药法，主要是在染毒柜内吸入给药，有时亦可采用面罩吸入给药。根据实验目的，亦可采用动式和静式吸入染毒法的原理，进行生产现场或模拟吸入染毒试验。吸入给药也可采用气管注入法给药。如吸入乙醚麻醉动物；给动物定

期吸入一定量的 SO_2 或锯末烟雾等可造成慢性支气管炎动物模型等。

(一) 动式吸入给药 (染毒) 法

动式吸入给药 (染毒) 是采用机械通风装置、连续不断地将新鲜空气和药物 (毒物) 送入染毒柜，并排出等量的污染气体，使染毒浓度相对稳定。染毒时间亦不受染毒柜的体积限制，可避免实验动物缺氧、二氧化碳积聚、温度增加等的影响。因此，动式吸入染毒素适用于一次较长时间的染毒和反复染毒的慢性实验。但是应用此法需要有一套发生毒物、控制浓度和含毒空气的净化装置、实验用毒物的消耗量亦较大。可适用于急性、亚急性和慢性实验。

所用设备包括染毒柜、毒物发生系统和机械通风系统三个部分。染毒柜为实验动物染毒时放置动物用，毒物发生系统包括雾化器、流量计等，机械通风系统包括马达、离心式鼓风机、过滤器等。

1. 染毒柜的基本要求和结构　染毒柜要有一定的容积，以便安放足够动物数目。一般可取实验动物总体重 (kg) 乘以 50~100 来计算，如采用 40 只大鼠做染毒，每鼠重 250g，则总体重为 10kg，再乘以 50~100，染毒柜容积为 0.5~1m³。

染毒柜材料与受试物应不起反应和易于清洗；要能观察动物中毒症状和便于放取动物；有进出气口、采样孔、有温度、湿度和压力测定装置；柜体要密闭；一般染毒柜为圆锥形，柜内温度在 20~30℃，同一天内变动范围最好在±3℃以内。相对湿度以 50%~70%为宜，柜内风速应在 0.2 米/秒左右。

2. 毒物发生系统　挥发性液体的发毒方法有鼓泡法，混合法，喷雾法等。鼓泡法是让空气通入挥发性液体的产生的气泡促进液体蒸发，并由空气携带一定量的蒸气，再送入染毒柜；混合法是将挥发性液体蒸气与空气混合并稀释到一定浓度进行染毒,喷雾法是用雾化器将液体雾化后喷入染毒柜；也可采用趋声雾化器对受试液体进行雾化。

一般柜内每小时 3~10 次换气，柜内 CO_2 浓度不应超过 0.5%。

3. 染毒浓度的计算

(1) 挥发性液体：染毒浓度 (mg/m³) = $ad/v \times 1000$。a 为实验期间消耗毒物的总量 (ml), d 为毒物的比重，v 为实验期间补充 (或排出) 的总风量 m³。

(2) 挥发性气体：染毒浓度 (ppm) = $L/V \times 1000$。L 为实验期间消耗毒气的总容量 (L), V 为实验期间补充 (或排出) 的总风量 (m³)。

注意事项：染毒柜内上下左右各点的浓度要均匀一致，误差不宜超过 20%，应避免皮肤对毒物的吸收，对照组除不吸入毒物外，也应放在染毒柜内其他条件与染毒组相同。

(二) 静式吸入给药 (染毒) 法

本法是将实验动物放在某一气积的密闭容器内 (染毒柜)，加入一定量的毒物，造成一定浓度的含毒空气，在规定时间内观察实验动物的反应。

实验动物在呼吸时消耗氧,随着染毒时间的延长染毒柜内含氧量下降,二氧化碳浓度相应增加；时间过长，动物可出现缺氧和二氧化碳潴留的症状；在染毒过程中，动物皮毛、排泄物及毒柜壁可吸附一定量的毒物；毒物的分解及动物经呼吸道吸收，柜内毒物可逐渐降低。这些因素对实验结果可带来一定的影响。虽然本法存在这些缺点，但设备简单、操作方便、消耗毒物少，只要注意控制实验条件，仍有价值。染毒柜所需气体体积也可按实验动物总体重 (kg)×100×染毒时间 (h) 来估算。为减少实验动物缺氧和二氧化碳的影响，染毒柜内氧含量不应低于19.0%。二氧化碳含量不应超过 1.7%。

几种实验动物所需气体体积，按每只动物每小时所需气体体积（L），小鼠为3L，大鼠为30L，家兔（2~3kg）为250L，猴（3~4kg）为300L。

（1）染毒装置：染毒柜与动式基本相同，也可用简易装置，一般要求10min内毒物蒸发（雾化）完毕，达到一定实验浓度，一般急性吸入染毒多采用2h。

（2）染毒浓度的计算：染毒浓度按 $C = a - d/L \times 100$ 式计算。C 为染毒浓度（ml/L），a 为加入毒物（ml），d 为加入毒物的比重，L 为染毒柜的容积（L）。

（三）面罩染毒法和吸入染尘法

观察毒物吸收、分布，转化规律可采用口鼻罩吸入染毒法，可根据染毒不同要求来选择发毒装置，如蒸气可用雾化器，粉尘采用扬尘器，气体可稀释后染毒。

粉尘状毒物可用发尘室内吸入或气管注入法。粉尘状毒物颗粒大小一般应控制在5μm以下，其中大多数应在2μm以下。

（四）气管注入法

经气管注入毒物是观察毒物经呼吸道进入机体的方法之一。其优点是，方法简单易行，不需复杂设备；染毒剂量较准确；形成中毒或尘肺病理模型速度快；用毒物量少。其缺点为气管注入与自然吸入的毒作用可能有差异，不能发挥上呼吸道的自卫作用；操作易造成损伤，如操作不当可致动物窒息甚至死亡。故此法一般仅限于急性染毒实验，不宜用作慢性染毒或染尘。

气管注入法可采用经喉插入法、气管穿刺法和暴露气管穿刺法三种方法。大鼠、豚鼠多采用喉插入法；兔气管较粗，多取气管穿刺；气管内注入的药液容量，大鼠和豚鼠不宜超过1.5ml，兔约为5ml，小鼠应少于0.2ml。

四、经皮给药

动物的皮肤在解剖上和机能上均与人的皮肤有较大差别，对毒物作用的反应与人的皮肤最相近似的是家兔、豚鼠及猪，因此常用这些动物做实验，有时也用大鼠涂皮及小鼠作浸尾试验。

家兔、豚鼠和大鼠经皮染毒需要对染毒部位皮肤先行脱毛，脱毛的部位、面积视不同动物和实验要求而定。常用涂药面积：大鼠和豚鼠约4cm×5cm，家兔约10cm×15cm，小鼠约2cm×2.5cm，去毛面积约占体表面积的10%~15%。染毒部位一般为脊柱两侧的躯干中间部分皮肤，大鼠有时选用腹部皮肤，部位确定后，先剪去长毛，立即用棉球蘸温水轻轻洗去脱毛剂和毛。在脱毛过程中，特别注意不应损伤皮肤。观察24h确认皮肤无剪伤及腐蚀性点状样渗血等损伤即可使用。否则暂停使用。常用的皮肤给药可用于外用急毒、刺激性和过敏性实验。

常用经皮和黏膜染毒方法有如下几种：

1. 家兔和豚鼠涂皮实验 家兔或豚鼠脱毛24h后，在脱毛区上方盖上玻璃钟罩，用万能胶或透明胶带将罩底固定在去毛皮肤上，沿四周封严，按原设计剂量（mg/kg 或 mg/cm^2）用吸管由罩柄加入，塞紧罩柄口，待受检物完全吸收后解开洗净（时间需2~6h），继续观察。观察时间随实验目的而定，一般要观察数日至2周。

皮肤急性毒性实验采用的是成年健康白色家兔（2kg左右）、白色豚鼠（0.3kg左右）或白色小型猪（7kg左右）。雌雄各半，于给药前24h，将背部柱两侧去毛（采用剪、剃或适宜脱毛剂）去毛面积家兔为150cm^2，豚鼠40cm^2，小型乳猪约300cm^2。去毛24h检查去毛皮肤是否受伤，受伤皮肤不宜作完好皮肤的毒性实验，破损皮肤的制作采用不同方法将去毛消毒皮肤划破，以渗血为度。

受试物是膏剂或液体,可直接试验,若受试物是固体粉末,则需用适量水或适宜赋形剂(如羊毛脂、凡士林、橄榄油等)混匀,以保证受试物与皮肤良好接触。实验时设一组对照组(涂赋形剂),另设完整皮肤和破坏皮肤组各 2 个剂量组,低剂量组以临床用制剂(含辅料),用量不低于 1g 或 1ml,高剂量组为低剂量组的 2~4 倍,根据需要可提高药物浓度或增加 24h 内用药次数,每组家兔或小型猪 4 只或豚鼠 10 只,受试物均匀涂于脱毛区,并用无刺激性纱布,胶布或网孔尼龙绷带加以固定。每只动物分笼饲养。给受试物 24h 后,用温水或无刺激溶剂除去残留的受试物,去除受试物后 1h、12h、48h、72h 至第 7 日,每日观察并记录动物的体重,皮肤毛发,眼和黏膜的变化、呼吸、中枢神经系统、四肢活动等以及其他中毒表现,若有动物死亡,应及时进行尸检和肉眼观察,当有肉眼可见病变时,应进行病理组织学检查。

2. 小鼠浸尾实验 本实验的目的是定性地判断毒物皮吸收的能力。染毒时将小鼠放在玻璃管内固定(管上开一透气口,下端用橡皮塞或木塞塞住,塞中间开一小圆孔,以漏出鼠尾),将鼠尾的 3/4 浸入装有受试物的试管中,浸泡时间根据受试物的毒性作用和动物的表现而定,一般 2~6h,浸尾时应防止受试物的蒸气被动物吸收,为了避免蒸气逸出,装有受试物的试管胶塞应用蜡密封受试物液面可滴上液体石蜡。通过尾巴的小孔亦应严密,可涂上凡士林密封,整套尾装置应放在通风柜内。有时也可用大鼠作此实验。

化学物质的经皮进行,可根据出现中毒的症状来判定,若该受检物质的毒性小或经皮进入的能力较弱,亦可能观察不到急性中毒症状。常用生理、生化等方法来检查机体发生的中毒变化。如研究有机磷农药时,可检查血中胆碱酯酶活性的改变,而某些作用于神经系统的物质可检查神经兴奋性的变化。如能在血中或排泄中发现受检物质,则是经皮进入的最好证据。

3. 斑贴(刺激)实验 动物规格、去毛及药物外敷法均同涂皮实验将 1g、1ml、1cm^2 的受试物质涂敷于动物左侧背部脱毛区,右侧涂赋形剂作对照。并固定。实验分完整皮肤组及破损皮肤组。每只动物分笼饲养,给受试物质 24h 后,用温水或无刺激洗涤剂去除残留受试物。去除受试物后 1h、24h、48h、72h,肉眼观察和病理组织学检查。并记录涂抹部位有无红斑和水肿等情况,按表 4-3 进行评分,记录各组的评分值及恢复情况和时间,并按表 4-4 判断受试物对完整皮肤及破损皮肤的刺激性强度,恢复情况和时间,并与对照物赋形剂进行比较。

表 4-3 皮肤刺激反应评分标准

刺激反应(红斑)	积分	刺激反应(水肿)	积分
无红斑	0	无水肿	0
勉强可见	1	勉强可见	1
明显可见	2	可见(边缘高出周围皮肤)	2
中度到严重红斑	3	皮肤隆起约 1mm,轮廓清楚	3
紫红色红斑并有焦痂形成	4	水肿隆起 1mm 以上并范围扩大	4

表 4-4 皮肤刺激性强度评价标准

平均值	评价
0~0.49	无刺激性
0.5~2.99	轻度刺激性
3.0~5.99	中度刺激性
6.0~8.0	强刺激性

多次给药皮肤刺激性试验：动物、体重、去毛面积均同单次给药的试验，但每日涂抹受试物或赋形剂的次数与临床用药相同，连续涂抹1周以上，停药后再观察1周，除观察并记录每日的红斑及水肿情况进行评分外，还应观察涂抹部位是否有色素沉着、出血点、皮肤粗糙或皮肤菲薄等情况，记录其发生时间及消退时间。将家兔两耳去毛，一耳涂毒物液体，以另一耳做对照。2h后涂有毒物耳朵洗净，观察皮肤温度颜色（红斑、潮红、黑红、黑色及面积），损害程度（水肿、起疱、干燥、结痂、坏死及面积），恢复时间等。并可根据皮肤刺激评分标准评价刺激强度。

4. 兔结膜囊实验 每组用家兔4只，用药前先观察并记录角膜，虹膜及结膜情况，已有病变或炎症者剔除不用。然后将受试物0.1ml或0.1g滴入或涂入一侧眼结膜囊内，另一侧用赋形剂作为对照，给受试物使眼睛被动闭合8～10s，观察给受试物后6h、24h、48h、72h至7天，眼的局部反应情况，按表4-5的评分标准对角膜、虹膜及结膜分别进行评分，算出平均分值，并与同一动物的对照眼进行比较。

表4-5 眼刺激反应评分标准

眼刺激反应	分值
角膜混浊（以最致密部位为准）	
无混浊	0
散在或弥漫性混浊，虹膜清晰可见	1
半透明区易分辨、虹膜模糊不清	2
出现灰白色半透明区，虹膜细节不清，瞳孔大小勉强看清	3
角膜不透明，由于混浊，虹膜无法辨认	4
（角膜刺激最高4分）	
虹膜	
正常	0
皱褶明显加深、充血、肿胀、角膜周围有轻度充血	
瞳孔对光仍有反应	1
出血，肉眼可见坏死，对光无反应（或出现其中一种反应）	2
（虹膜刺激最高2分）	
结膜	
A. 充血（系指睑结膜，环结膜部位）	
血管正常	0
血管充血呈鲜红	1
血管充血呈深红色，血管不易分辨	2
弥漫性充血呈紫色	3
B. 水肿	
无水肿	0
轻微水肿（包括瞬膜）	1
明显水肿，伴有部分眼睑外翻	2
水肿至眼睑近半闭合	3
水肿至眼睑超过半闭合	4
C. 分泌物	
无分泌物	0

续表

眼刺激反应	分值
少量分泌物	1
分泌物使眼睑和睫毛渐湿或黏着	2
分泌物使整个眼区潮湿或黏着	3
（结膜刺激最高共 10 分）	
眼刺激反应最高综合评分 16 分	

计算各组时间的角膜、虹膜及角膜的平均分值及眼刺激反应的综合平均分值（即三种平均值的总和），按表 4-6 的评价标准，判断受试物的眼刺激性，当角膜、虹膜及角膜的刺激强度不一致时，应分别做出评价。必要时，给出组织学检查结果。

表 4-6 眼刺激性评价标准

眼刺激性综合平均分值	眼刺激性评价
0~3.9	无刺激性
4~8.9	轻度刺激性
9~12.9	中度刺激性
13~16	强度刺激性

多次眼刺激性实验：凡临床用药时间超过 3 天者，应按临床用药的每日数连续给受试物 1 周以上，停药后继续观察 7 天，试验动物、分组、每次用量用法，评分及评价标准均同上。观察角膜及虹膜的变化情况，记录刺激反应消退及恢复时间。

5. 致敏实验 选 250~300g 白化豚鼠，雌雄各半，于给受试物前 24h 将豚鼠背部两侧毛脱掉，去毛区每侧约 3cm×3cm。若受试物是膏剂或液体一般不稀释，可直接试验。若受试物为固体粉末则用适量水或适宜赋形剂（如羊毛脂、凡士林、橄榄油等）混匀，以保证受试物与皮肤的良好接触。阳性致敏物，可用 2,4-二硝氯代苯配成 1%的致敏浓度和 0.1%的激发浓度，每组动物 10 只。将受试物 0.1~0.2ml（或 g）涂在动物左侧脱毛区（也可选用皮内注射致敏法），一层油纸及二层纱布覆盖，无刺激胶布封闭，固定，每只动物分笼饲养，持续 6h。第 7 天和第 14 天，以同法同量各重复一次，共计三次，于末次给受试物致敏后，将受试物 0.1~0.2ml（或 g）涂于豚鼠背部右侧脱毛区，阳性对照用 0.1% 2,4-二硝基氯代苯，6h 后去掉受试物，即刻观察，然后于 24h、48h、72h 再观察皮肤过敏反应情况，按表 4-7 记录各时间。皮肤过敏反应最高总分值为 8。

表 4-7 皮肤过敏反应分值

皮肤过敏反应情况（红斑）	分值	皮肤过敏反应情况（水肿）	分值
无红斑	0	无水肿	0
轻度红斑，勉强可见	1	轻度水肿勉强可见	1
中度红斑，明显可见	2	中度水肿，明显可见（边缘高出周围皮肤）	2
重度红斑	3	重度水肿，皮肤隆起 1mm，轮廓清楚	3
紫红色红斑并有焦痂形成	4	严重水肿，皮肤隆起 1mm 以上，并有扩大、水疱、破溃	4

根据积分值，按表 4-8 的皮肤致敏性评价标准，由致敏反应率推断致敏性。致敏发生率计算是：将出现皮肤红斑、水肿或全身性过敏反应的动物数（不论程度轻重），除以受试动物总数，即致敏发生率。在推断致敏性时，还应说明动物是否有哮喘、站立不稳或休克等严重的全身性过敏反应。

表 4-8　皮肤过敏性评价标准

致敏发生率（%）	皮肤致敏性评价
0～10	无致敏性
11～30	轻度致敏性
31～60	中度致敏性
60～80	高度致敏性
81～100	极度致敏性

五、其他途径给药

（一）滴鼻给药、口腔给药和滴耳给药

1. 滴鼻给药　一般用成年豚鼠或大白鼠，雌雄各半，体重 200g 左右，一般设 2 个剂量组，并设赋形剂（或空白）对照组，每组 10 只动物，若预试大剂量组不引起死亡时，也可只设一个高剂量组。按受试物临床用的剂型（或不同浓度）给动物滴入鼻中（滴鼻体积一般不超过 0.2ml/kg，为确保完全进入鼻腔，滴鼻后用手将大鼠仰卧固定 1min），至少接触 4h（如受试物漏出，则在 4h 内平均分次给药），观测受试动物给药后 24h 全身状况及局部黏膜的变化，然后处死部分动物取出呼吸道黏膜，部分留存动物观察至第 7 天，再处死检查。若在实验观察中出现明显毒性变化时，则应在死亡或存活处死动物中观察主要内脏和呼吸道（鼻、喉、气管、支气管）黏膜的变化，并作病理组织学检查。一般应列表报告，分组情况、剂量、用药次数、全身症状及局部刺激症状（如有哮喘、咳嗽、呕吐、窒息等症状出现应报告发生时间及次数）。详细写明用药 24h、48h 及停药 7 天后鼻、喉、气管、支气管等呼吸道黏膜的病理解剖学变化，有死亡动物时应报告死亡时间，中毒症状及呼吸道和主要内脏的病理组织变化。

2. 口腔给药和滴耳给药　口腔给药、滴耳给药可参照滴鼻剂。病理解剖学及病理组织学检查改为口腔、喉（或外耳道、鼓膜）及主要内脏。

（二）直肠和阴道给药

一般选用成年家兔或大鼠，家兔体重 2.5kg 左右，大鼠 0.25kg 左右，一般设 2 个剂量组，并设赋形剂（或空白）对照组，每组 10 只动物，若预试中高剂量组未出现动物死亡，也可设一个高剂量组，进行直肠（阴道）给药的毒性及刺激性观察。

受试物与动物直肠或阴道接触至少 4h（如有漏出应在 4h 内平均分次给药），观察给受试物后至 24h、48h 的全身状况及局部刺激反应。24h、48h 后处死部分动物，取直肠或阴道，观察黏膜有无充血、水肿等变化，并作病理组织学检查，与对照组比较。部分留存动物逐日观察并记录其全身状况、体重、呼吸、循环、中枢神经系统及四肢活动等变化。第 7 天处死动物检查直肠或阴道的变化。若在实验观察中动物出现中毒反应或死亡，则应在死亡或存活处死的动物中观察主要脏器，并作病理组织学检查。

一般应列表说明分组情况、剂量、动物数、观察期间动物的体重变化及全身症状，写出 24h 后及 7 天后局部组织学检查报告。如有死亡或严重中毒，应报告发生的日期及主要脏器的病理组织学变化。实验结果与对照组比较进行判断。

直肠给药时一般用导尿管或灌肠用的胶皮管，在胶皮管或导尿管头部涂液体石蜡，由助手使兔蹲卧于桌上，在左臂及左腋轻轻按住兔头及前肢，以左手拉住兔尾，露出肛门，并用右手轻握后肢，实验者将橡皮管插入家兔肛门内，深度 7～9cm，橡皮管插好后，将注射器与橡皮管套紧，即可灌注药液。家兔阴道给药也可用此法，插入深度为 2cm 左右，但应注意无论直肠给药或阴道给药，

体积不易过大，并应注意和防止药液流出，以免给药量不准。

（三）小脑延髓池给药

此种给药是在动物麻醉情况下进行的，而且常采用大动物如犬等。将犬麻醉后，使犬头尽量向胸部屈曲，用左手摸到其第一颈椎上方的凹陷（枕骨大孔），固定位置，右手取 7 号钝针头（将针头尖端磨钝），由此凹陷的正中线上，顺平行犬的方向，小心地刺入小脑延髓池。当针头正确刺入小脑延髓池时，注射者会感到针头面向前穿时无阻力，同时可以听到很轻的"咔嚓"一声，即表示针头已穿过硬脑膜进入小脑延髓池，而且可抽出清亮的脑脊液，注射药物前，先抽出一些脑脊液，抽取量根据实验需要注入多少药液决定，即注入多少抽取多少，以保持原来脑脊髓腔里的压力。

（四）脑内给药

此法常用于微生物学动物实验，将病原体等接种于被检动物脑内，然后观察接种后的各种变化。小鼠脑内给药时，选套有塑料管，针尖露出 2cm 深的 5.5 号针头，由鼠正中额部刺入脑内，注入药物或接种物。给豚鼠、兔、犬等进行脑内注射时，须先用穿颅钢针穿透颅骨，再用注射器针头刺入脑部，再徐徐注入被检物，注射速度一定要慢，避免引起颅内压急骤升高。

（五）关节腔内给药

此种方法用于关节炎的动物模型复制。兔给药时，将兔仰卧于兔固定台上，剪去关节被毛，用碘酒或酒精消毒，然后用左手从下方和两旁将关节下后方倾斜刺进，直至针头遇阻力变小，然后针头稍后退，以垂直方向推到关节腔中，针头进入关节腔时，通常可有好像刺破薄膜的感觉，表示针头已进入膝关节腔内，即可注入药液。

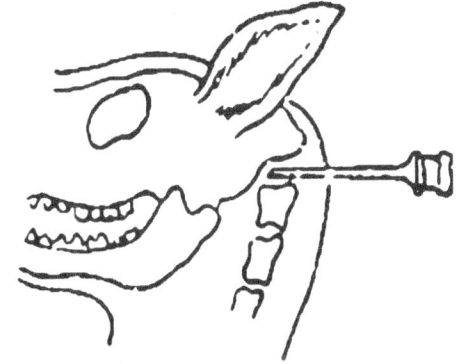

图 4-8 犬的脑内给药示意图

第二节 实验动物体液采集方法

一、大鼠、小鼠的采血法

（一）静脉采血法

将鼠置于固定盒内，或用乙醚麻醉后，将鼠尾用温水（45℃）加温，也可用二甲苯涂擦鼠尾，使尾静脉充血后，用剪刀剪去尾尖，尾静脉血即可流出，用手轻轻地从尾根部向尾尖部推挤，即可收集到少量血液。

实验时如果需要间隔一定时间，反复采集少量血液，则每次采血时，可将鼠尾剪去一小段；取血后，用棉球压迫止血，并用液体火棉胶涂于伤口处，以保护伤口。也可用切割尾静脉方法取血，其方法是，用手术刀在尾静脉上切开一小口，每次取少量血液，两侧尾静脉可交替切割。切割后用棉球压迫止血，伤口短时间即可结痂痊愈。这种方法适合大鼠的采集血液。

（二）眼眶动脉和静脉采血法

用左手抓住鼠，拇指和食指捏紧鼠头后部皮肤，使其眼球突出。右手持小镊子从眼球根部将一侧眼球摘去，并立即将鼠倒置，头朝下，此时眼眶内动、静脉很快流血，将血滴入预先加有抗凝剂

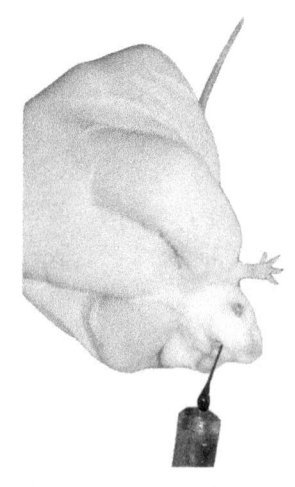

图 4-9 大鼠、小鼠狂静脉采血

的试管内，直至动、静脉不再流血为止。此种方法适用于大量采血。

（三）后眼眶静脉丛采血法

用左手的拇指和食指、中指握住动物颈部，利用对颈部所加的轻压力，使头部静脉充血，在突出的眼球旁分辨出后眼眶静脉丛。用含有抗凝剂的毛细玻璃吸管以15°角进行穿刺，穿刺前用10%利多卡因滴入动物眼内，进行局部麻醉，右手持吸管从内侧眼角刺入筋膜，然后由鼻侧眼眶平行地对喉头方向推进，深4～5mm，到达后眼眶静脉丛，血液自然进入吸管内。采集到所需要的血液量后，即除去加于颈部的压力，同时抽出管（图4-9）。此种采血方法也可以采到多量的血液。

（四）心脏采血法

将鼠仰卧固定在板上，把左侧心区的毛剪去，并用碘酒和酒精消毒皮肤，在鼠左侧第3～4肋间摸到心搏，手持有小号针头的注射器，选择心搏力量最强处穿刺，当针头正确刺入心脏，血液依靠心搏力量自然进入心脏，即可采集血液。也可以一人徒手操作，即左手拇指和食指握住动物颈部，小拇指压住鼠尾使之仰卧在左手心内，右手持注射器在左心区经消毒处理的部位，心搏最强处刺入心脏，即可采集血液，这种方法最适合小鼠心脏采血。

（五）断头采血法

操作者左手拇指和食指握住鼠的颈部，头部朝下，用利剪在鼠颈头间1/2处剪断，提起动物，将血液滴入加有抗凝剂的容器内。小鼠可采血1ml左右，大鼠可采血10ml左右。

二、兔的采血法

（一）耳（中央）动脉采血法

将兔置于固定器内固定好，用手轻揉或用加热的方法使兔耳充血，可发现在其中央有一条较粗、颜色较鲜红的血管，即为耳中央动脉，左手固定兔动脉平行方向穿刺入动脉，血液即可进入注射器内。另一方法：待耳中央动脉充血后，在靠耳尖中央动脉分支处，用锋利的手术刀片轻轻切一小口，血液就会从切破的血管中流出，立即取加有抗凝剂的容器在血管破口处采血。取血后应压迫止血（图4-10）。

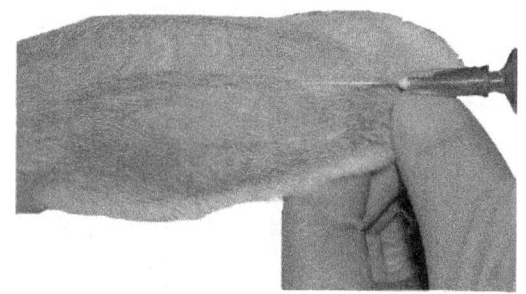

图 4-10 兔的耳（中央）动脉采血

（二）耳缘静脉采血法

将兔固定好后，用手轻揉动物耳缘，待耳缘静脉充血后，在靠耳尖部的静脉处，用针头刺破静脉，血液即可流出，也可用5号半针头沿耳缘静脉远端（末端）刺入血管，抽取血液，取血后压迫止血。一次可采血5～10ml。此法也适用于豚鼠。

（三）颈动（静）脉采血法

首先做颈动（静）脉暴露分离手术。采血前将动物麻醉固定后，暴露颈部皮肤，按局部无菌法要求做颈侧皮肤切开，分离出颈动（静）脉。根据所需血量可用连有 6 号针头的注射器，与血管平行方向向心端将注射针刺入血管即可见到动脉血流入注射器，也可在动脉上作一切口；用细橡皮管把血液引流到试管里。动脉采血时要注意止血，可用纱布或动脉夹止血。

从颈静脉采血时，取连有 6 号针头的注射器，由近心端沿血管平行方向刺入，使注射针头一直引伸至颈静脉分叉处，即可采血。取血完毕后用纱布压迫止血，也可用酒精棉球压迫针孔止血。

三、豚鼠的采血法

（一）心脏穿刺采血法

将豚鼠仰卧固定于小手术台上，把左侧心区部位的被毛剪去，用碘酒、酒精消毒皮肤。用左手触摸动物左侧第 3~4 肋间，触摸心跳最明显处进针穿刺。进针角度与胸部垂直，当针头接近心脏时，就会感到心脏的跳动，再向里穿刺就可进入心室。若将注射器抽成负压，血不断地自动流入注射器内。采血时动作要迅速缩短留针时间以防止血液凝固。1 周后，可重复进行心腔穿刺采血。此种方法出也适用于兔的心脏穿刺采血。

（二）耳缘剪口采血法

消毒耳缘后，用二甲苯反复擦拭耳缘使血管充分充盈，然后用刀片割破耳缘血管，血液会从血管中流出，此法采血 0.5ml 左右。

四、犬的采血法

（一）前、后肢皮下静脉采血法

此种方法主要是前肢的桡侧皮静脉和后肢外侧的隐静脉前支为采血部位。桡侧皮静脉位于前肢前部，在下 1/3 处向内侧走行，犬可侧卧或站立固定，助手从犬的后侧握住肘部。使皮肤向上牵拉和静脉怒张，也可用橡皮条结扎使静脉怒张。操作者位于犬的前面，注射器针头由前腕的上 1/3 处刺入静脉，直接抽取血液。抽时速度要稍慢，速度快针口容易吸着血管内壁，血液不能进入注射器。抽血液时应解除静脉加压的手或橡皮管；采血后注意止血。

隐静脉前支位于跗关节外侧，距跗关节上方 5~10cm 处的皮下，由前斜向后上方走行易于滑动。采血时，使犬侧卧固定，由助手握膝关节上部或用止血带扎住上部，使静脉怒张。操作者位于犬的腹侧，手持注射器采血，其余方法同前肢皮下静脉采血。

（二）股动脉采血法

本法为采集犬动脉血最常用的方法。操作也较简便。稍加训练的犬，在清醒状态下将犬卧位固定于犬解剖台上。伸展后肢向外伸直，暴露腹股沟三角动脉搏动的部位，剪去毛。用碘酒、酒精消毒。左手中指、食指探摸股动脉跳动部位，并固定好血管，右手取连有 5.5 号针头的注射器，针头由动脉跳动处直接刺入血管，若刺入动脉一般可见鲜红血液流入注射器，有时还需微微转动一下针头或上下移动一下针头，方见鲜血流入。有时往往刺入静脉，必须重抽之。待抽血完毕，迅速拔出针，用干药棉压迫止血 2~3min。

（三）心脏采血法

本法最好在麻醉下进行，驯服的犬不麻醉也行。将犬固定在手术台上，前肢向背侧方向固定，暴露胸部，将左侧第3~5肋间的被毛剪去，用碘酒、酒精消毒皮肤。采血者用左手触摸左侧3~5肋间处，选择心跳最明显处穿刺。一般选择背侧方向垂直刺入心脏。采血者取连有6.5号针头的注射器，由上述部位进针，并向动物胸骨左缘外1cm第4肋间处。可随针接触心跳的感觉，随时调整刺入方向和深度，摆动的角度尽量小，避免损伤心肌过重，或造成胸腔大出血。当针头正确刺入心脏时，血即可进入注射器，可抽取多量血液。

（四）颈静脉采血法

将犬麻醉后固定，取侧卧位，剪去颈部被毛，用碘酒、酒精消毒皮肤。将犬颈部拉直，头尽量后仰。用左手拇指压住颈静脉胸部的皮肤，使颈静脉怒张，右手持注射器，针头沿血管平行方向向心端刺入血管。采血后注意止血。采用这种方法可取较多量的血。

（五）耳缘静脉采血法

将犬在采血台上固定，剪去耳尖部短毛，即可见到耳缘静脉。揉擦耳朵待静脉充血后，皮肤涂少许凡士林，在靠耳尖部的静脉丛，用针头刺破静脉，血液即可流出，或持注射器用针头刺入耳静脉抽取血液。

五、鸡和鸽的采血法

鸡和鸽是从其翼根静脉取血。其方法是，可将其翅膀展开，露出腋窝，将羽毛拔去，即可见到明显的翼根静脉，此静脉是由翼进入腋窝的一条较粗静脉。用碘酒、酒精消毒皮肤。抽血时用左手拇指、食指压迫此静脉向心端，血管即怒张。右手取连有5.5号针头的注射器，针头由翼根向翅膀方向沿静脉平行刺入血管内，即可抽血。一般一只成年动物可抽取10~20ml血液。也常采用右侧颈静脉取血。右侧颈静脉较左侧粗，故用右侧颈静脉。以食指和中指按压头的一侧，用酒精消毒右侧颈静脉的部位。以拇指轻压颈根部以使静脉充血。右手持注射器刺入静脉取血，常采用取血法还有爪静脉取血和心脏取血。在爪根部与爪中间血管尖端之间切断血管，以吸管或毛细管直接取血。也可将注射针刺入心脏内取血。

六、尿液的采集

实验动物的通常用代谢笼采集，也可用其他装置来采集。

（一）用代谢笼采集尿液

代谢笼用于收集自然排出的尿液，是一种特别为采集实验动物各种排泄物的密封式饲养笼，有的代谢笼除可收集尿液外，又可收集粪便和动物呼出的CO_2。一般简单的代谢笼主要用来收集尿液。放在代谢笼内饲养的实验动物，可通过其特殊装置收集尿液。

（二）导尿法采集尿液

施行导尿术，较适宜于犬、猴等大动物。一般不需要麻醉，导尿时将实验动物仰卧固定，用甘油润滑导尿管。对雄性动物，操作员用一只手握住阴茎，另一只手将阴茎包皮向下捋，暴露龟头，使尿道口张开，将导尿管缓慢插入，导尿管推进到尿道膜部时有抵抗感，此时注意动作轻柔，继续向膀胱推进导尿管，即有尿液流出。雌性动物尿道外口在阴道前庭，导尿时于阴道前庭腹侧将导尿管插入尿道外口，其后的操作同雄性动物导尿术。用导尿法导尿可采集到没有污染的尿液。如果严格执行无菌操作，可收集到无菌尿液。

（三）输尿管插管采集尿液

一般用于比较精确计量单位时间内实验动物排尿量的实验。剖腹后，将膀胱牵拉到腹腔外，暴露膀胱底两侧的输尿管。在两侧输尿管近膀胱处用线分别结扎，于输尿管结扎处上方剪一小口，向肾脏方向分别插入充满生理盐水的插管，用线结扎固定插管，即可见尿液从插管滴出，可以进行收集。采尿过程中要用38℃热生理盐水纱布遮盖切口及膀胱。

（四）压迫膀胱采集尿液

实验人员用手在实验动物下腹部加压，手法既轻柔又有力。当增加的压力使实验动物膀胱括约肌松弛时，尿液会自动流出，即行收集。

（五）穿刺膀胱采集尿液

实验动物麻醉固定后，剪去下腹部耻骨联合之上、腹下右线两侧的被毛，消毒后用注射针头接注射器穿刺。取钝角进针，针头穿过皮肤后稍微改变角度，以避免穿刺后漏尿，然后刺向膀胱方向，边缓慢进针边回抽，直至抽到尿液为止。

（六）剖腹采集尿液

按上述穿刺膀胱采集尿液法做术前准备，其皮肤准备范围应更大。剖腹暴露膀胱，直视下穿刺膀胱抽取尿液。也可于穿刺前用无齿镊夹住部分膀胱壁，从镊子下方的膀胱壁进针穿刺抽尿。

（七）提鼠采集尿液

用手抓住鼠尾巴提起即出现排尿反射，以小鼠的这种反射最明显。可以利用这一反射收集尿液，当鼠被提起尾巴排尿后，尿滴挂在尿道口附近的被毛上，不会马上流走，操作人员应迅速用吸管或玻璃管接住尿液。

七、胸水和腹水的采集

1. 胸水的采集方法 主要采用胸腔穿刺法收集实验动物的胸水，也可处死实验动物剖开胸腔采集胸水。于实验动物腋后线第11～12肋间隙穿刺，穿刺针紧贴肋骨上缘，否则容易损伤肋间神经。也可在胸壁近胸骨左侧缘第4～5肋间隙穿刺。

2. 腹水的采集方法 实验动物取立位或半卧位固定，局部皮肤去毛、消毒、麻醉。用无菌止血钳小心提起皮肤，右手持小针头或穿刺套管针沿下腹部靠腹壁正中线处轻轻垂直刺入，注意不可刺入太深，以免损伤内脏，针尖有落空感后，说明穿刺针已进入腹腔，腹水多时可见腹水自然滴出，腹水少时，可稍微转动针头并回抽，若有腹水流出，立即固定好针头及注射器位置继续抽吸。抽腹水时速度不可太快，不宜一次抽出大量腹水，避免因腹压突然下降导致实验动物出现循环功能障碍。

八、分泌液的采集

（一）阴道分泌液的采集

阴道分泌液的采集适于观察阴道角质化上皮细胞。

1. 滴管冲洗法 用消毒滴管吸取少量生理盐水仔细、反复冲洗被检雌性动物阴道，将冲洗液吸出滴在载玻璃片上晾干后染色镜检。也可直接将冲洗液置于低倍显微镜下观察，根据细胞类型变化鉴别实验动物发情周期中的不同时期。

2. 擦拭法 用生理盐水将消毒棉试纸湿润后，挤干棉试纸上的生理盐水，轻轻插入雌性动物阴道内，沿阴道内壁擦拭、转动，然后取出并作阴道涂片，进行镜检。

（二）精液的采集

1. 人工阴道套采精液法 本法适用于犬、猪、羊等大动物，采用特制的人工阴道套套在实验动物阴茎上采集精液。采精时，一手捏住阴道套，套住雄性动物的阴茎，以完全套住雄性动物的阴茎为佳，插入阴道套后，若实验动物发出低叫声，表明已经射精。此时可取下阴道套，拆下采精瓶，取出精液，迅速做有关检查。

2. 阴道栓采精液法 本法是将阴道栓涂片染色，镜检凝固的精液。阴道栓是雄性动物的精液和雌性动物阴道分泌物混合，在雌性动物阴道内凝结而成白色稍透明、圆锥形的栓状物，一般交配后2～4h即可在雌性动物阴道口形成，并可在阴道停留12～24h。

3. 其他采精液法 用电流等物理方法刺激雄性动物的阴茎或其他性敏感区，使雄性动物被刺激直至射精，用采集瓶采集射出的精液。

（三）乳汁的采集

用按摩挤奶收集乳汁的方法适合犬、猪、羊等大动物乳汁的采集。选用哺乳期的实验动物，在早上采集乳汁量最多，用手指轻轻抚摩实验动物乳头，使乳汁自然流出，如乳汁不能自然流出，可张开手掌从乳房基底部朝乳头方向按摩，挤压整个乳房，即可挤出乳汁。

九、骨髓的采集

采集骨髓一般选择胸骨、肋骨、髂骨、胫骨和股骨等造血功能活跃的骨组织。猴、犬、羊等动物骨髓的采集用活体穿刺取骨髓的方法；大鼠、小鼠等小动物骨头小难穿刺，只能剖杀后采取胸骨、股骨的骨髓。

第三节 动物实验手术基本技术

一、动物手术前准备

（一）手术用动物的选择

为了使后术顺利进行，减少并发症，对于手术的动物应进行选择，包括实验动物的背景资料、解剖构造、生物学特性等，以及与人类的异同点均应考虑到。例如，进行胃、肠瘘和输尿管瘘手术宜选择用雌犬，摘除脑垂体或作颅脑手术实验宜选用颅底平坦的短嘴犬，肝、胆手术宜选宽胸犬，其剑突肋弓角呈钝形。此外，还应考虑到动物的年龄、性别、体重等。动物的年龄与药物代谢有密切关系，如幼年动物比成年动物代谢或排泄麻醉药物的效率低。因此，使用麻醉药品时应根据动物情况慎重，应尽量选用作用时间短的药物。老年动物对麻醉药品的耐受性下降，尤其对长效药（如吩噻嗪类药物），更应该慎用。不同性别的动物对手术的耐受反应也存在差异，应加以注意。妊娠动物应尽量避免使用麻醉药（剖宫产动物除外），因为不能缺氧，否则影响胎仔。特殊情况下，如需要对妊娠动物手术时，应使用不能影响动物呼吸功能的麻醉药，如可使用安氟醚等作吸入麻醉。

在确定用药量和使用麻醉范围时，一定要考虑动物的体重。

（二）手术动物的禁食要求

为避免麻醉和手术过程中发生呕吐，大动物（如犬、猫、猪以及非人灵长类等）术前 8~24h 应禁食，术前 6h 应禁水。啮齿类动物和家兔因无呕吐反射，术前不需要禁食、禁水，但若施行消化道类手术，为提高手术质量，术前应禁食 24h。草食动物，特别是反刍动物，手术前应予禁食 24~36h，术前 6h 禁水，除因预防术中呕吐外，还可避免因手术中和术后盲肠或瘤胃内食物发酵而产生大量气体，至动物胀气、窒息。对于时间较长和创伤较大的手术，在禁食后禁水前可供给一定量的 5%的葡萄糖和 0.3%~0.5%生理盐水溶液饮用，以补充能量。

（三）手术用动物的常规检查

根据实验目的需要选择下列有关指标检查：①体温：体温的变化，反映了动物身体的健康状况和机体的代谢状况，应仔细观察；②呼吸：呼吸的频率和呼吸方式表明动物的呼吸功能是否正常，关系到麻醉和手术效果；③心率和心律：心率和心律的变化，反应动物心脏的供血功能和机体的供氧情况；④血压：在动物麻醉和手术过程中，血压的变化对指导麻醉和手术有重要意义；⑤血常规检查：包括血红蛋白浓度、白细胞总数及分类等。

二、常用器械的准备

（一）手术刀

用于切开皮肤和脏器。根据手术部位和性质的不同，可使用不同型号的手术刀片和刀柄。

（二）手术剪（外科剪）

在手术中手术剪有两种作用剪断软组织和分离组织。利用剪刀的尖端插入组织间隙，撑开、分离疏松的组织。

（三）手术镊

手术镊主要用于夹住和提起组织，以便于分离、剪断或缝合。有齿镊用于夹持较坚韧的组织，如皮肤、筋膜、肌腱等。无齿镊用于夹持较脆弱的组织，如血管、神经、黏膜等。

（四）止血钳

常用的止血钳有直、弯、蚊式三种。直血管钳有长短两种，用于夹浅层血管止血，有时也用于分离组织、牵引缝线等。弯血管钳也有长短两种，用于夹深部组织或内脏的血管出血点。蚊式血管钳为小型血管钳，有直弯两种。用于精细的止血和分离组织，而不钳夹大块组织。

（五）注射器

注射器针头要尖锐、不弯曲、通气、大小合适、开口光滑。注射针套在注射器的接头上，需要经过 90°旋转使之套紧，并将针头孔对准刻度线。可用手指将针头的口堵住，轻轻抽拉针栓，检查是否漏气。先计算需用药量，再吸取药液。注射前需排除气泡。注射器一般应平拿，否则需用手指轻扶针栓，以防滑落打碎或进入空气。在刺入皮肤或血管壁时，针头孔应朝上。

（六）持针钳

持针钳常用于缝合致密组织及深部组织。无持针钳时可止血钳代替。

（七）缝针

缝针的长短、粗细、弯度、针尖横断面及针眼有各种不同的形式。缝合不同的组织，可选用不同的缝针。缝合皮肤及厚大肌肉时，常用三棱大弯针。缝合胃、肠、子宫、腹膜时需用圆形的弯针。

（八）缝线

缝线有丝线、肠线及金属线等，其中丝线较常用，肠线次之，金属线多用于骨外科。

三、消　毒

消毒对防止感染和保证创口愈合极为重要。做好消毒工作，可减少手术并发症和提高手术愈合效果。

（一）手术环境的消毒

先将实验动物手术室打扫干净后再消毒，可减少手术并发症和提高手术愈合效果。

（二）手术器械的消毒

1. 煮沸法　煮沸法适用于金属、玻璃器械、缝合材料或橡皮手套等的灭菌。一般煮沸 20～30min 即可。煮沸时，金属器械应在沸水中放入，以防生锈，玻璃器械应冷水中放入，以防爆炸。若在水中加入 2%碳酸氢钠或 0.25%氢氧化钠溶液，不但能中和水中的 CO_2，防止金属器械生锈，而且能提高水的沸点至 102℃，缩短灭菌时间 10～15min。橡胶制品禁止用碱性溶液煮沸，需在中性溶液中煮沸，并用纱布包好。

2. 高压蒸气法　高压蒸气法适用于布类、敷料、手术衣帽及器械的灭菌。灭菌时，需将敷料包松紧适宜，待冷却后再取出。橡胶制品高压灭菌时一般不超过 15min。

3. 化学药品消毒法　三合液：由甲醛 20ml、苯酚 15g、苯酚 3g、加蒸馏水 1000ml 配成；用于器械消毒，一般浸泡 30min 即可，器械用前需除去沾上的三合液。消毒药水：由 0.1%新洁尔灭溶液 1000ml 加医用亚硝酸钠 5g 配成。器械需浸泡 1h。70%乙醇、3%～5%甲酚皂溶液或 3%石炭酸液浸泡器械 300min，也有良好的消毒作用。缝合线常用 2%福尔马林或 75%乙醇浸泡 30min。

（三）手术部位的消毒

消毒手术部位一般包括除毛、皮肤消毒和手术部位隔离三个步骤。一般消毒顺序为：除毛→2%来苏儿洗刷手术部位及周围皮肤→灭菌纱布擦干→70%酒精脱脂→涂擦 5%碘酊→75%酒精脱碘→手术部位隔离→手术。

（四）手术人员手臂的消毒

先将指甲剪短磨平，然后用温肥皂水将手臂彻底洗干净，再用 0.1%新洁尔灭或 1%来苏儿溶液浸泡 3～5min，擦干后戴上无菌乳胶手套。另外，为了防止手术人员头部及身上的灰尘、汗滴或飞沫落入手术视野，必须穿戴手术衣帽、口罩。

四、基本操作技术

（一）切开

根据实验要求确定手术切口的部位及大小。切开时先绷紧皮肤，将刀刃与皮肤垂直，用力要得当，一般将切开皮肤全层，切口整齐不偏斜。切开皮及皮下组织时，一定要求按解剖层次主层切开，注意止血，避免伤及深层的重要组织和器官。

（二）止血

止血是手术操作中的重要环节。手术过程中止血完美与否，不仅直接影响手术部位的显露和手术操作，而且关系到手术后动物的安全、切口愈合的好坏以及是否造成并发症等。术中止血必须准确、迅速、可靠。

1. 预防性止血 术前 1～2h 内使用一些能提高血液凝固性的药物，以减少术中出血。常用的预防性止血剂有 10%氯化钙溶液等。

局部麻醉时，配合应用肾上腺素，即在 1000ml 普鲁卡因溶液中加入 0.1%肾上腺素 2ml，利用其收缩血管的作用，达到减少手术部位出血的目的。在四肢末梢、阴茎、尾部手术时，为避免出血过多，可在手术部位上方缠止血带，待手术部位彻底止血后松开。

2. 术中止血

（1）压迫止血：手术中出血一般可先用无菌纱布或拧干温热盐水纱布按压片刻，切勿用纱布擦拭，以减少组织损伤。

（2）钳夹止血：用止血钳与血流方向垂直夹住血管断端，停留一段时间后取下止血钳。

（3）结扎止血：常用于压迫无效或大血管的出血。出血点用纱布压迫蘸吸后，用止血钳逐个夹住血管断端，要夹紧，夹牢，但应尽量少夹周围组织，再用丝线结扎止血。结扎时，先竖起止血钳，将丝线绕过钳夹点之下，再将钳放平后钳尖稍翘起，打第一个结时，边扎紧边轻轻松开止血钳，再打第二个结。

（4）烧烙止血：以烧热的烙铁烧烙血管的断端，使血液和组织凝固，从而达到止血的目的。

（5）药物止血：当内脏出血时，可用纱布吸净积血，然后将止血粉、云南白药或凝血酶等涂敷于创面上，稍后无菌纱布压 5～10s 即可止血。

（三）组织分离

分离组织的目的在于充分显露深层组织，造成手术径路，便于切除病灶等。一般要求：在同一平面上力求一次垂直切开，以保证切口边缘整齐，禁止斜切和锯切，以减少损伤，便于愈合；在切开多层组织时，一般按组织层次分层切开，切口大小应适当；切开肌肉时，一般应按肌纤维方向进行；要确保切口创伤分泌物的顺利排出。

组织分离的方法有两种：①锐性分离法：使用刀、剪等锐性器械作直接切割的方法，该法用于皮肤、黏膜、各种组织的精细解剖和紧密粘连的分离。②钝性分离法：使用刀柄、止血钳、剥离器或手指等分离肌肉、筋膜间隙的疏松结缔组织的方法。

软组织分离要求按解剖层次逐层分离，保持视野干净、清楚。原则上以钝性分离为主，必要时也可使用刀、剪。软组织分离方法有：①结缔组织分离；用血管钳插入撑开，作钝性分离。对薄层筋膜，确认没有血管时可使用刀剪。使用血管钳作钝性分离时，应慢慢地分层，由浅入深，避开血管。若需要锐器，应事先把两把血管钳作双重钳夹，再在两钳之间切断。②肌肉组织的分离：应在整块肌肉与其他组织之间，一块与另一块肌肉分界处，顺肌纤维方向作钝性分离，肌肉组织内含小血管，若需切断，应事先用血管钳作双重结扎，然后才可剪断。③血管神经的分离：顺其直行方向，用玻璃分针小心分离，切忌横向拉扯。

（四）缝合

缝合方法很多，但归纳起来主要有单纯缝合、内翻缝合和外翻缝合三种类型。上述三种缝合又可区分为间断缝合和连续缝合。间断缝合中最常用的基本方式是结节缝合，用于皮肤、肌肉、筋膜等张力大的组织缝合，结节缝合中一种特殊形式是减张缝合，用于缝合皮肤，可与普通结节缝合并用。其特点是缝线的进出孔距创缘较远（2～4cm），或在打结前装上纱布圆枕，以减少组织张力，防止组织被缝线撕裂。

缝合前，应彻底止血，并清除腔内异物、凝血块及坏死组织。缝针的入孔和出孔要对称，距创缘 0.5～1cm。缝线松紧适宜。作减张缝合和留排液孔。缝合时，必须遵守无菌常规。

外部创口缝线经一定时间后，均需拆除。根据创口缝合情况，可决定分次拆除或一次拆除。创口化脓时，根据需要拆除全部或部分缝线。拆线前，在缝合处，尤其在缝线和针孔上，需用碘酒、酒精消毒。

五、手术后动物的护理

动物外科手术成功与否，不仅仅是指手术本身是否顺利完成，良好的术后护理和术后各种情况的及时处理也是至关重要的。动物由于受手术的影响，使原来平衡的机体、机能状态发生一系列的变化，饮食等功能也受到了不同程度的影响。因此，为确保动物外科实验研究达到预期的目的，实验者应注意以下一些方面的护理管理。

（一）动物的饮食要求

动物由于受手术的刺激或损伤，食欲降低甚至丧失，实验者除了应细心观察动物的饮食状态外，还应尽可能地使动物恢复食欲，尽量让动物食入一些营养物质来补充机体需要。有些暂时丧失了饮食机能的术后动物应及时经静脉输液或经其他途径，如皮下注射、腹腔注射补液的方法给予一定量的能量物质，以补充体力，直至恢复摄食功能。

（二）术后动物的全问题处理

术后动物常出现的危险情况有：呕吐、窒息、呼吸道梗死、低体温休克、细菌感染、自我损伤或被其他动物损伤等。因此，经过麻醉的术后动物应待其呼吸平稳、血液循环功能正常后，才可拔出气管插管。为保持呼吸道的畅通，防止因舌、咽部肌肉松弛而引起窒息，可让动物侧身卧。苏醒期的动物如有唾液明显增多现象，宜给予一定量的阿托品肌内注射，剂量与麻醉前用药相同。阿托品不仅能减少唾液的分泌，同时也可防止呕吐的发生。如因疼痛而躁动不安时，除事先采取制动措施外，必要时可照术前剂量经予一定量的哌替啶或氯丙嗪肌内注射。术后动物应单笼放置，以防止被其他动物损伤。

（三）术后动物观察环境要求

动物在完全清醒后才可送回动物室。动物室的环境要求清洁、安静、温暖、光线柔和。室温宜高些，可保持在 25～30℃，低体温休克是动物实验后死亡的一个重要原因。很多实验者往往只注意手术本身和术后感染，却往往忽略了术后环境温度。当然，有些情况是动物实验场所条件差，难以安装空调设施，导致动物未能度过安全期便已死亡。

动物的铺垫物应柔软、吸水、无尘埃，并应经常更换、消毒，以保持动物皮肤和被毛干燥，防止手术部位的感染、化脓等。动物室的光线宜暗淡些，切忌强光照明，若要观察可借助手电筒或局部光源。术后观察时，动作宜轻，严禁大声喧哗或出现尖锐的撞击声。动物室的通风设备应运转良好，室内氨浓度不宜过高。

第四节 常用动物实验设备

动物实验设备（animal experimental equipment）以科学研究、实验教学、生物制品和药品及相关产品检验、检定等为目的而进行动物实验有关的实验设备的总和。包括：生理生化检测检定设备、行为学观察设备、放射线检查设备、手术器械等。

一、动物运动轨迹记录分析系统

（一）适用范围

在药理学和毒理学研究方面常用的标准实验可以满足神经药理、学习记忆药理、抗衰老药理和新药神经系统一般药理毒理研究的需要，也可用于神经科学基础研究。

在动物社会行为学研究方面可用于两只或多只动物间争食、抢夺地盘、求偶交配以及其他生活规律习性的行为记录和统计分析，也可以用于 Morris 水迷宫、T-迷宫、Y-迷宫、辐射迷宫、高架十字迷宫和旷场实验。

（二）仪器简介

系统由摄录机，计算机和图像采集分析软件构成。摄像头安装在动物活动区域的上方，区域是实验人员设定的圆形，长方形等各种形状，摄取的动物活动图像传入分析计算机，计算机以每秒 25 次的速度将影像信号数字化，记录一个或几个动物在一个或多个区域内不同时间的位置、速度、停留时间、运动轨迹、运动距离等研究人员关心的参数。软件根据研究人员的设计自动将这些参数分类统计得到动物活动情况报告。

使用时，摄像系统安装固定在实验区上方，实验区域大小可通过调整镜头焦距以适合不同的实验条件。为满足在黑暗条件下实验需要，本系统可选配红外照明阵列以及红外敏感 CCD 摄像机。实验区域内可根据具体实验要求搭制或放置各种形状的结构件，如 Morris 水迷宫、Y-迷宫、探索实验装置或饮食装置等。处理系统可以将实验区域划分成若干小区域（实验人员自定），然后自动描记实验动物在各个小区域里的运动轨迹，统计在不同时间段内的活动规律。

本系统可以提供两种不同的实时监视或回放方式，即轨迹描记方式和原始图像显示方式。轨迹描记方式用于自动分析小动物在二维平面上的行为轨迹，可以提供位置、距离、运动速度、运动时间、静止时间等方面的分时和分区统计数据；原始图像显示方式用于观察分析动物的实际活动，可以提供如直立、活动姿态、饮食活动、刺激反应等直观画面，实验人员可以对这些不同的活动做标记，系统自动统计不同时间段内（如用药或训练前后）各种活动的发生次数、发生频率或持续时间等参数。

本系统基本配置有三种：

1. ETHOVISION BASIC 记录一只动物在一个区域内的活动，黑白图像。

2. ETHOVISION PRO 可以记录两只动物在多达 16 个区域内的活动，可用于求偶、交配、争食等交互行为的记录分析，黑白图像。

3. ETHOVISION COLOR-PRO 可以记录 16 只动物在多达 16 个区域内的活动，可用于动物间社会行为的分析，也可同时记录多个动物在不同区域内独立的活动，即多个实验同时进行，彩色图像。

二、Morris 水迷宫

（一）适用范围

强迫小、大鼠游泳，学习寻找隐藏在水中平台的一种实验，主要用于测试实验动物对空间位置和方向（空间定位）的学习记忆能力。在学习记忆、老年痴呆、海马或外海马研究、智力与衰老、药理学、毒理学、预防医学、神经生物学、动物心理学、行为生物学等领域广泛应用。

（二）仪器简介

虽然老鼠是天生的游泳健将，但是它们却厌恶处于水中的状态，同时游泳对于老鼠来说是十分消耗体力的活动，他们会本能的寻找水中的休息场所。寻找休息场所的行为涉及一个复杂的记忆过程，包括收集与空间定位有关的视觉信息，再对这些信息进行处理、整理、记忆、加固、然后再取出，目的是能成功的航行并且找到隐藏在水中的站台，最终从水中逃脱。

较为经典的 Morris 水迷宫，测试程序主要包括定位航行试验和空间探索试验两个部分。其中定位航行试验历时数天，每天将大鼠面向池壁分别从 4 个入水点放入水中若干次，记录其寻找到隐藏在水面下平台的时间。空间探索试验是在定位航行试验后去除平台，然后任选一个入水点将大鼠放入水池中，记录其在一定时间内的游泳轨迹，考察大鼠对原平台的记忆。

实验过程采用动物运动轨迹记录分析系统，实现了实验过程的自动化，避免了人工计数引入的主观误差和对实验动物的干扰，增加了实验结果的真实性和可靠性。

Morris 水迷宫的组成部分：

1. **大鼠恒温游泳池**　直径 1.2～2m；站台直径 12cm，高度在 20～35cm。
2. **小鼠恒温游泳池**　直径 0.8～1.6m；站台直径 8cm，高度在 20～35cm。

三、Y-迷宫

（一）适用范围

Y-迷宫可同时观察实验动物的逃避条件反射能力和空间辨别能力，在生理学、药理学及病理生理学实验中测量动物学习记忆能力是一种经典的方法。在探讨痴呆的病理发病机制和观察药物疗效方面，对其进行 Y-迷宫检测，根据其学习记忆能力的变化来判断建模是否成功或药物有无疗效。

（二）仪器简介

Y-迷宫共 3 个臂，各个臂夹角 120°，Y-迷宫相对八臂迷宫来说结构简单、价格便宜，有一定的实用性，且可满足一些特殊需要，如在大鼠头部埋藏电极以便测量脑电图或引导脑诱发电位时不宜使用水迷宫。

1. 电刺激型 Y-迷宫　电刺激型 Y-迷宫由等长的 Ⅰ、Ⅱ、Ⅲ 臂和三者的交界区组成，箱底铺设有电击装置，顶端各装一盏 15W 的刺激信号灯。控制面板有电压控制按钮、延时控制按钮和 Ⅰ、Ⅱ、Ⅲ、0 四个按键，当分别按下 Ⅰ、Ⅱ、Ⅲ 键时，相应臂的信号灯亮，此时该臂不通电为安全区（红灯区），另外无灯光的两臂及交界区均通电而成为非安全区（电击区）。按下 0 键，则三臂均不通电，但交界区通电。实验开始时，让大鼠在起步区（大鼠开始所在的臂）适应 3～5min，每次电击延迟为 5s，然后按一定规律或随机转换琴键开关以变换安全区与电击区的位置，观察动物学会逃离电击区而进入安全区的反应能力。

开始训练时，大鼠受电击逃离起步区后可能跑向非安全区，并在电击作用下最终才跑至安全区（被动回避反应），故会出现错误反应。多次训练后，安全区灯亮，电刺激尚未开始时，大鼠立即逃往安全区，即为形成明暗辨别条件反射（主动回避反应）。一般将动物经训练而达到学会的标准是连续10次有9次正确。记录动物学会所需的训练次数，训练次数越少，说明学习能力越强。24h后进行记忆保持能力的检测，以正确反应次数占总检测次数的百分比表示记忆保持能力（正确反应的次数/总检测次数×100%），此值越高说明记忆力越好。

2. 空间识别型Y-迷宫　空间识别型Y-迷宫相对于被动回避（电击）等实验的优点在于这种迷宫利用了啮齿类动物对新异环境天然探究的自然习性，不需要动物学习任何规则来趋利避害，能够有效地反映出动物对新异环境的识别记忆能力。

在中央处各有一个可移动的隔板，在迷宫各个臂内贴上不同几何图形，作为视觉标记。每个Y-迷宫的3个臂被随机设为：新异臂（小鼠进入迷宫时所在的臂）、起始臂和其他臂。新异臂：实验包括两个阶段，间隔1h，第一个阶段为训练期，关闭新异臂，让动物在起始臂和其他臂中自由探索10min。训练结束后将动物放回饲养笼，1h后进行第二个阶段实验。第二个阶段为检测期，打开所有臂，动物在三个臂自由活动5min，记录在各个臂探索的时间和路程，最终要给出的参数包括在各个臂进臂的次数、在各个臂探索的时间和路程。记忆损害者在新异臂中探索的时间和路程会缩短。

迷宫内铺垫木屑，每次训练或测试结束后，混匀各个臂里的锯末，以防动物残留气味干扰。实验过程采用动物运动轨迹记录分析系统，实现了实验过程的自动化，避免了人工计数引入的主观误差和对实验动物的干扰，增加了实验结果的真实性和可靠性。

四、无创尾动脉血压测量分析系统

（一）适用范围

无创尾动脉血压测量分析系统用于大鼠的血压测量，动物不麻醉、无创伤、方便实用。系统准确记录并显示：收缩压、舒张压、平均压和心率，自动处理数据，储存和统计一定时期内的实验结果，尤其适用于慢性动物血压实验。

（二）仪器简介

该仪器测量工作原理与用普通人体血压计量人体动脉血压的克氏音原理（一种无创血压测量方法，属于间接测量人体血压的方法）类似。高敏脉搏换能器能感受动脉血流量变化而产生的强弱不同的血管搏动，经换能和放大处理，可通过多种记录显示系统描记出血管搏动曲线。用充气方式人为改变压脉套内压力，对动脉实施压迫（阻断血流）和松解（恢复血流）。当尾套内压力处于动脉血流从完全阻断到心脏射血能使动脉血流开始贯通时，此时脉搏波从消失到再次出现第一个波，此波出现时所对应的压力表上指示的压力代表血管收缩压。而后压脉套内压力逐渐降低，脉搏波逐渐加大，当尾套内压力恰好处于心脏舒张也不对动脉血流产生阻碍时，此时脉搏波曲线不再增大并产生二级波峰，此波峰对应的压力代表血管舒张压。收缩压和舒张压出现的时间，由高敏脉搏换能器得到的脉搏曲线提供明显的标志。脉搏波从完全消失到出现第一个脉搏波，此波对应的管道内压力为收缩压。压脉套内的压力继续逐渐降低，脉搏波逐渐加大并产生基线位移，出现一个二级波峰，此波峰最高点（或脉搏波增大到不再增大点）对应的压力为舒张压。

（三）主要构件

1. **充气球** 与血压表及压脉套相通，用以调节压脉套内压力。
2. **血压表** 显示压脉套及整个管道系统内的压力。
3. **压脉套** 硬质外壳和乳胶内囊组成，内囊压力由充气球人为控制，压迫或松解动脉血管。
4. **高敏脉搏换能器** 是关键部分，它能感受小动物极其微小的动脉搏动，并将搏动转变成电信号，通过微电放大器系统，描记出动脉搏动曲线。用于辨别收缩压和舒张压出现的时间。
5. **换能器接口** 用于连接压力换能器，通过压力换能器，记录出压力管道内的压力曲线。

五、抓力测试仪

（一）适用范围

用于评估药物、毒素、肌肉弛缓剂、疾病、衰老、神经损伤对动物前肢、后肢或者四肢肌肉抓力的影响，适用于大鼠和小鼠。

（二）仪器简介

将受试动物置于实验台上，头前方为装有力传感器的抓杆，抓杆高度可调。当实验人员拖动动物的尾巴时，该动物会为了阻止非本意的向后运动而本能地抓住前方的抓杆，直到实验人员的拉力超过它的最大抓力。当动物松开抓杆时，仪器会自动记录最大力值，并显示在液晶屏上。另外，通过可选附件网状抓杆，可用于测量后肢或四肢的抓力。

六、小动物人工呼吸机

（一）适用范围

适宜大白鼠、豚鼠、仓鼠、兔、猫、犬、猴等中、小型动物的人工通气及呼吸管理。

（二）仪器简介

动物呼吸机是常用的实验设备，广泛用于基础医学、临床医学和动物医学等科学研究实验中的人工呼吸、呼吸管理、动物的急救、呼吸治疗等。其工作原理是定容型正压呼吸，以电机为动力，由驱动电路控制，有节律地输出气流，经吸气管进入动物肺内，使肺扩张，以达到气体交换的目的。通气管分进气、出气、回气、排气共四个。该仪器控制准确，可根据不同的实验或者动物调节潮气量、气流流量、最大输入气压、呼吸速率、吸气时间和吸气流量。以空气为气源，不需要高压气源，使用方便，性能稳定。

七、微量注射泵

（一）适用范围

小鼠、大鼠、兔子等实验动物的微量注射。

（二）仪器简介

微量注射泵采用微电机步进控制，专门设计用于需要恒定流速、精确注射的领域，可安装注射器通过 PE 管直接向动物的某组织或器官进行单次注射，也可通过 PE 管连接套管进行长期、反复多次的微量注射给药，无论哪一种方式的注射，均可同时安装多只注射器，实现多只动物的注射给药。

只需按步骤简单地输入注射器直径、注射速率、注射体积等参数即可开始注射。注射开始后，液晶屏实时显示当前的注射状态，当注射完成后，泵会自动停止注射。具有编程功能，按键输入控制程序，注射时间和速率可调，并可以在12h内设置8个时间点，每个时间点独立设置参数。注射部分露在外边，大家平时注意擦拭，注意防锈。

注射器范围：0.5μl～200ml。

流速范围：0.001μl/min～138.7ml/min。

通道范围：单通道、双通道、四通道、十通道。

八、脑立体定位仪

（一）适用范围

脑立体定位仪又称脑固定装置，它是利用颅骨外面的标志或其他参考点所规定的三度坐标系统，来确定皮质下某些神经结构的位置，以便在非直视暴露下对其进行定向的刺激、破坏、注射药物、引导电位等研究，适用于大鼠、小鼠、小鸟、猫、壁虎及豚鼠等实验动物。

（二）仪器简介

脑立体定位仪是利用颅骨外面的标志或其他参考点所规定的三度坐标系统，来确定皮质下某些神经结构的位置，以便在非直视暴露下对其进行定向的刺激、破坏、注射药物、引导电位等研究。动物脑立体定位仪是神经解剖、神经生理、神经药理和神经外科等领域内的重要研究设备，用于对神经结构进行定向的注射、刺激、破坏、引导电位等操作，可用于帕金森病动物模型建立、癫痫动物模型建立、脑内肿瘤模型建立、学习记忆、脑内神经干细胞移植、脑缺血等研究。

桌面型数字脑立体定位仪具有标准型脑立体定位仪的所有特点，且在原有标准脑立体定位仪的三维操作臂上增加了位移传感器和LCD数字显示屏，X、Y、Z轴移动距离可在LCD显示屏上实时显示，用户无须前后查看数据，直接读取X、Y、Z轴移动距离；X、Y、Z轴坐标可在显示屏上完成任意点归零，根据图谱直接进行定位，避免二次读数及计算，简化了实验操作过程。数字显示屏采用5号电池供电，避免了交流电带来的电子噪声和干扰，适合电生理实验。可与微量注射泵、柔型颅钻、各种电极、适配器等配套使用。

（三）构件活动范围

移动距离读数精度为10μm。

操作臂移动范围X（上下）、Y（左右）、Z（前后）三轴可达80mm。

垂直方向可180°旋转并随时锁定任意位置。

水平方向可360°旋转并随时锁定任意位置。

九、甩尾痛觉测试仪

（一）适用范围

适用于测试止痛药物对大鼠或小鼠尾巴的影响。

（二）仪器简介

甩尾痛觉测试仪适用于大鼠、小鼠的热痛耐受检测，通过对实验动物尾巴的加上热应力，测试其灵敏度变化，用于评价止痛药的药效。

实验动物被置于仪器上，红外光位于实验动物的下方，红外灯连续照射动物的尾巴持续提高热量。红外热光源强度可调，即提供不同的温度，一般是 60～170℃。聚焦的红外光热量能提供 4mm×6mm 范围的尾部刺激，动物感觉疼痛而甩动尾巴，当检测到尾巴甩出光束时，内置的计时器可在最短的 0.1s 内自动察觉并自动停止，测试结果显示在屏幕上便于读数。尾沟是一种非金属材料，以避免对动物产生不必要的刺激。如果动物没有在预定设置的时间内甩尾，热源自动关闭，避免组织损伤。

十、爪触觉测试仪

（一）适用范围

机械刺激小鼠、大鼠等啮齿类实验动物跖面的触觉感应，用以评估镇痛麻醉药物或消肿药物的药效。

（二）仪器简介

将测试动物放于固定围栏中，待其安定后，将刺激针对准动物测试足底并逐渐增加刺激力量，动物感觉到痛觉后移开足部，设备显示并记录刺激针在动物移开足部的瞬间最大值。

（三）特点

测定灵敏度高，反应时间 0.1s。
测试压力范围 0～50g，步进量为 0.5g。
测试压力增加速率 1～20s 可调，步进量 1s。
刺激针位移量 12mm。

十一、小动物超声成像系统

（一）适用范围

可以满足斑马鱼、小鼠、大鼠、兔子等活体实验小动物的各个脏器病变、胚胎及肿瘤血流的影像学分析，应用于心血管学、肿瘤学、生殖与发育学、神经生物学、干细胞研究、病理毒理学、药理学、纳米生物学、超声造影剂等领域。

（二）仪器简介

该系统为一套小动物灰阶及血流参数的影像系统,利用高频超音波精细的分辨率观察小动物各表层组织。超声探头最高频率达 85MHz，分辨率达到了 30μm，图像采集速率达 1000 帧/秒，清晰度大大高于医用超声。

小动物超声的主机具有最常用 B 型超声功能，也可以根据临床及实验的需要选配多种功能模块，如脉冲多普勒、彩色多普勒、能量多普勒、组织多普勒、心电-呼吸门控、VevoStrain、M 型超声、EKV、左室功能分析、三维模块、造影分析模块、心血管高级功能模块、数字射频、图像引导注射等。

十二、呼入式气体麻醉机

（一）适用范围

适用于小鼠、大鼠等小型啮齿类实验动物麻醉。

（二）仪器简介

呼入式气体麻醉机采用单呼吸管路设计，无再循环呼吸回路系统，减少呼吸无效腔。专业的吸气和呼气阀，可以清晰地观察到麻醉动物的呼吸状态。具有 APL 减压阀，防止压力过大对麻醉动物的气压伤害，确保麻醉动物的安全。具有氧气（O_2）、笑气（N_2O）和三氟氯溴乙烷气流表，流速可以精确到 1~1000ml/min；并且具有快速充氧功能，保证麻醉动物的快速复苏。可以应用于开放式面罩麻醉，或配备专业的呼吸机用于密闭麻醉。

十三、小鼠滚筒运动测试仪

（一）适用范围

用于检测小鼠的协调运动能力、药物对小鼠肌松作用的强度及检测神经毒性物质的作用等，是神经精神药理研究、运动系统协调研究和筛选动物必备的实验仪器。

（二）仪器简介

使用滚筒方式检测小动物的协调运动的方法，能够定性、定量的分析由中枢神经药物、肌松药物、脑损伤中风症状、骨骼性疾病等原因引起的运动协调问题，并能得到科学准确的结果。

将小鼠放入有 60°倾斜角的滚筒里，以 1.5~2.5r/min 的慢速旋转，动物要在筒中筛网部分，不停地调整自己的身体，保持着平衡，避免跌落。仪器会自动检测小鼠滚筒运动时间，当使用了影响、改善运动协调性的药物时，动物能缩短或延长在筒中停留的时间。使用较大的样本，其结果会非常明显。注意在滚筒转动时不要轻易触摸滚筒或强行止转，或未通电时强行转动，这样极易损坏电机造成不可弥补的损失。接粪板、盛接盒和滚筒拆卸清理时一定轻拿轻放，避免损坏影响使用。

（三）技术指标

滚筒尺寸直径 200mm，长度 550mm。
不锈钢网区 350mm，两端封闭区 100mm。
网格尺寸 5mm×5mm，间隔 1mm。

十四、啮齿类小动物手术台

（一）适用范围

适用于小鼠、大鼠、豚鼠等啮齿类小实验动物外科手术。

（二）仪器简介

手术台台面温度可从室内环境温度至 50°之间调节，工作前先插上 220V 电源，设定好工作需要温度，预热后即可工作。手术台台面高度升降采用液压控制；倾斜台面可灵活调节调节，左右分别可倾斜15°，前后分别可倾斜45°便于手术操作。包含一组动物固定套装，四根固定杆多个固定夹。手术台也可以选择LED柔性灯提供直接照明，放大镜（主镜头2.3×，内嵌镜头4.0×）提供辅助视野。

十五、动物血液分析仪

（一）适用范围

小鼠、大鼠、兔子、猫、犬、山羊、绵羊、小型猪、马、猴等物种的各类血细胞测定。

（二）仪器简介

每次只需要上样20μl全血，两分钟即可快速出结果。动物血液分析仪提供高级细胞分离技术，并能够进行聚焦流技术达到处理动物血液样本的目的，借助强大的软件功能将不同类型的细胞进行分类，并且能够注明血液轻微、中度、严重异常程度。

测试项目：白细胞总数、淋巴细胞数目、单核细胞数目、粒细胞数目、淋巴细胞百分比、单核细胞百分比、粒细胞百分比、红细胞数目、血红蛋白、红细胞压积、红细胞平均体积、红细胞平均血红蛋白含量、红细胞平均血红蛋白浓度、红细胞体积分布宽度（SDW）红细胞/白细胞直方图。

十六、活体动物体内成像系统

（一）适用范围

1. 癌症及药物研究 直接快速地测量各种癌症模型中肿瘤的生长和转移，并可对癌症治疗中癌细胞的变化进行实时观测和评估。

2. 病毒学及基因治疗 可清楚地看到标记的病毒或DNA载体对活体动物的侵染和在体内的表达，对以病毒和非病毒做载体的基因治疗的研究都有极大应用。

3. 基因表达 在活体动物体内观察和研究基因的表达，细胞或组织特异性，及其对外界的反应。

4. 干细胞及免疫研究 实时观测活体动物体内干细胞造血过程，并用于抗肿瘤免疫治疗。

5. 细胞凋亡 在活体动物中，观察细胞凋亡及相关事件的发生和发展。

6. siRNA的研究 通过生物发光的变化，验证siRNA在活体动物体内的作用。

7. 蛋白质相互作用 观察细胞中或活体动物体内蛋白质间的相互作用。

8. 转基因动物模型 将荧光素酶基因带上目的基因的启动子，形成转基因动物模型。利用荧光素酶与目的基因的平行表达，显示目的基因在何时、何处及在何种刺激下表达。

9. 在其他领域的应用 如免疫学、信号传导，代谢、发育、内分泌学等。

（二）仪器简介

灵敏度极高：动物体内成像最重要的参数就是灵敏度和体内观察的深度。本技术可以检测到体内标记的几百个细胞（10^2），相对于其他荧光技术最高灵敏度的1mm的肿瘤（10^6~10^7细胞）有绝对的优势。同时可做精确的定量研究：在体内相同的部位，活跃的肿瘤细胞数目与其所发出的光子数呈线形关系。

标记细胞且可以定量观察这些细胞在体内的时空分布和对外界刺激的反应。标记病毒，可以观察病毒对机体的侵染模式，以及观察以病毒为载体的基因治疗对靶标的识别和治疗效果。标记细菌可以观察细菌对机体的侵染模式。标记基因可以观察某一个基因特定的表达情况。另外，有些科学家还利用了荧光素酶的一些特有的生物学特性，用来观察体内研究蛋白质的相互作用和细胞凋亡等一些生物学现象（图4-11）。该技术成熟，已发表大量文章，特别在 NATURE，SCIENCE，BLOOD，CANCER CELL，JOURNAL OF CLINICAL INVESTIGATION 等国际一级杂志。

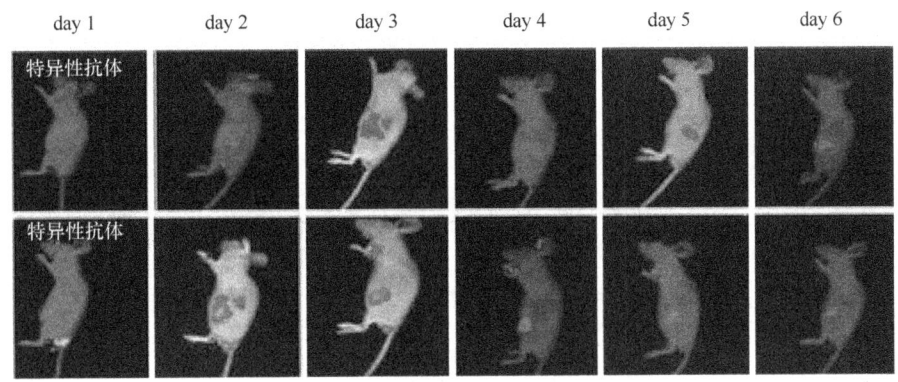

图 4-11　定量观察标记细菌对小鼠机体的侵染模式

十七、肢体肿胀测试仪

（一）适用范围

通过读出小鼠、大鼠爪体积的改变测得肢体肿胀度，用来衡量消炎药的有效性。

（二）仪器简介

肢体肿胀测试仪包括有不同容积的充水透明罐、液面感受换能器和数据处理器。根据实验鼠的大小选择不同容积的水罐。使用时将鼠爪浸入水中，由于浸泡水的压力发生了变化。压力的变化会被校准，并显示在特殊的电子监视器上。这种检测形式可以消除由于重复浸入发生导电性的改变而产生的改变。测试结果直接显示大鼠精确到 0.01ml、小鼠精确到 0.001ml。

十八、进口代谢笼

（一）适用范围

小鼠、大鼠的粪便和尿液的分离收集。

（二）仪器简介

有 5 种不同尺寸，可以供动物在其中休息并防止夹嵌动物，特别提供单小鼠代谢笼，破解了单一小鼠尿液难以收集的难题。收集漏斗和分离锥形体使用独特的设计保证了尿液和粪便的分离收集，尿液不会被污染，也不会进入粪便收集管，所以分离是直接和完全的，结果将得到无误和值得信任的。尿液和粪便的收集管均为 PMP 材料。PMP 材料是一种在特定工艺条件下生产的无菌惰性材料，完全不同于传统的不锈钢或普通塑料，其优点是不挂壁、无吸附且非常耐用。尿液和粪便的收集管可在实验进行中随时更换。食槽位于笼外，可以很容易地抽出填装食物而不会惊扰动物。笼盒组装简单，所有部件均易清洗，且可高温高压灭菌。还可以选配尿液冷冻保藏装置及自动化分时分段收集装置。

十九、实验动物跑步机

(一) 适用范围

实验动物跑步机是大鼠、小鼠的强制跑步装置,用于疲劳、营养学的研究,也可以用于运动负荷的测试。

(二) 仪器简介

该设备主要由跑道主体、控制器、电击网格和垃圾盘等构成。跑步机是一种小鼠和大鼠通用的运动装置,当使用小鼠的时候,在跑道中间增加一个隔离板。跑步机斜坡的末端安装有电击网格,电击刺激可以开启和关闭。行走的速度和时间,以及跑动的倾斜角度都可以根据实验需要进行调节。

二十、显微CT

(一) 适用范围

显微CT(micro computed tomography,微计算机断层扫描技术)能够在不破坏样品的情况下进行高分辨率X线成像,可灵活针对多种不同样品提供个性化的扫描方案。该仪器可对活体小动物进行肿瘤等软体组织的动态观察,也可对小动物骨骼、牙齿等方面的疾病进行研究;结合血管造影剂可以对10~20μm的末梢血管进行成像,研究各种组织中的脉管系统;利用呼吸门控系统,能够避免动物呼吸产生的运动伪影,使在活体动物模型中研究呼吸系统疾病成为可能,能够广泛应用于医学、药学、生物等领域的研究。

(二) 仪器简介

显微CT又称微型CT、小动物CT、微焦点CT,是一种非破坏性的三维成像技术,可以在不破坏样本的情况下清楚了解样本的内部显微结构。它比普通临床的CT分辨率高出很多,可以达到微米(μm)级别,因此具有良好的"显微"作用。还可以根据已经密度的标准品得出样品内部各点的密度值(图4-12)。

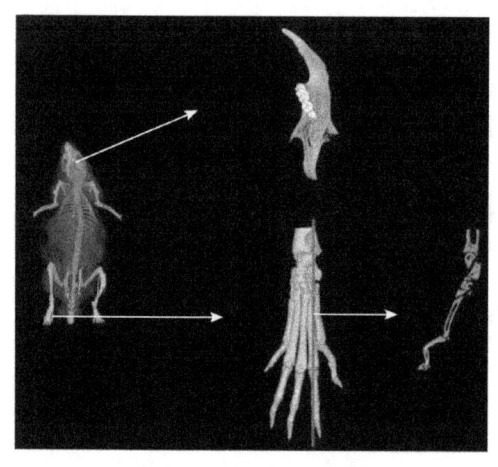

图4-12 显微CT成像图

显微CT利用的原理是当X线透过样本时,样本的各个部位对X线的吸收率不同。X线源发射X线,穿透样本,最终在X线检测器上成像。对样本进行180°以上的不同角度成像。通过计算机软件,将每个角度的图像进行重构,还原成在电脑中可分析的3D图像。通过软件观察样本内部的各个截面的信息,对样本感兴趣部分进行2D和3D分析,还可以制作直观的3D动画等。

(三) 技术指标

(1) 辐射剂量低:设备表面辐射剂量当量<0.3mr/h,低于国家安全标准 0.5mr/h,无须射线防护,可以直接在普通实验室使用,对人体安全无损伤。

(2) 快速读取大面积平板探测器保证了大扫描视野,横截面视野 90mm,单大扫描长度120mm,能够对体积较大的实验样品进行探测。

（3）微焦斑 X 光源拥有 90kV 的最大电压，可以保证对高密度以及大半径的实验样品具备足够的穿透力和空间分辨率。

（4）配备多种动物支架与模具，能够放置骨骼、牙齿、各种材料器件以及活体小动物，可灵活针对多种不同样品提供个性化的扫描方案。

（5）高配置的惠普工作站和专业级图形处理卡，能够提供更快的数据处理能力、高保真的处理效果，同时可保证对海量数据的存储能力。

（6）拥有光栅尺，能精确定位扫描对象的位置，提供多种扫描视野，更灵活地应对多种不同实验需求。

（7）快速读取 CCD 探测器，按重建 512 个断层切片计算，每张切片只需用时 0.93s，小鼠全身扫描仅需 15min，使用像素拼合后，还能加速扫描速度。

二十一、小动物血栓生成仪

（一）适用范围

准确记录动物血栓形成的过程、药物抗栓及溶栓的效果，应用于血栓药物的研究中。

（二）仪器简介

该仪器采用了物理方法（直流电刺激）损毁颈动脉血管的内皮细胞，从而激活凝血因子，启动凝血机制，造成血小板和纤维蛋白聚集，从而形成混合性的血栓，这种血栓近似人体的起始血栓。如果栓子在血管中移行至脑中动脉，可栓塞末端的更细的血管从而引起脑组织坏死，形成偏瘫或意识障碍等。电刺激形成的血栓与化学法（三氯化铁法）、血卟啉法、离体循环法、体外循环丝线法相比更接近人体形成血栓的病理过程，所以此种方法得到了世人公认。

先进的红外监测装置用于监测血栓的形成过程，对血栓形成引起的血流脉动变化进行全程的监测，及时地捕捉到血栓开始形成的时间，血栓阻塞血管百分比的变化以及全部梗死的时间和使用溶栓药物后的栓溶时间，清楚地记录了药物效果和药效的轨迹，能为筛选、研究、开发、鉴定抗栓溶栓药物提供了真实可信数据资料。

在研究抗栓药物时可使用提前给药的异体对照方法，也可采用自体左右颈动脉相互对照的实验方法，即：一侧先形成血栓并记录成栓时间，给药后再记录另一侧的成栓时间，看药效功能。在研究溶栓药物时可在成栓过程中给药，看栓溶时间，这样就有了很强的证明性和说服力。在研究脑中风的过程中，可将颈动脉上形成的血栓在封闭了颈外动脉的情况下将栓子赶入颈内动脉，进入大脑中动脉的起始部，以阻断大脑中动脉血流，缝合皮肤，动物苏醒后，表现为提尾时手术对侧前肢内收屈曲，爬行时画圈，站立时倾倒等症状。也可使栓子进入视网膜中央动脉造成眼中风。

该仪器在药理教学实验中也有很好的使用价值，通过抗栓溶栓药物实验，可使学生了解血栓的危害、血栓形成的原理、血栓的物理形态、抗栓药物的作用机理以及抗栓效果，同时也学习了大鼠麻醉、大鼠固定、大鼠颈总动脉的切开剥离等基本操作和该类仪器使用方法，必将成为一堂内容丰富、生动形象的教学实验课。

二十二、动物精液分析仪

（一）适用范围

主要用于小鼠、大鼠、犬、猴、猪、牛、羊、家离类、鱼等动物的精液分析，提供精子数量、精子密度、畸形率、精子活率、精子运动轨迹、精子运动分布图等检测分析功能，可以应用于生理学、动物学、畜牧养殖、药物学和毒物学等众多研究领域。

（二）仪器简介

国内用于动物精子分析的仪器大都是人类精子分析技术产品来代用的，而动物精子不同物种类别的精子形态是千差万别的，人类精子计算机辅助分析采用的是"灰度法与阈值分割"图像识别技术，根本无法准确识别和分析常见动物精子头部空泡、半透明装、条状等形态的。只有根据不同物种精子数学形态模型建立图像运算方法，才能适用于该物种精子的精确识别与分析。由于较多物种精子形态在普通光学照明下呈头部空泡、半透明等状态，所以动物精子分析仪针对动物精子开发高清晰、高反差的光学成像与照明装置，保证了图像识别与分析的精确度。

软件采用自动识别模式与精确识别双模式，大大提高精确度。精确模式，即在自动模式的基础上对自动识别过程中出现的个别误识别或遗漏识别自动进行误识别剔除或遗漏补进，屏幕视野识别率可达100%，实现精确识别与准确跟踪。对精子进行自动编号标注与统计，精子全自动分析软件对精子图像数学形态化识别后自动分配编号。每个精子有一个独立编号，然后对其运动轨迹进行精确跟踪识别，以取得比较精确的运动参数和统计学参数。

（三）动物精子分析仪技术规格

样品允许一次采集检测数量：2000个，误差±2%。

检测速度范围：0～250μm/s。

对每一样品采集幅数为25～100幅。

采集分析时间不大于10s。

图像采集的视野组数1～30。

第五章 实验动物的处死方法及尸体检查

第一节 实验动物的处死方法

一、颈椎脱臼处死法

此法是将实验动物的颈椎脱臼，断离脊髓致死，为大、小鼠最常用的处死方法。操作时实验人员用右手抓住鼠尾根部并将其提起，放在鼠笼盖或其他粗糙面上，用左手拇指、食指用力向下按压鼠头及颈部，右手抓住鼠尾根部用力拉向后上方，造成颈椎脱臼、脊髓与脑干断离，实验动物立即死亡。

对于豚鼠，先用左手以稳准的手法迅速扣住其背部，抓住其肩胛上方，用手指紧握住颈部，然后用右手紧握住其两条后腿，旋转用力拉。

二、断头处死法

此法适用于鼠类等较小的实验动物。操作时，实验人员用左手按住实验动物的背部，拇指夹住实验动物右侧腋窝，食指和中指夹住左前肢，右手用剪刀在鼠颈部垂直将鼠头剪断，使实验动物因脑脊髓断离且大量出血死亡。

三、打击头盖骨处死法

主要用于豚鼠和兔的处死。操作时抓住实验动物尾根部并提起，用木槌等硬物猛烈打击实验动物头部，使大脑中枢遭到破坏，实验动物痉挛死亡。

四、放血处死法

此法适用于各种实验动物。具体做法是将实验动物的股动脉、颈动脉、腹主动脉剪断或剪破、穿刺实验动物的心脏放血，导致急性大出血、休克、死亡。

五、空气栓塞处死法

处死兔、猫、犬常用此法。向实验动物静脉内注入一定量的空气，形成肺动脉或冠状动脉气栓塞，或导致心腔内充满气泡，心脏收缩时气泡变小，心脏舒张时气泡变大，从而影响回心血量和心输出量，引起循环障碍、休克、死亡。空气栓塞处死法注入的空气量，猫和兔为 20~50ml，犬为 90~160ml。

六、药物注射处死法

此法多用于处死豚鼠和家兔。快速过量注射非挥发性麻醉药，一般使用苯妥英钠、硫喷妥钠、戊巴比妥等。投药量为深麻醉时的 25~30 倍，或让动物吸入超量的乙醚，使实验动物中枢神经过度抑制，导致死亡。

七、毒气处死法

让实验动物吸入大量 CO_2 等气体而中毒死亡。

第二节　实验动物的活检与尸检

一、体表检查

首先复查动物编号、性别和实验分组，记录死亡或活杀时间、解剖时间。然后检查动物外形：胖瘦、毛色、皮肤出血情况，生殖器官病变情况等。有无尸冷、尸僵和腐败现象，这对判断死亡时间有重要意义。动物尸僵从头至前、后肢直至全身，一般约经 12h 左右。尸僵在死后 1h 自头开始发生，最先从下颌角开始，继则在颈部肌肉，其后为胸和腹部肌肉，再次为上肢，最后为后肢。尸僵通常持续 24h 左右，以后逐渐消失。其尸解的程序亦是如此。故根据尸僵存在的部位可以推测死后经过时间。动物急性死亡的尸僵出现较早，而且僵直的程度较强，持续时间亦较久。尸僵受周围温度的影响，周围气候较为温暖时，僵直开始较早，尸解较迟；寒冷时则僵直开始较晚，尸解也迟。

二、皮下组织检查

将动物固定于解剖台上，用纱布浸湿甲酚皂溶液湿润被毛。从下颌至耻骨正中线切开皮肤，剥离皮下组织检查有否出血和感染情况。分离出气管，用大号止血钳将气管夹住，便于剖胸时观察肺。再将胸部皮下组织和胸大肌，自胸部中线起剥离。

三、腹腔器官的检查与取出

取出腹腔器官的一般程序是：首先将脾摘出，其次取出胃、十二指肠、胰、肠系膜（连同淋巴结）、空肠、回肠、结肠、直肠。然后取出肝、胆，最后取出肾上腺及泌尿生殖器官。

（一）脾

脾位于左侧横膈下和胃底部的后外侧。以左手提起脾，割断脾门部血管，取出整个脾。检查其大小、厚薄和硬度，并观察包膜表面是否平滑或有否皱纹，然后用刀沿脾的长轴和最凸处对着脾门做一切面，检查切面的变化。正常动物脾的切面、滤泡、小梁和红髓清晰可见。滤泡在正常情况下只在 45°的视线下才能见到极细的颗粒；小梁呈灰白色，细条状；在滤泡和小梁之间是红髓。正常的红髓组织略柔软，如用刀轻刮并不脱落。

（二）肝和胆囊

剪断肝十二指肠韧带和其中的胆总管、门静脉和肝动脉等。在肝的横膈面切断镰状韧带，并割断后面的肝三角韧带以及肝静脉和下腔静脉的联合，然后将肝和胆囊取出。注意在分离肝时，不要剪破肾上腺。

检查胆囊时应先用一有齿镊夹起胆囊，用剪沿胆囊壁细心地与肝组织分离，然后剖开分离的胆囊，检查胆囊管是否有阻塞等，记录胆汁的量和性质，仔细检查胆汁中有无结石和中华分支睾吸虫等。最后检查胆囊有无出血、炎症和胆固醇沉积等病变。

（三）胃肠系统

提起夹在食管下端的止血钳，剪去食管周围组织，将胃大弯的大网膜和胃小弯的小网膜的连系剪断，将胃拉向一侧。轻轻拉住肠管，将附着在各肠系膜逐步剪去，直至将全部回肠分离为止。然后将胃、十二指肠、空肠、回肠、结肠、直肠一并取出。取出前在直肠靠肛门处用止血钳夹住，在止血钳下端剪断直肠。再分别剖验胃及各肠段的病变。检查胃时，用肠剪由食管下端沿胃大弯向上经胃底剪到贲门，向下经幽门剪到十二指肠。剪开胃后，检查胃内物的量和性状，胃黏膜有否出血和坏死灶。

检查各肠段的病变：剪开前先检查各肠段的长度，各段肠壁的厚度，浆膜壁有否充血、粘连、渗出物或穿孔、肠系膜淋巴结是否肿大和出血等。然后沿肠系膜连接处剪开肠腔。检查肠内有无脱落、水肿、出血、感染和坏死，以及黏膜皱襞的情况。

（四）肾上腺

在左侧腹后壁分开左侧肾上腺周围的脂肪组织，将左侧肾上方的肾上腺小心分离取出。右侧肾上腺在肝和肾之间的腔静脉旁，并有一部分盖在肝下面。由于右侧肾高于左侧肾，因而与此相应的右侧肾上腺的位置也高。

（五）肾、输尿管、膀胱及生殖器官

将肾旁的脂肪结缔组织分离后将肾提起，分离开输尿管至膀胱。将肾连同输尿管一起提出腹腔。将睾丸、附睾连同精索经扩大的腹股沟管内口，从阴囊拉到腹腔内并切断与阴囊相连的睾丸韧带引带。用剪自耻骨联合内侧面逐层剪开盆腔腹膜处的软组织，把膀胱、前列腺及尿道后部相连的组织剥离，最后将两肾、输尿管、睾丸、附睾、精索和膀胱、前列腺一起取出。注意左右要分开，分别进行剖验。雌性动物应取两侧卵巢、输卵管、子宫、阴道等。

1. 肾脏 先检查左肾，后检查右肾。以左手垫纱布持肾，右手持刀自肾凸面对准肾门作一纵切面。切面应使肾盂对半剖开，部分肾盂及肾门处还有少许软组织相连。用有钩镊剥离包膜，观察剥离是否容易，包膜与肾表面有无粘连。肾表面有无出血，星状静脉是否可见；肾大小有无改变。然后检查皮质与髓质的厚度、有无出血，皮质与髓质间的分界是否清楚、有无变异，肾和肾盂有无充血、积聚异常内容物等。

2. 输尿管 自肾盂切口用尖头小剪沿输尿管向膀胱方向剪开，剪至膀胱处，检查输尿管内壁有无出血。

3. 膀胱 从尿道后部剪开前列腺和膀胱，注意检查尿液性状，有无血尿和血块、结石，膀胱内壁黏膜有无出血等。剪开睾丸鞘膜检查鞘膜及腔内液体后，将睾丸、附睾一起切开，观察睾丸、附睾有无病变。以镊子挑起睾丸曲细精管，看能否挑起。雌性动物应检查卵巢、输尿管及子宫等有无病变。

四、胸腔器官的检查与取出

检查腹腔后，再开胸腔。用软骨刀或剪刀，在肋骨的软硬骨连接线内侧约 1cm 处，从肋弓到连接处略成平行剪开。剪时应尽量贴着胸内壁，应注意刀尖勿将肺组织切除。肋骨切断后，将肋弓提起，先不要急于剪胸锁关节，以免损伤大血管，血液入胸腔，误为胸腔积血。应先观察两侧胸腔内是否有积液或各血液和炎性涌出液，判断其性质和量，必要时可作涂片和细菌培养等化验。继之，

用骨剪自下而上剪断左右第 1 肋骨和胸锁关节，用刀切断与其相连的软组织及血管。取下胸骨（附有肋软骨），暴露胸腔。首先观察胸腔内各脏器位置及彼此相互关系，然后检查两肺表面与胸壁有无粘连，胸膜颜色和状态，心包情况和纵隔有否出血等变化。

检查胸骨髓情况：用剪刀将胸骨两边的肋软骨剪去，并将胸骨周围肌肉剥离干净。取第 3 或第 4 节胸骨，一端用纱布包住，以左手夹紧，放在手术台上，用刀将胸骨切开，检查胸骨髓颜色和湿润程度。

用尖刀自颈部切口插入颌骨正中的内侧缘，沿下颌骨内侧缘分别向两侧割离舌及口腔底与下颌骨间的组织连系。随后一手用组织钳自切口伸入腔内夹住舌尖，并将舌向下拉出口腔，以暴露软硬腭，另一手执刀，在软硬腭交界把腭切断，再将咽后壁切断。这样，便将舌、扁桃体、软腭、咽部等组织与口腔壁及咽壁分离。再将气管及食管等与周围组织及脊柱相连系处分离，直达胸腔上口为止。在胸腔入口处切断锁骨下动脉入颈总动脉等，将口腔及颈部器官连同心肺一起向下拉，使胸腔器官与脊柱相连的软组织互相分离，直达横膈为止。用止血钳在横膈的胸腔侧夹住主动脉、下腔静脉及食管。在夹住的上端剪断，即可将上消化道（舌、扁桃体、咽、食管）、上呼吸道（喉、气管和支气管）连同心脏及肺脏一起取出。

（一）上消化道

先检查舌黏膜有否出血和溃疡；咽部有无出血和炎性渗出物。然后自上而下剪开食管后壁，检查黏膜有无出血和泡沫样、胆汁状物质。然后，用剪刀自下而上把食管与气管分离至喉头，剪去食管。

（二）呼吸道

先检查喉头、声门周围黏膜有无出血和水肿。两侧肺表面有无出血、炎症变化；有无实变和肺气肿现象。检查时注意区分各肺叶的变化。然后剪开喉头后壁，再将气管膜部剪开气管、支气管及其分支，检查黏膜有无充血、出血、炎症情况，有无泡沫样炎性渗出液。肺的切面有无实质病灶、气肿、萎缩，轻压时有无内容物自小支气管内挤出。

（三）心脏

暴露出心脏，注意心脏的大小、外形、心外膜情况。依血流方向剖开心脏，先检查右心，后检查左心，观察心肌、心内膜等改变。

1. 右心　自下腔静脉入口处至右心房做直线剖开，经此线中点沿心脏右缘剖至心尖部，从心尖部与心室隔向右距离 1cm 处沿冠状动脉沟平行地剖至肺动脉。检查右心房、右心室内壁肌肉有无出血和感染。右心房内有无血丝虫。三尖瓣和肺动脉瓣有无病变。

2. 左心　自左右肺静脉入口处将左心房直线剪开，沿心脏左缘剖至心尖部，再从心尖部与心室中隔向左距离 1cm 处沿冠状动脉沟，平行地剖开左心室的前壁和主动脉，检查二尖瓣、主动脉瓣和腱索有无病变，左心房、左心室内壁有无出血和感染。检查冠状动脉：自左冠状动脉口起剪开前降支和旋支，观察有无硬化和血栓等。检查右冠状动脉不应在开口处打开，而应在主动脉根部的右侧，在右心室的外膜中，找出其总干，用刀横切一刀，然后剪开，最后剪至远侧部分和后降支。

动物心脏剖验方法以箭头表示：右心房→右房室中（三尖瓣）→右心室→肺动脉口（肺动脉瓣）→肺动脉。右心房→左房室口（二尖瓣）→左心室→主动脉口（主动脉瓣）→主动脉。

五、脑和脊髓的检查与取出

（一）脑和脊髓的检查

这一检查一般均在其他脏器检查完后进行。将动物俯卧，下颌和颈部放于木枕上，用刀从头顶部正中线切开皮肤（沿颅顶一直至鼻尖），分离皮下组织并向头两侧拉开，充分暴露头颅顶和颈，用刀将附着在头颅和颈部脊柱骨上的肌肉尽量剥离干净。取一弓形锯在动物靠眼眉部位上方横锯一道，然后通过左右颞部向头后，锯线在枕外隆突部锯线汇合，注意不要锯得太深，以免损坏脑组织。当锯到感觉阻抗力减小时，即停止。继之取凿塞进眉部锯线沟内，用力向上撬开颅盖骨，使头盖与硬脑膜分开。取下颅盖后，硬脑膜已露出大部分，观察硬脑膜有无充血、出血等异常变化。然后将正中线的矢状窦剪开，检查其中有无血栓或静脉炎等。以后再将硬脑膜剪开。如要检查脊髓，在剪开硬脑膜前，用骨剪在枕骨大孔将颈部脊椎管剪开 4～5cm，并将脊椎管周围骨组织剪去，暴露颈髓。

（二）脑和脊髓的取出方法

先分离出颈部一段脊髓约 3cm 长，用刀切断，取纱布盖于已暴露的脑组织上，左手轻轻提起颈髓，用小手术刀切断与颈相连的脊椎动脉和颈神经。将嗅脑切断，再切断视神经用尖小刀探入蝶骨鞍槽内剥离与脑垂体相连的周围组织，切断脑神经，最后连同脑垂体将整个脑、脊髓取出。取出脑后，细心检查脑的表面，注意脑回和脑沟有无异常变化，然后用脑刀切开观察。

六、动物尸体及废弃材料的处理

尸检以后的动物（包括死亡动物）尸体，以及尸检时用过的棉球或纱布必须用 0.1%新洁尔灭溶液消毒密封后送尸体焚烧炉焚烧，器械必须清洗干净并做消毒处理后备用。

第六章 常用实验动物穴位图谱

第一节 家兔的穴位图谱

序号	经	穴名	定位	刺灸法
1	肺经	尺泽	前肢肘关节内侧，肱二头肌肌腱桡侧缘凹陷处	直刺 0.5~0.8cm，可灸
2		孔最	前肢掌侧，腕关节至肘关节桡侧连线中点后 1cm 处	直刺 0.3~0.5cm，可灸
3		列缺	前肢，桡骨掌侧端突起后凹陷处	斜刺 0.3~0.5cm，可灸
4		少商	前肢，第 1 指桡侧，爪根角旁开 0.1cm 处	点刺出血或直刺 0.1cm，可灸
5	大肠经	商阳	前肢第 2 指桡侧，爪根角旁开 0.1cm 处	点刺出血或直刺 0.1cm，可灸
6		合谷	前肢背侧，第 2 掌骨桡侧中点处	直刺或稍向后斜刺 0.2~0.5cm，可灸
7		手三里	前肢背侧，腕关节至肘关节桡侧连线后 1/6 处	直刺 0.3~0.5cm，可灸
8		曲池	前肢背侧，肱骨外上髁内侧凹陷处	直刺 0.5~1cm，可灸
9		肩髃	前肢，上臂肱骨肩端前凹陷处	直刺 0.3~0.5cm，可灸
10		迎香	鼻孔外侧上端旁开 0.1cm 处	向内上方斜刺 0.2~0.3cm
11	心包经	曲泽	前肢肘关节内侧，肱二头肌肌腱尺侧缘凹陷处	直刺 0.5~1cm，可灸
12		内关	前肢掌侧，腕关节根部至肘关节正中连线前 1/6 处	直刺 0.5~0.8cm，可灸
13		大陵	前肢掌侧，腕关节根部正中凹陷处	直刺 0.5~0.8cm，可灸
14		中冲	前肢，第 3 指指端正中，距爪根 0.1cm 处	点刺出血或直刺 0.1~0.2cm
15	三焦经	关冲	前肢第 4 指尺侧，爪根角旁开 0.1cm 处	点刺出血或直刺 0.1~0.2cm，可灸
16		外关	前肢背侧，腕关节根部至肘关节正中连线前 1/6 处	稍向前斜刺 0.3~0.5cm，可灸
17		臑会	前肢，上臂肱骨肩端后凹陷下约 3cm 处	直刺 0.5~1cm，可灸
18		肩髎	前肢，上臂肱骨肩端后凹陷处	直刺 0.5~1cm，可灸
19		翳风	头侧部，下颌角后方凹陷处	直刺 0.5~0.8cm，可灸
20		耳门	头侧部，耳前上方下颌骨髁状突后缘凹陷处	直刺 0.5~0.8cm，可灸
21		丝竹空	头侧部，眼外上方眶骨凹陷处	向外平刺 0.5~1cm，禁灸
22	心经	极泉	腋窝正中腋动脉内侧凹陷处	直刺 0.5~0.8cm，可灸
23		少海	前肢肘关节内侧，肱骨内上髁内侧凹陷处	直刺 0.3~0.5cm，可灸
24		神门	前肢腕部掌侧，尺侧腕屈肌腱桡侧凹陷处	直刺 0.2~0.3cm，可灸
25		少冲	前肢小指桡侧，爪根角旁开 0.1cm 处	点刺出血或向后斜刺 0.2~0.3cm
26	小肠经	少泽	前肢小指尺侧，爪根角旁开 0.1cm 处	点刺出血或向后斜刺 0.2~0.3cm，可灸
27		后溪	前肢，第 5 掌指关节后尺侧凹陷处	直刺 0.2~0.3cm，可灸
28		腕骨	前肢，第 5 掌骨与腕关节尺侧凹陷处	直刺 0.2~0.3cm，可灸

续表

序号	经	穴名	定位	刺灸法
29	小肠经	支正	前肢背侧，腕关节根部至肘关节尺侧连线中点前1cm处	直刺0.2~0.3cm，可灸
30		肩贞	前肢上臂肩关节后直下约3cm凹陷处	直刺0.5~1cm，可灸
31		听宫	头侧部，耳前中部下颌骨髁状突后缘凹陷处	张口，直刺0.3~0.5cm
32	脾经	三阴交	后肢内侧，内踝高点上约3cm处	直刺0.2~0.3cm，可灸
33		阴陵泉	后肢，胫骨内侧髁下方凹陷处	直刺0.5~1cm，可灸
34		血海	后肢，髌底与髌骨内侧连线上方约2cm处	直刺0.5~1cm，可灸
35		大横	腹部，耻骨联合与胸剑联合中点连线（分13等份），耻骨联合上5等份旁开约4cm处	直刺0.3~0.5cm，可灸
36		食窦	胸部，第5肋间隙正中线旁开约3cm处	斜刺0.3~0.5cm，可灸
37		周荣	胸部，第2肋间隙正中线旁开约2cm处	斜刺0.3~0.5cm，可灸
38		大包	腋下腋中线上，第6肋间隙处	向下斜刺0.5~0.8cm，可灸
39	胃经	承泣	瞳孔直下当眶下缘与眼球之间	上推眼球，沿眶下缘直刺0.2~0.5cm，禁灸
40		四白	瞳孔直下颧骨凹陷处	直刺0.2~0.3cm，可灸
41		下关	头侧部，耳前颧弓下凹陷处	直刺0.3~0.5cm，可灸
42		不容	腹部，耻骨联合与胸剑联合中点连线（分13等份）胸剑联合下2等份旁开约2cm处	直刺0.3~0.5cm，可灸
43		关门	腹部，耻骨联合与胸剑联合中点连线（分13等份）胸剑联合下5等份旁开约2cm处	直刺0.3~0.5cm，可灸
44		天枢	腹部，耻骨联合与胸剑联合中点连线（分13等份）耻骨联合上5等份旁开约2cm处	直刺0.3~0.5cm，可灸
45		水道	腹部，耻骨联合与胸剑联合中点连线（分13等份）耻骨联合上3等份旁开约2cm处	直刺2~4cm，可灸
46		髀关	后肢外侧，髂前上棘与髌骨外缘连线上，平耻骨联合处	直刺0.3~0.5cm，可灸
47		梁丘	后肢，髌底与髌骨外侧连线上约2cm处	直刺1~1.5cm，可灸
48		犊鼻	后肢髌骨下方，髌韧带外侧凹陷处	直刺0.3~0.5cm，可灸
49		足三里	后肢背外侧，胫骨粗隆下部外约0.3cm处	直刺1.5~2.5cm，可灸
50		解溪	足背，踝关节中部凹陷处	直刺0.2~0.3cm，可灸
51		厉兑	足第1趾外侧，爪根角旁开0.1cm处	点刺出血或直刺0.2~0.3cm
52	肝经	太冲	足第1跖骨内侧，跖骨头后方凹陷处	直刺0.2~0.3cm，可灸
53		中都	后肢内侧，内踝尖与胫骨内侧髁连线中点处	直刺0.3~0.5cm，可灸
54		曲泉	后肢股骨内侧髁后缘凹陷处	直刺0.3~0.5cm，可灸
55		章门	腹部第11肋游离端	斜刺0.2~0.3cm，可灸
56		期门	胸侧部，第6肋间隙距前正中线旁开约3cm处	斜刺0.2~0.3cm，可灸

续表

序号	经	穴名	定位	刺灸法
57	胆经	上关	头侧部,耳前颧弓上缘凹陷处	直刺0.5~0.8cm,可灸
58		风池	颈部,枕骨下方凹陷,距后正中线约1cm处	向后下方斜刺0.5~0.8cm,可灸
59		肩井	肩部,当肩峰端与后正中线连线中点处	直刺0.5~0.8cm,可灸
60		环跳	臀外下部,股骨大转子与荐椎尾椎结合部连线外1/3与中1/3交点处	直刺1~2cm,可灸
61		阳陵泉	后肢外侧,腓骨小头前下方凹陷处	直刺0.3~0.5cm,可灸
62		阳辅	后肢外侧,外踝尖与腓骨小头连线下1/4处	直刺0.3~0.5cm,可灸
63		丘墟	足部,外踝前下方,趾长伸肌腱外侧凹陷处	直刺0.3~0.5cm,可灸
64		足窍阴	足第3趾外侧,爪根角旁开0.1cm处	直刺或向后斜刺0.1~0.2cm,可灸
65	肾经	涌泉	足掌侧,第1、2跖骨间跖趾关节与足跟连线前1/3与中1/3交界处	直刺0.3~0.5cm,可灸
66		太溪	足内踝尖与跟腱之间凹陷处	直刺0.2~0.3cm,可灸
67		复溜	后肢内侧,内踝尖上约2cm跟腱前缘处	直刺0.2~0.3cm,可灸
68		阴谷	后肢内侧,膝关节与半膜肌之间凹陷处	直刺0.3~0.5cm,可灸
69		气穴	腹部耻骨联合与胸剑联合中点连线(分13等份)耻骨联合上3等份旁开约0.5cm处	直刺0.3~0.5cm,可灸
70		肓俞	腹部,耻骨联合与胸剑联合中点连线(分13等份)耻骨联合上5等份旁开约0.5cm处	直刺0.3~0.5cm,可灸
71		石关	腹部,耻骨联合与胸剑联合中点连线(分13等份)胸剑联合下5等份旁开约0.5cm处	直刺0.3~0.5cm,可灸
72		幽门	腹部,耻骨联合与胸剑联合中点连线(分13等份)胸剑联合下2等份旁开约0.5cm处	直刺0.3~0.5cm,可灸
73		俞府	胸部,胸骨上窝下1cm旁约1cm处	斜刺0.2~0.3cm,可灸
74	膀胱经	睛明	目内眦上0.1cm处	外推眼球,向内下方斜刺0.2~0.3cm
75		肺俞	背部,第3胸椎棘突下旁开约1.5cm处	沿肩胛软骨内侧向下斜刺0.5~1cm,可灸
76		心俞	背部,第5胸椎棘突下旁开约1.5cm处	前拉前肢,向下斜刺0.5~1cm,可灸
77		膈俞	背部,第7胸椎棘突下旁开约1.5cm处	向下方斜刺0.5~1cm,可灸
78		肝俞	背部,第9胸椎棘突下旁开约1.5cm处	向下方斜刺0.5~1cm,可灸
79	膀胱经	胆俞	背部,第10胸椎棘突下旁开约1.5cm处	向下方斜刺0.5~1cm,可灸
80		脾俞	背部,第11胸椎棘突下旁开约1.5cm处	向下方斜刺0.5~1cm,可灸
81		胃俞	背部,第12胸椎棘突下旁开约1.5cm处	向下方斜刺0.5~1cm,可灸
82		肾俞	背部,第2腰椎棘突下旁开约1.5cm处	向下方斜刺0.5~1cm,可灸
83		膀胱俞	背部,第2荐椎棘突下旁开约1.5cm处	向下方斜刺0.5~1cm,可灸

续表

序号	经	穴名	定位	刺灸法
84	膀胱经	次髎	荐椎部，第 2 荐椎棘突下旁开约 0.5cm 处	向下方斜刺 0.5~1cm，可灸
85		委中	后肢，腘窝正中凹陷处	直刺 1~2cm
86		昆仑	后肢，外踝尖与跟腱之间凹陷处	直刺 0.2~0.3cm
87		至阴	足第 4 趾外侧，爪根角旁开 0.1cm 处	点刺出血或直刺 0.1~0.2cm
88	督脉	长强	兔尾根部与肛门之间凹陷处	稍向前上方刺入 1~3cm，或施水针、埋线、可灸
89		腰俞	荐椎部，当荐椎与尾椎结合部凹陷处	直刺 0.2~0.3cm，可灸
90		腰阳关	腰部，后正中线上第 4 腰椎棘突下	直刺 0.2~0.3cm，可灸
91		命门	腰部，后正中线上第 2 腰椎棘突下	直刺 0.2~0.3cm，可灸
92		筋缩	背部，后正中线上第 9 胸椎棘突下	顺棘突间斜刺 0.5~0.8cm，可灸
93		至阳	背部，后正中线上第 7 胸椎棘突下	顺棘突间斜刺 0.5~1cm，可灸
94		身柱	背部，后正中线上第 3 胸椎棘突下	顺棘突间斜刺 0.5~1cm，可灸
95		陶道	背部，后正中线上第 1 胸椎棘突下	顺棘突间斜刺 0.5~1cm，可灸
96		大椎	背部，后正中线上第 7 颈椎棘突下	直刺 1~1.5cm，可灸
97		风府	颈部，后正中线枕骨下凹陷处	直刺 1~1.5cm，不宜深刺
98		百会	头顶部，两耳根连线中点处	向后斜刺 0.2~0.3cm，可灸
99		素髎	面部，鼻尖正中央	向上斜刺 0.2~0.3cm，可灸
100	任脉	曲骨	下腹部，耻骨联合上缘正中凹陷处	直刺 0.2~0.3cm，可灸
101		中极	腹部，耻骨联合与胸剑联合中点连线（共 13 等份），耻骨联合上 1 等份处	直刺 0.3~0.5cm，可灸
102		关元	腹部，耻骨联合与胸剑联合中点连线（共 13 等份），耻骨联合上 2 等份处	直刺 0.3~0.5cm，可灸
103		气海	腹部，耻骨联合与胸剑联合中点连线（共 13 等份），耻骨联合上 3.5 等份处	直刺 0.3~0.5cm，可灸
104		神阙	腹部，耻骨联合与胸剑联合中点连线（共 13 等份），耻骨联合上 5 等份处	艾灸，禁针
105		中脘	腹部，耻骨联合与胸剑联合中点连线（共 13 等份），胸剑联合下 4 等份处	直刺 0.3~0.5cm 或向后斜刺 1~2，可灸
106		膻中	胸部，胸剑联合处与胸骨上窝中点连线上，平第 4 肋间隙	向下平刺 0.3~0.5cm，可灸
107		天突	胸部，胸骨上窝凹陷处	直刺 0.3~0.5cm，可灸
108		承浆	面部，唇正中下方 0.1cm 处	向后下斜刺 0.3~0.5cm，可灸

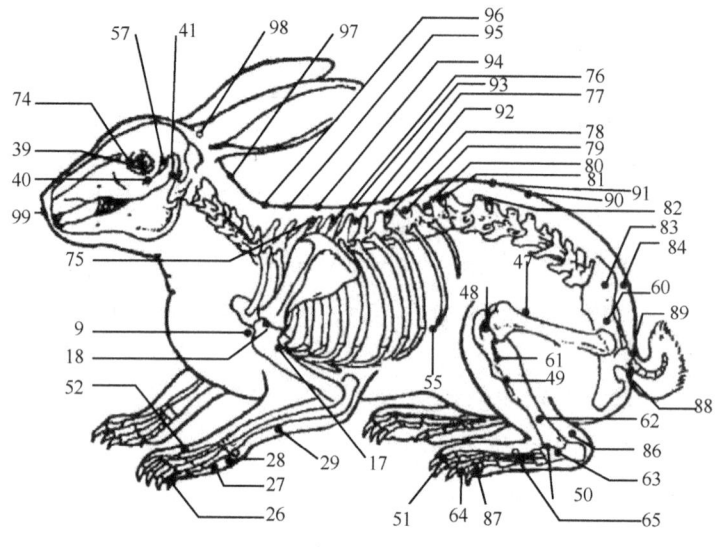

图 6-1 家兔的骨骼及穴位

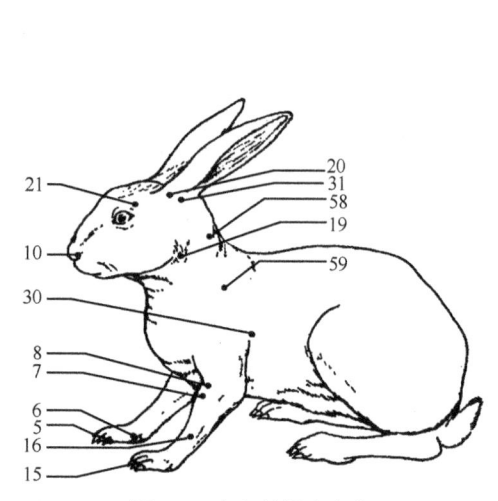

图 6-2 家兔的针灸穴位

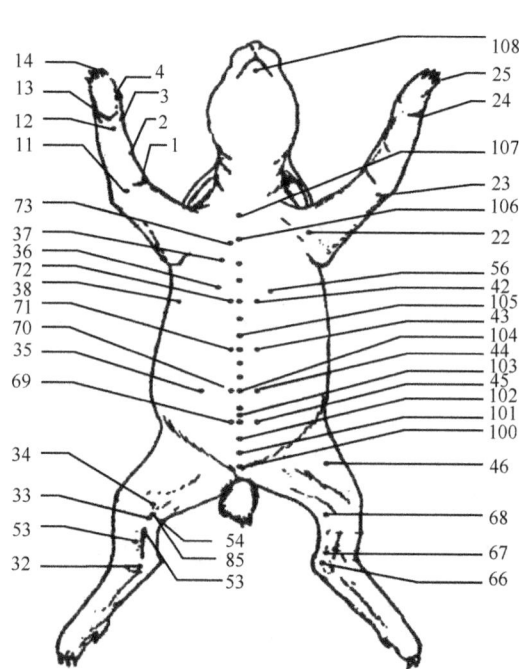

图 6-3 家兔的针灸穴位（腹侧）

第二节　大鼠的穴位图谱

序号	穴名	定位	刺灸法
1	水沟（山根、人中）	鼻尖正下方约 2mm	直刺或向上刺 1mm
2	百会	顶骨与顶间骨之间正中凹陷处（即两耳廓前缘根部连线中点）	向前或后斜刺 2mm，可灸
3	天门（风府）	枕骨下方正中凹陷处	毫针或三棱针向后下方斜刺 1mm

续表

序号	穴名	定位	刺灸法
4	耳尖	耳尖后缘	沿耳廓横刺 2mm
5	大椎	第 7 颈椎与第 1 胸椎棘突间	直刺 5mm，可灸
6	肺俞	第 3 胸椎下两旁肋间	直刺 6mm，可灸
7	心俞	第 5 胸椎下两旁肋间	直刺 6mm，可灸
8	膈俞	第 7 胸椎下两旁肋间	直刺 6mm，可灸
9	脊中	第 11、第 12 胸椎棘突间	直刺 4mm
10	脾俞	第 12 胸椎下两旁肋间	直刺 6mm，可灸
11	肾俞	第 2 腰椎下两旁肋间	直刺 6mm
12	后会（百会、阳会、十七椎下）	第 6 腰椎横突的前内侧	直刺 3mm
13	环跳	俯卧，股骨大转子与尾骨、髂骨结合部连线上，外 1/3 与内 2/3 的交点	直刺 7mm，可灸
14	后海（长强）	尾根与肛门之间的凹陷处	直刺 6mm
15	阳陵泉	后肢外侧，腓骨小头前下方凹陷处	直刺 6mm
16	后三里	后肢前外侧，犊鼻下约 6mm，胫骨前缘旁开约 2mm	直刺 7mm，可灸
17	照海	后肢，内踝下方凹陷处	直刺 1.5mm，可灸
18	三阴交	后肢内侧，内踝尖直上约 6mm	直刺 5mm，可灸
19	跟端（昆仑）	后肢，外踝与跟腱之间的凹陷中	直刺 3mm
20	申脉	后肢外踝正下方凹陷中	直刺 0.5mm
21	太冲	后肢足背第 1、第 2 跖骨凹陷处	直刺 1mm，可灸
22	趾间（八风）	后肢第 1~4 跖趾关节后缘，左右侧各 3 穴	向后方斜刺 2mm
23	涌泉	后肢掌心前正中，第 2、3 跖骨之间	直刺 2mm，可灸
24	关元	腹部，胸剑联合与耻骨联合连线上 10/3 与下 3/13 处	直刺 2mm，可灸
25	膝前	后肢膝盖前方	直刺 2mm
26	尾尖	尾部尖端	横刺 4mm
27	神阙	腹部，胸剑联合与耻骨联合连线上 8/13 与下 5/13 处	可灸
28	中脘	腹部，胸剑联合与耻骨联合连线上 4/13 与 9/13 处	直刺 2mm，可灸
29	前三里（手三里）	前臂外侧，曲池前约 4mm	直刺 5mm
30	外关	前臂外侧，腕关节横纹正中与肘尖连线前 1/4 与后 3/4 交界处，当尺、桡骨之间，距腕关节横纹正中约 4mm	直刺 1mm，可灸
31	内关	屈肘，前臂内侧腕骨后正中与肘关节内侧正中连线前 1/4 与后 3/4 交界处距腕骨后横纹中约 4mm	直刺 1mm
32	曲池	屈肘，肱骨外上髁内侧凹陷处	直刺 4mm，可灸
33	肘节	肘突与臂骨外上髁间的凹陷中	直刺 4mm
34	膻中	胸骨窝正中与胸剑联合连线中点上约 2mm 处，约平第 4 肋间隙	向下平刺 5mm，可灸
35	承浆	下唇边缘正中约 2mm	向后下斜刺 1mm
36	合谷	前肢第 1、第 2 掌骨之间，第 2 掌骨桡侧中点处	直刺 1mm，可灸

续表

序号	穴名	定位	刺灸法
37	指间（八邪）	前肢第1～4掌指关节的后缘取穴，左右侧各3穴	向掌心斜刺2mm
38	后溪	前肢第5掌骨头后方掌横纹头	直刺2.5mm，可灸
39	神门	屈腕，腕关节横纹尺侧端凹陷	直刺1mm，可灸
40	太渊	屈腕，腕横纹桡侧凹陷处	直刺1mm，可灸
41	少海	前肢肘关节内侧横纹与肱骨髁间凹陷中	直刺3mm，可灸
42	尺泽	屈肘，肘内侧肱二头肌肌腱桡侧缘	直刺3mm
43	上巨虚	后肢前外侧，当犊鼻下约12mm，胫骨前缘旁开约1.5mm	直刺7mm，可灸
44	劳宫	前肢掌心正中，第2、3掌骨之间	直刺2mm
45	阴陵泉	后肢内侧，胫骨内侧髁后下方凹陷处	直刺5mm
46	犊鼻	屈膝，髌骨下外侧凹陷中，即腓骨小头前上方凹陷处	直刺3mm
47	鸠尾	腹部前正中线上，胸剑联合部下约2mm处	向下平刺5mm，可灸
48	太冲	后肢，第1、2趾蹼缘上方约2mm	直刺1mm
49	太溪	后肢内踝后，内踝尖与跟腱之间凹陷处	直刺3mm，可灸
50	解溪	后肢掌背屈，内、外踝尖前连线中点	直刺3mm
51	下巨虚	后肢前外侧，当犊鼻下约18mm，胫骨前缘旁开约1.5mm	直刺7mm，可灸

注：穴名括号中是相当于人体的名称及兽医中所用的名称。

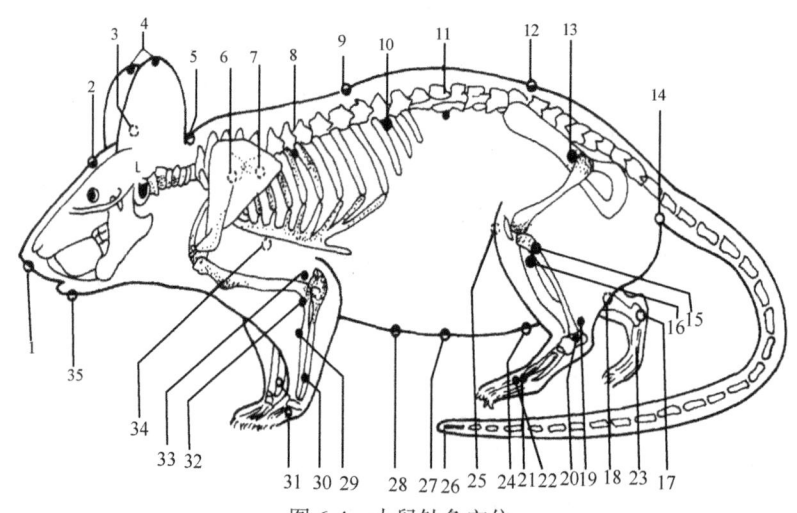

图6-4 大鼠针灸穴位

○在内侧面　●在外侧面　◐在背腹中线　○被遮盖

1. 水沟；2. 百会；3. 天门；4. 耳尖；5. 大椎；6. 肺俞；7. 心俞；8. 膈俞；9. 脊中；10. 脾俞；11. 肾俞；12. 后会；13. 环跳；14. 后海；15. 阳陵泉；16. 后三里；17. 照海；18. 三阴交；19. 跟端；20. 申脉；21. 太冲；22. 趾间；23. 涌泉；24. 关元；25. 膝前；26. 尾尖；27. 神阙；28. 中脘；29. 前三里；30. 外关；31. 内关；32. 曲池；33. 肘节；34. 膻中；35. 承浆

第三节　小鼠的穴位图谱

序号	经	穴名	定位	刺灸法
1	大肠经	合谷	前肢第1、2掌骨桡侧中点处，左右侧各一穴	直刺1mm，可灸

续表

序号	经	穴名	定位	刺灸法
2	大肠经	手三里	前肢背外侧上 1/4 分点的肌沟中,左右侧各一穴	直刺 2mm
3	胃经	足三里	膝关节下方,腓骨小头下 0.3cm 处的肌沟中,左右侧各一穴	直刺 3mm,可灸
4	脾经	三阴交	后肢内踝尖直上 0.5cm 处,左右侧各一穴	直刺 1.5mm
5	膀胱经	胃俞	第 12 胸椎后两旁的肋间中,左右侧各一穴	向内下方斜刺 4mm
6		肾俞	第 2 腰椎后两旁凹陷中,左右侧各一穴	向内下方斜刺 4mm
7	肾经	涌泉	后肢掌心前正中,左右侧各一穴	直刺 1mm
8	心包经	内关	前肢内侧,腕关节上方 0.3cm 处的桡、尺骨间,左右侧各一穴	直刺 1~2mm
9	胆经	环跳	后肢髋关节上缘 0.3cm 处,左右侧各一穴	直刺 5mm,可灸
10	督脉	长强	尾根与肛门之间的凹陷中,一穴	向前上方斜刺 3mm
11		命门	背中线上,第 2、3 腰椎棘突间,一穴	直刺 3mm,可灸
12		大椎	第 7 颈椎与第 1 胸椎棘突间的凹陷中,一穴	直刺 3mm,可灸
13		人中	鼻尖下正中处,一穴	直刺或向上斜刺 1mm
14	任脉	关元	脐后方 1cm,一穴	斜刺 1.5mm
15		神阙	脐正中,一穴	艾灸,禁针
16		中脘	脐前方,脐与剑突连线的中点处,一穴	斜刺 1~2mm
17		膻中	胸骨正中线上,平第 4、5 肋间,一穴	直刺 1~2mm,可灸
18		承浆	下唇正中毛际下 0.1cm,一穴	向后斜刺 1mm
19	经外奇穴	耳尖	耳尖背侧,左右而各一穴	沿耳廓向下平刺 1mm

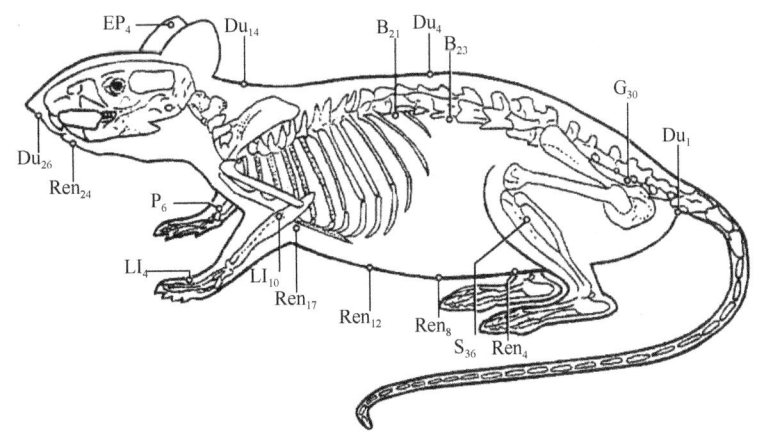

图 6-5 小鼠的骨骼及穴位

第四节 豚鼠的穴位图谱

序号	经	穴名	定位	刺灸法
1	肺经	尺泽	前肢肘弯横纹偏外的凹陷中,左右侧各一穴	直刺 10mm

续表

序号	经	穴名	定位	刺灸法
2	大肠经	合谷	前肢第1、2掌骨桡侧中点处，左右侧各一穴	直刺3mm
3		手三里	曲池穴下0.5cm处的肌沟中，左右侧各一穴	直刺5mm
4		曲池	肘关节外侧前方凹陷中，左右侧各一穴	直刺5mm
5		迎香	两鼻孔后上端，左右侧各一穴	向下斜刺2～3mm
6	胃经	梁门	脐前3cm，旁开1.5，左右侧各一穴	直刺3～4mm
7		天枢	脐眼旁开0.5cm，左右侧各一穴	直刺3～4mm
8		足三里	膝关节后外侧，腓骨小头下方0.3cm处的肌沟中，左右侧各一穴	直刺9mm
9	脾经	三阴交	后肢内踝尖直上1cm处，左右侧各一穴	直刺3～4mm
10	心经	神门	前肢内侧，腕部横纹的尺骨边缘，左右侧各一穴	直刺4mm
11	小肠经	后溪	第5掌骨小头后方的掌横纹头处，左右侧各一穴	直刺4mm
12	膀胱经	肺俞	第3胸椎后两旁的肋间中，左右侧各一穴	直刺10mm
13		心俞	第5胸椎后两旁的肋间中，左右侧各一穴	直刺8mm
14		膈俞	第7胸椎后两旁的肋间中，左右侧各一穴	直刺8mm
15		肝俞	第9胸椎后两旁的肋间中，左右侧各一穴	直刺8mm
16		脾俞	第11胸椎后两旁的肋间中，左右侧各一穴	直刺8mm
17		肾俞	第2腰椎后旁开1cm，左右侧各一穴	直刺10mm
18		大肠俞	第4腰椎后旁开1cm，左右侧各一穴	直刺10mm
19		小肠俞	第6腰椎后旁开1cm，左右侧各一穴	直刺10mm
20		昆仑	外踝与跟腱之间的凹陷中，左右侧各一穴	直刺4mm
21	肾经	涌泉	后肢掌心前正中，第3、4跖骨间，左右侧各一穴	直刺3mm
22		照海	后肢内踝下0.3cm处，左右侧各一穴	直刺2～3mm
23	心包经	内关	前肢内侧，腕关节上0.7cm处的桡、尺骨缝间，左右侧各一穴	直刺5mm
24	三焦经	外关	前肢背侧，腕关节上0.7cm处的桡、尺骨缝间，左右侧各一穴	直刺5mm
25	胆经	带脉	第11肋端正后方与脐垂线的交点处，左右侧各一穴	直刺3mm
26		环跳	后肢髋关节后上缘，左右侧各一穴	直刺10mm
27		阳陵泉	腓骨小头前下方，足三里穴后上方0.4cm的凹陷中，左右侧各一穴	直刺5mm
28		悬钟	外踝高点上0.9cm处的腓骨后缘，左右侧各一穴	直刺3mm
29	肝经	太冲	后肢足背第1、2跖骨间的凹陷中，左右侧各一穴	直刺4mm
30		期门	胸侧部第6肋间，肋骨与肋软骨的交界处，左右侧各一穴	直刺3～4mm
31	督脉	长强	尾根与肛门之间的凹陷中，一穴	向前上方斜刺10mm
32		脊中	第11、12胸椎棘突间的凹陷中，一穴	直刺5mm
33		身柱	背中线上，第3、4胸椎棘突间的凹陷中，一穴	直刺15mm
34		大椎	第7颈椎与第1胸椎棘突间的凹陷中，一穴	直刺15mm
35		风府	枕寰关节背侧的凹陷中，一穴	直刺10mm

续表

序号	经	穴名	定位	刺灸法
36	督脉	百会	顶骨正中，一穴	向前斜刺 2mm
37		神庭	头正中线上，额骨与顶骨缝的前方，一穴	向上平刺 2mm
38		人中	上唇，鼻唇沟中点处，一穴	向上斜刺 3～4mm
39	任脉	关元	脐后方 2cm 处，一穴	直刺 3～4mm
40	任脉	神阙	脐正中，一穴	艾灸，禁针
41		中脘	脐前 2cm，脐与剑突连线的中点处，一穴	直刺 3mm
42		膻中	胸骨前正中线上，平第 4、5 肋间，一穴	向前斜刺 2～3mm
43		承浆	下唇正中毛际下 0.15cm，一穴	向后斜刺 3mm
44	经外奇穴	太阳	外眼角后方的颞窝中，左右侧各一穴	直刺 2～3mm
45		耳尖	耳尖后缘，左右耳各一穴	直刺 2～3mm
46		十七椎	最后（第6）腰椎与第 1 荐椎棘突之间，一穴	直刺 5mm
47		腰奇	最后荐椎与第 1 尾椎棘突间，一穴	直刺 8～9mm
48		八邪	前肢第 2 到第 4 掌指关节间后缘，左右肢各 3 穴	向后斜刺 5mm
49		鹤顶	后肢髌骨上缘正中点，左右侧肢各一穴	直刺 2mm
50		八风	后肢第 2 到第 4 跖趾关节间后缘，左右各 3 穴	向后斜刺 4～5mm

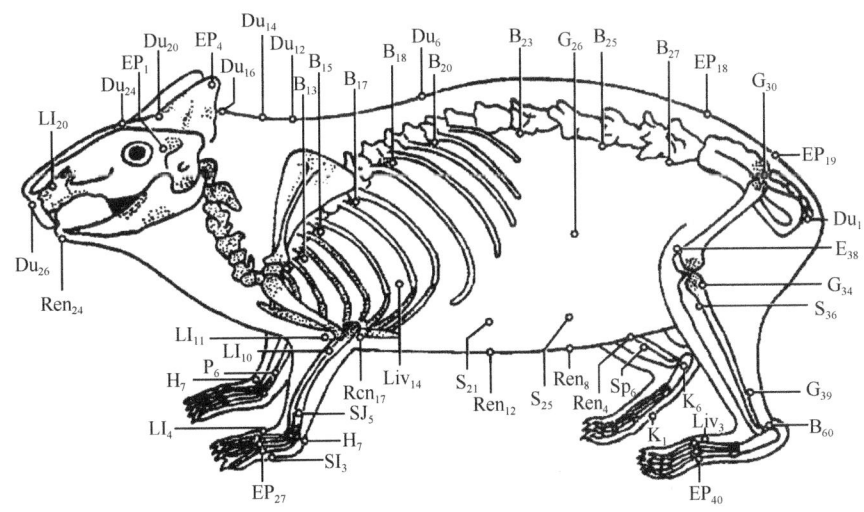

图 6-6　豚鼠的穴位

第五节　猫的穴位图谱

序号	穴名	定位	刺灸法
1	水沟	鼻唇沟中点处	直刺或向上刺 0.2cm
2	素髎	鼻尖上	毫针或三棱针点刺

续表

序号	穴名	定位	刺灸法
3	开关	口角后方,咬肌前缘	毫针向后上方平刺 1.5~3cm
4	睛明	眼内角,上下眼睑交界处	外推眼球,毫针沿眼眶与眼球间刺入 0.2~0.5cm
5	太阳	外眼角后方的凹陷处	直刺 0.2~0.3cm
6	耳尖	耳尖背面静脉上	直刺 0.2~0.3cm
7	伏兔	耳后 1cm,背中线旁开 2cm,即寰椎后缘的凹陷处	直刺 0.5~1cm
8	大椎	第 7 颈椎与第 1 胸椎棘突间凹陷中	直刺 2~3cm,可灸
9	身柱	第 3、4 胸椎棘突间凹陷中	直刺 2~3cm,可灸
10	脊中	第 11、12 胸椎棘突间凹陷中	直刺 0.5~1cm,可灸
11	百会	腰荐十字部,即最后腰椎与第 1 荐椎棘突间凹陷中	直刺 0.5~1cm,可灸
12	脊中	第 11、第 12 胸椎棘突间	直刺 4mm
13	脾俞	倒数第 2 肋间的髂肋肌沟中	向脊柱方向刺入 1~1.5cm
14	肝俞	倒数第 4 肋间的髂肋肌沟中	向脊柱方向刺入 1~1.5cm
15	次髎	第 2 背荐孔处	直刺 0.5~1cm
16	后海(长强)	尾根与肛门之间的凹陷处	毫针稍向前上方刺入 3~5cm
17	尾尖	尾部尖端	直刺 0.2cm
18	膊尖	肩胛骨前角的凹陷中	毫针向后下方刺入 1cm
19	膊栏	肩胛骨后角的凹陷中	毫针向后下方刺入 1cm
20	肩井	肩关节前上缘的凹陷中	直刺 0.5~1cm
21	抢风	肩关节后方,三角肌后缘与臂三头肌长头和外头形成的凹陷中	直刺 1~1.5cm
22	肘俞	臂骨外上髁与肘突之间的凹陷中	直刺 1~1.5cm
23	曲池	肘窝横纹外端与被臂骨外上髁之间	直刺 0.5~1cm
24	前三里(手三里)	前臂上 1/4 处,腕外侧屈肌与第 5 指伸肌之间的肌沟中	直刺 1~1.5cm
25	太渊	腕部桡侧凹陷中	直刺 0.5~1cm
26	指间(八邪)	前足背指缝间,左右侧各 3 穴	向掌心斜刺 0.2~0.3cm
27	环跳	股骨头和髋部连接处形成的凹陷中	直刺 0.3~0.5cm
28	汗沟	股骨大转子与坐骨结节的连线与股二头肌沟的交点处	直刺 1.5~2cm
29	掠草	膝盖骨与胫骨近端形成的凹陷中	斜刺 1.5~2cm
30	后三里	小腿外侧上部,髌骨下 2cm 的肌沟内	直刺 1.5~2cm
31	太溪	内踝与跟腱之间	直刺 0.5cm,或透刺跟端穴
32	跟端	外踝与跟腱之间	直刺 0.5cm,或透刺太溪穴
33	趾间	后足背趾逢间,每足 3 穴	直刺 0.2~0.3cm

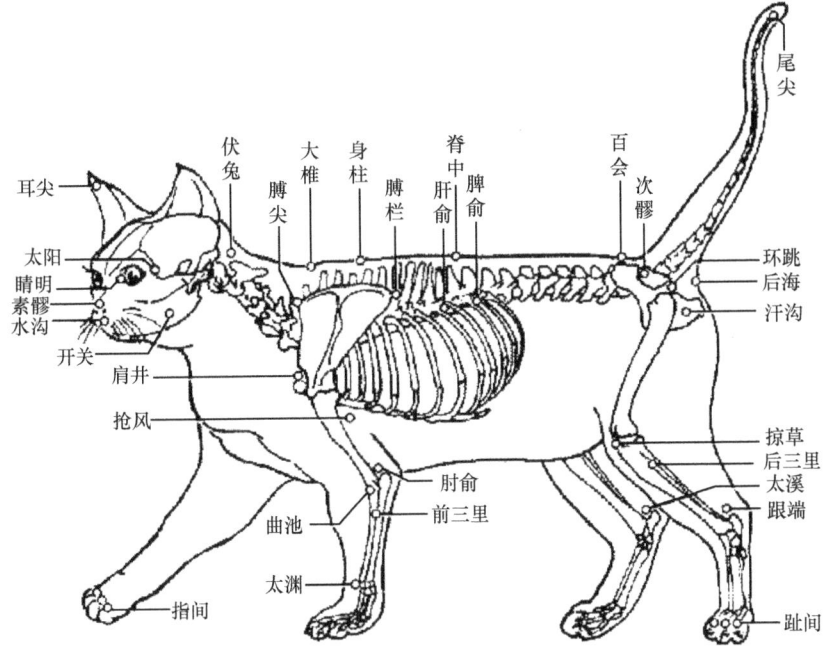

图 6-7 猫的穴位

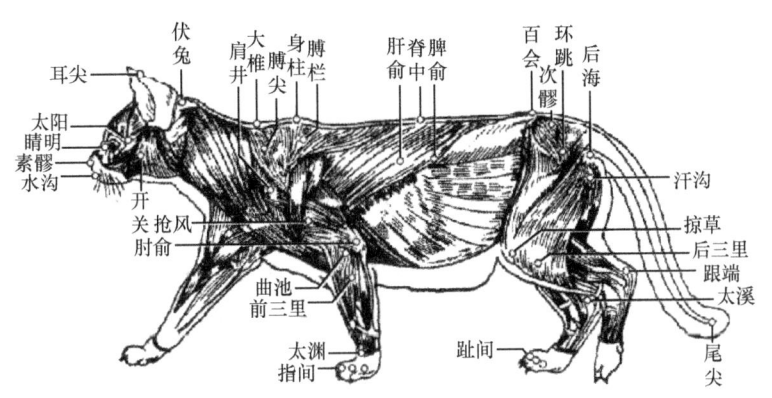

图 6-8 猫的肌肉及穴位

第六节 猪的穴位图谱

序号	部位	穴名	定位	刺灸法
1	头部穴位	山根	拱嘴上缘弯曲部向后第一条皱纹上，正中为主穴；两侧旁开 1.5cm 处为副穴，共三穴	小宽针或三棱针直刺 0.5～1cm，出血
2		鼻中	两鼻孔之间，鼻中隔正中处，一穴	小宽针或三棱针直刺 0.5cm，出血
3		顺气	口内硬腭前部，第一腭褶前的鼻腭管开口处，左右侧各一穴	用去皮、节的细软树条，徐徐插入 9～12cm，剪去外露部分，留于穴内
4		玉堂	口腔内，上腭第三棱正中线旁开 0.5cm 处，左右侧各一穴	用木棒或开口器开口，以小宽针或三棱针斜刺 0.5～1cm，出血

续表

序号	部位	穴名	定位	刺灸法
5	头部穴位	承浆	下唇正中,有毛与无毛交界处,一穴	小宽针或三棱针直刺0.5~1cm,出血;白针向上斜刺1~2cm
6		锁口	口角后方约2cm的口轮匝肌外缘处,左右侧各一穴	毫针或圆利针向内下方刺入1~3cm,或向后平刺3~4cm
7		开关	口角后方咬肌前缘,即从外眼角向下引一垂线与口角延长线的相交处,左右侧各一穴	毫针或圆利针向后上方刺入1.5~3cm;或灸烙
8		睛明	下眼眶上缘,两眼角内、中1/3交界处,左右眼各一穴	上推眼球,毫针沿眼球与泪骨之间向内下方刺入2~3cm
9		睛俞	上眼眶下缘正中的凹陷中,左右眼各一穴	下压眼球,毫针沿眼球与额骨之间内上方刺入2~3cm
10		太阳	外眼角后上方、下颌关节前缘的凹络处,左右侧各一穴	低头保定,使血管怒张,用小宽针刺入血管,出血;或避开血管,用毫针直刺2~3cm
11		脑俞	下颌关节前上缘的凹陷中,左右侧各一穴	毫针或圆利针斜向前下方(对侧眼球方向)刺入1~2cm
12		耳根	耳根正后方、寰椎翼前缘的凹陷处,左右侧各一穴	毫针或圆利针向内下方刺入2~3cm
13		卡耳	耳廓中下部避开血管处(内外侧均可),左右耳各一穴	用宽针刺入皮下成一皮囊,嵌入适量白砒或蟾酥,再滴入适量白酒,轻揉即可
14		耳尖	耳背侧,距耳尖约2cm处的三条血管上,每耳任取一穴	小宽针刺破血管,出血;或在耳尖部剪口放血
15		天门	两耳根后缘连线中点,即枕寰关节背侧正中点的凹陷中,一穴	毫针、圆利针或火针向后下方斜刺3~6cm
16	躯干部穴位	大椎	第7颈椎与第1胸椎棘突间的凹陷中。一穴	毫针、圆利针或小宽针稍向后下方刺入3~5cm;或灸烙
17		身柱	第3、4胸椎棘突间的凹陷中,一穴	毫针、圆利针或小宽针向前下方刺入3~5cm
18		苏气	第4、5胸椎棘突间的凹陷中,一穴	毫针或圆利针顺棘突向前下方刺3~5cm
19		断血	最后胸椎与第1腰椎棘突间的凹陷中为主穴,向前、后移一脊椎为两副穴。共三穴	毫针或圆利针直刺2~3cm
20		关元俞	最后肋骨后缘与第1腰椎横突之间的肌沟中,左右侧各一穴	毫针或圆利针向内下方刺入2~4cm
21		六脉	倒数第1、2、3肋间,距背中线约6cm的肌沟中,左右侧各三穴	毫针、圆利针或小宽针向内下方刺入2~3cm
22		脾俞	倒数第2肋间,距背中线6cm的肌沟中,左右侧各一穴	毫针、圆利针或小宽针向内下方刺入2~3cm
23		肺俞	倒数第6肋间,距背中线约10cm的肌沟中,左右侧各一穴	毫针、圆利针或小宽针向内下方刺入2~3cm;或刮灸、拔火罐、艾灸
24		肾门	第3、4腰椎棘突间的凹陷中,一穴	毫针或圆利针直刺2~3cm

续表

序号	部位	穴名	定位	刺灸法
25	躯干部穴位	百会	腰荐十字部,即最后腰椎与第1荐椎棘突间的凹陷中,一穴	毫针、圆利针或小宽针直刺3~5cm;或灸烙
26		肾俞	百会穴旁开3~5cm处,左右侧各一穴	圆利针或毫针向内下方刺入2~3cm
27		六眼	第1、2、3荐椎棘突间旁开约4.5cm(荐结节水平线)处,左右侧各三穴	毫针或圆利针向内下方刺入3~5cm
28		刮喉	咽喉部至胸骨突部的皮肤上	先擦以盐水,然后用刮痧器逆毛刮至出现淤血、淤斑为度
29		膻中	两前肢正中,胸骨正中线上,一穴	毫针、圆利针或小宽针向前上方刺入2~3cm;或艾灸5~10min;或刮灸、埋线
30		刮肋	第2至第9肋间的皮肤上	同刮喉
31		三脘	将胸骨后缘与脐的连线分为四等份,分点依次为上、中、下脘,共三穴	毫针或圆利针直刺2~3cm;或艾灸3~5min
32		肚口	肚脐正中,一穴	艾灸3~5min
33		乳基	近脐部的一对乳头及其前后各隔一对乳头的外侧基部,左右侧各三穴	毫针或圆利针向上方斜刺2~3cm;或艾灸
34		阳明	最后两对乳头基部外侧旁开1.5cm处,左右侧各二穴	毫针或圆利针向内上方斜刺2~3cm;或激光灸
35		阴俞	肛门与阴门或阴囊中间的中心缝上,一穴	毫针、圆利针或火针直刺1~2cm
36		阴脱	母猪阴唇两侧,阴唇上下联合中点旁开2cm,左右侧各一穴	毫针或圆利针向前下方刺入2~5cm,或电针、水针
37		肛脱	肛门两侧旁开1cm,左右侧各一穴	毫针或圆利针向前下方刺入2~6cm;或电针、水针
38		莲花	脱出的直肠黏膜上	温水洗净,去除坏死皮膜,用2%明矾水或生理盐水洗净后。涂上植物油,缓缓整复
39		后海	尾根与肛门之间的凹陷中,一穴	毫针、圆利针或小宽针稍向前上方刺入3~9cm
40		尾根	荐椎与尾椎棘突之间的凹陷中,即摇动尾根时,动与不动交界处,一穴	毫针或圆利针直刺1~2cm
41		尾本	尾部腹侧正中,距尾根部1.5cm处的血管上,一穴	将尾巴提起,以小宽针直刺1cm,出血
42		尾尖	尾巴尖部,一穴	小宽针将尾尖部穿通,或十字切开放血
43	前肢部穴位	膊尖	肩胛骨前角与肩胛软骨结合部的凹陷中,左右侧各一穴	毫针沿肩胛骨内侧向后下方斜刺6~7cm,小宽针刺入2~3cm
44		膊栏	肩胛骨后角与肩胛软骨结合部的凹陷中,左右侧各一穴	毫针、圆利针沿肩胛骨内侧向前下方刺入6~7cm,小宽针斜刺2~4cm
45		抢风	肩关节与肘突连线近中点的凹陷中,左右侧各一穴	毫针、圆利针或小宽针直刺2~4cm
46		肘俞	臂骨外上髁与肘突之间的凹陷中,左右肢各一穴	毫针或圆利针直刺2~3cm

续表

序号	部位	穴名	定位	刺灸法
47	前肢部穴位	七星	腕后内侧的黑色小点上,取正中或近正中处一点为穴,左右肢各一穴	将前肢提起,毫针或圆利针刺入1~1.5cm;或刮灸
48		前缠腕	肢内外侧悬蹄稍上方的凹陷处,每肢内外侧各一穴	将术肢后曲,固定穴位,用小宽针直刺1~2cm
49		前灯盏	前肢两悬蹄后下方正中的凹陷中,每肢各一穴	小宽针或圆利针向内下方刺入2~3cm;或艾灸3~5min
50		涌泉	前蹄叉正中上方约2cm的凹陷中,每肢各一穴	小宽针向后上方刺入1~1.5cm,出血
51		前蹄叉	前蹄叉正上方顶端处,每肢各一穴	小宽针向后上方刺入3cm。圆利针或毫针向后上方刺入9cm,以针尖接近系关节为度
52		前蹄头	前蹄甲背侧,蹄冠正中有毛与无毛交界处,每蹄内外各一穴	小宽针直刺0.5~1cm,出血
53		前蹄门	前蹄后面,蹄球上缘、蹄软骨后端的凹陷中,每蹄左右侧各一穴	中宽针直刺1cm,出血
54	后肢部穴位	大胯	髋关节前缘,股骨大转子稍前下方3cm处的凹陷中,左右侧各一穴	毫针或圆利针直刺2~3cm
55		小胯	大胯穴后下方,臀端到膝盖骨上缘连线的中点处,左右侧各一穴	毫针或圆利针直刺2~3cm
56		汗沟	股二头肌沟中,与坐骨弓水平线相交处,左右侧各一穴	毫针或圆利针直刺3cm
57		掠草	膝关节前外侧的凹陷中,左右肢各一穴	毫针或圆利针向后上方斜刺2cm
58		后三里	髌骨外侧后下方约6cm的肌沟内,左右肢各一穴	毫针、圆利针或小宽针向腓骨间隙刺入3~4.5cm;或艾灸3~5min
59		曲池	跗关节前方稍偏内侧凹陷处的血管上,左右肢各一穴	小宽针直刺血管,出血;毫针或圆利针避开血管直刺1~2cm
60		后缠腕	后肢内外侧悬蹄稍上方的凹陷处,每肢内外侧各一穴	将术肢后曲,固定穴位,用小宽针直刺1~2cm
61		后灯盏	后肢两悬蹄后下方正中的凹陷中,每肢各一穴	小宽针或圆利针向内下方刺入2~3cm;或艾灸3~5min
62		滴水	后蹄叉正中上方约2cm的凹陷中,每肢各一穴	小宽针向后上方刺入1~1.5cm,出血
63		后蹄叉	后蹄叉正上方顶端处,每肢各一穴	同前蹄叉穴
64		后蹄头	后蹄甲背侧,蹄冠正中稍偏外有毛与无毛交界处,每蹄内外各一穴	小宽针直刺0.5~1cm,出血
65		后蹄门	后蹄后面,蹄球上缘、蹄软骨后端的凹陷中,每蹄左右侧各一穴	中宽针直刺1cm,出血

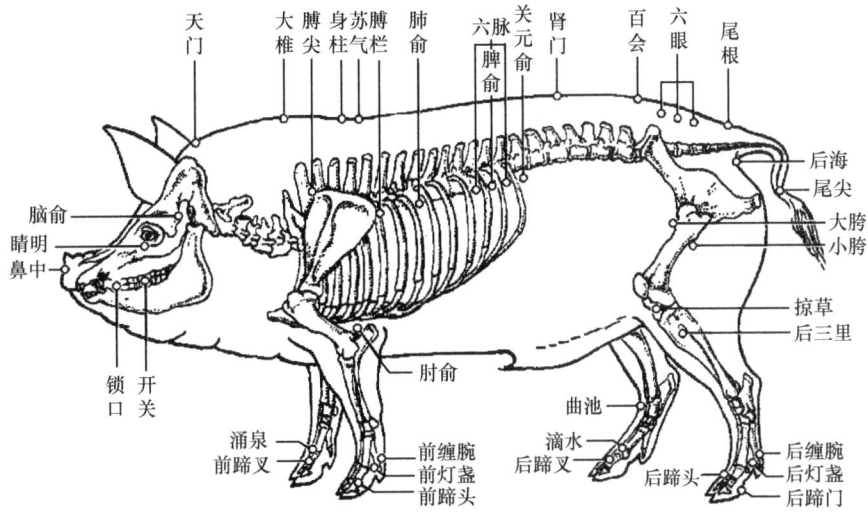

图 6-9 猪的骨骼及穴位

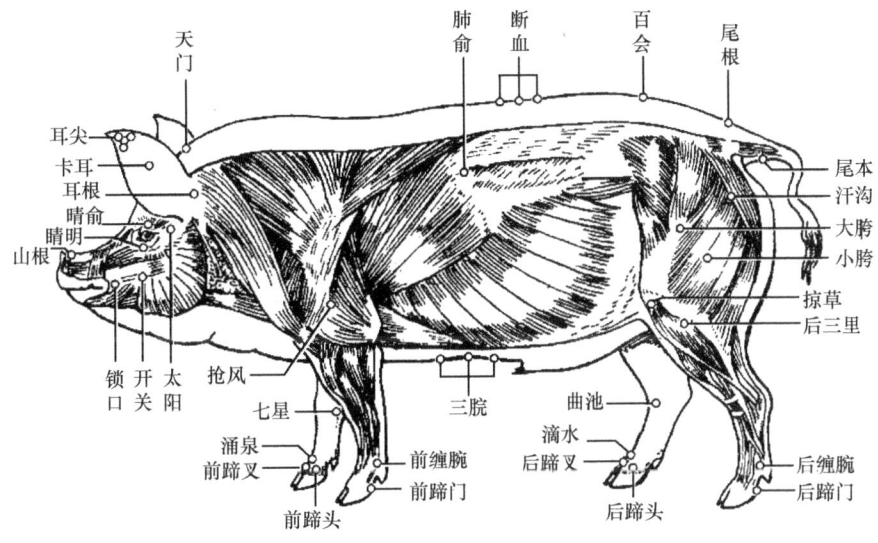

图 6-10 猪的肌肉及穴位

第七节 犬的穴位图谱

序号	部位	穴名	定位	刺灸法
1	头部穴位	水沟	上唇唇沟上、中 1/3 交界处，一穴	毫针或三棱针直刺 0.5
2		山根	鼻背正中有毛与无毛交界处，一穴	三棱针点刺 0.2～0.5cm，出血
3		三江	内眼角下的血管上，左右侧各一穴	三棱针点刺 0.2～0.5cm，出血
4		承泣	下眼眶上缘中部，左右侧各一穴	上推眼球，毫针沿眼球与眼眶之间刺入 2～3cm
5		睛明	内眼角上下眼睑交界处，左右眼各一穴	外推眼球，毫针直刺 0.2～0.3cm
6		上关	下颌关节后上方，下颌骨关节突与颧弓之间，张口时出现的凹陷中，左右侧各一穴	毫针直刺 3mm

续表

序号	部位	穴名	定位	刺灸法
7	头部穴位	下关	下颌关节前下方，下颌骨角与颧弓之间的凹陷中，左右侧各一穴	毫针直刺 3mm
8		翳风	耳基部，下颌关节后下方的凹陷中，左右眼各一穴	毫针直刺 3mm
9		耳尖	耳廓尖端背面的血管上，左右耳各一穴	小宽针或三棱针点刺出血
10		天门	枕寰关节背侧正中点的凹陷中，一穴	毫针直刺 1~3cm，或艾灸
11	躯干部穴位	大椎	第7颈椎与第一胸椎棘突间的凹陷中。一穴	毫针直刺 2~4cm；或艾灸
12		陶道	第1、2胸椎棘突间的凹陷中，一穴	毫针向前下方刺入 2~4cm，或艾灸
13		身柱	第3、4胸椎棘突间的凹陷中，一穴	毫针向前下方刺入 2~4cm，或艾灸
14		灵台	第6、7胸椎棘突间的凹陷中，一穴	毫针稍向前下方刺入 1~3cm，或艾灸
15		中枢	第10、11胸椎棘突间的凹陷中，一穴	毫针直刺 1~2cm，或艾灸
16		悬枢	最后（第13）胸椎棘突与第一腰椎棘突间的凹陷中，一穴	毫针斜向后下方刺入 1~2cm，或艾灸
17		胃俞	倒数第1肋间，距背中线6cm的髂肋肌沟中，左右侧各一穴	毫针沿肋间向下方斜刺 1~2cm，或艾灸
18		脾俞	倒数第2肋间，距背中线6cm的髂肋肌沟中，左右侧各一穴	毫针沿肋间向下方斜刺 1~2cm，或艾灸
19		胆俞	倒数第3肋间，距背中线6cm的髂肋肌沟中，左右侧各一穴	毫针沿肋间向下方斜刺 1~2cm，或艾灸
20		肝俞	倒数第4肋间，距背中线6cm的髂肋肌沟中，左右侧各一穴	毫针沿肋间向下方斜刺 1~2cm，或艾灸
21		膈俞	倒数第6肋间，距背中线6cm的髂肋肌沟中，左右侧各一穴	毫针沿肋间向下方斜刺 1~2cm，或艾灸
22		督俞	倒数第7肋间，距背中线6cm的髂肋肌沟中，左右侧各一穴	毫针沿肋间向下方斜刺 1~2cm，或艾灸
23		心俞	倒数第8肋间，距背中线6cm的髂肋肌沟中，左右侧各一穴	毫针沿肋间向下方斜刺 1~2cm，或艾灸
24		厥阴俞	倒数第9肋间，距背中线6cm的髂肋肌沟中，左右侧各一穴	毫针沿肋间向下方斜刺 1~2cm，或艾灸
25		肺俞	倒数第10肋间，距背中线6cm的髂肋肌沟中，左右侧各一穴	毫针沿肋间向下方斜刺 1~2cm，或艾灸
26		命门	第2、3腰椎棘突间的凹陷中，一穴	毫针斜向后下方刺入 1~2cm，或艾灸
27		阳关	第4、5腰椎棘突间的凹陷中，一穴	毫针斜向后下方刺入 1~2cm，或艾灸
28		关后	第5、6腰椎棘突间的凹陷中，一穴	毫针直刺 1~2cm，或艾灸
29		百会	腰荐十字部，即最后（第7）腰椎与第1荐椎棘突间的凹陷中，一穴	毫针直刺 1~2cm，或艾灸
30		三焦俞	第1腰椎横突末端相对的髂肋肌沟中，左右侧各一穴	毫针直刺 1~3cm，或艾灸
31		肾俞	第2腰椎横突末端相对的髂肋肌沟中，左右侧各一穴	毫针直刺 1~3cm，或艾灸

续表

序号	部位	穴名	定位	刺灸法
32	躯干部穴位	大肠俞	第4腰椎横突末端相对的髂肋肌沟中,左右侧各一穴	毫针直刺1~3cm,或艾灸
33		关元俞	第5腰椎横突末端相对的髂肋肌沟中,左右侧各一穴	毫针直刺1~3cm,或艾灸
34		小肠俞	第6腰椎横突末端相对的髂肋肌沟中,左右侧各一穴	毫针直刺1~3cm,或艾灸
35		膀胱俞	第7腰椎横突末端相对的髂肋肌沟中,左右侧各一穴	毫针直刺1~3cm,或艾灸
36		二眼	荐椎两旁,第1、2背荐孔处,每侧各二穴	毫针直刺1~1.5cm,或艾灸
37		胸堂	胸前,胸外侧沟中的血管上,左右侧各一穴	头高位,小宽针或三棱针顺血管急刺1cm,出血
38		中脘	胸骨后缘与脐的连线中点,一穴	毫针向前斜刺0.5~1cm,或艾灸
39		天枢	脐眼旁开3cm,左右侧各一穴	毫针直刺0.5cm,或艾灸
40		后海	尾根与肛门之间的凹陷中,一穴	毫针稍向前上方刺入3~5cm
41		尾根	最后荐椎与第一尾椎棘突之间的凹陷中,一穴	毫针直刺0.5~1cm
42		尾本	尾部腹侧正中,距尾根部1cm处的血管上,一穴	三棱针直刺0.5~1cm,出血
43		尾尖	尾末端,一穴	毫针或三棱针从末端刺入0.5~0.8cm
44	前肢部穴位	肩井	肩峰前下方,臂骨大结节上缘的凹陷中,左右肢各一穴	毫针直刺1~3cm
45		肩外髃	肩峰后下方,臂骨大结节后上缘的凹陷中,左右肢各一穴	毫针直刺2~4cm,或艾灸
46		抢风	肩关节后方,三角肌后缘、臂三头肌长头和外头形成的凹陷中,左右肢各一穴	毫针直刺2~4cm,或艾灸
47		郄上	肩外髃与肘俞连线的下1/4处,左右肢各一穴	毫针直刺2~4cm,或艾灸
48		肘俞	臂骨外上髁与肘突之间的凹陷中,左右肢各一穴	毫针直刺2~4cm,或艾灸
49		曲池	肘关节前外侧,肘横纹外端凹陷中,左右肢各一穴	毫针直刺3cm,或艾灸
50		前三里	前臂外侧上1/4处肌沟中,左右肢各一穴	毫针直刺2~4cm,或艾灸
51		外关	前臂外侧下1/4处的桡、尺骨间隙处,左右肢各一穴	毫针直刺1~3cm,或艾灸
52		内关	前臂内侧下1/4处的桡、尺骨间隙处,左右肢各一穴	毫针直刺1~2cm,或艾灸
53		阳池	腕关节背侧,腕骨与尺骨远端之间的凹陷中,左右肢各一穴	毫针直刺1cm,或艾灸
54		膝脉	腕关节内侧下方,第一、二掌骨间的血管上,左右肢各一穴	三棱针或小宽针顺血管刺入0.5~1cm,出血
55		涌泉	第三、四掌骨间的血管上,每肢各一穴	三棱针直刺1cm,出血
		指间	前足背指间,掌指关节水平线上,每足三穴	毫针斜刺1~2cm,或三棱针点刺
56	后肢部穴位	环跳	股骨大转子前方,髋关节前缘的凹陷中,左右肢各一穴	毫针直刺2~4cm,或艾灸
57		肾堂	股内侧上部的血管上,左右肢各一穴	三棱针或小宽针顺血管刺入0.5~1cm,出血
58		膝上	髌骨上缘外侧0.5cm处,左右肢各一穴	毫针直刺0.5~1cm
59		膝下	膝关节前外侧凹陷中,左右肢各一穴	毫针直刺1~2cm,或艾灸

续表

序号	部位	穴名	定位	刺灸法
60	前肢部穴位	后三里	小腿外侧上 1/4 处的胫、腓骨间隙内,左右肢各一穴	毫针直刺 1~2cm,或艾灸
61	后肢部穴位	阳辅	小腿外侧下 1/4 处的腓骨前缘,左右肢各一穴	毫针直刺 1cm,或艾灸
62		解溪	跗关节背侧横纹中点、两筋之间,左右肢各一穴	毫针直刺 1cm,或艾灸
63		后跟	跟骨与腓骨远端之间的凹陷中,左右肢各一穴	毫针直刺 1cm,或艾灸
64		滴水	第三、四跖骨间的血管上,每肢各一穴	三棱针直刺 1cm,出血
65		趾间	后足背趾间,跖趾关节水平线上,每足三穴	毫针斜刺 1~2cm,或三棱针点刺

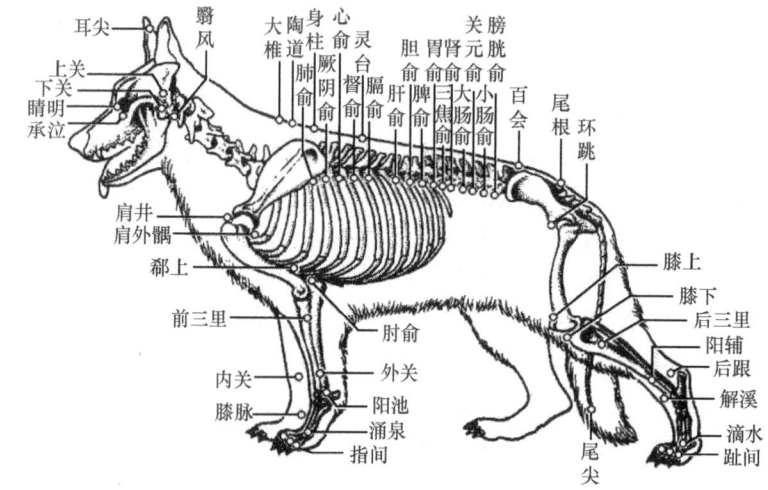

图 6-11 犬的骨骼及穴位

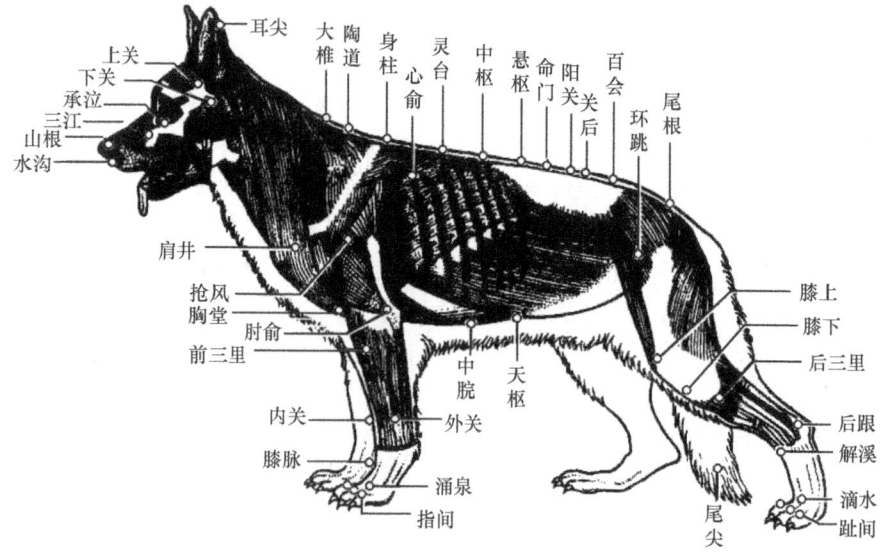

图 6-12 犬的肌肉及穴位

附录一 实验动物管理条例

一、总　则

第一条　为了加强实验动物的管理条例工作，保证实验动物质量，适应科学研究、经济建设和社会发展的需要，制定本条例。

第二条　本条例所称实验动物是指经人工饲育，对其携带的微生物实行控制，遗传背景明确或者来源清楚的，用于科学研究、教学、生产、检定以及其他科学实验的动物。

第三条　本条例适用于从事实验动物的研究、保种、饲育、供应、应用、管理和监督的单位和个人。

第四条　实验动物的管理，应当遵循统一规划、合理分工，有利于促进实验动物科学研究和应用的原则。

第五条　国家科学技术委员会主管全国实验动物工作。省、自治区、直辖市科学技术委员会主管本地区的实验动物工作。国务院各有关部门负责管理本部门的实验动物工作。

第六条　国家实行实验动物的质量监督和质量合格认证制度。具体办法由国家科学技术委员会另行制定。

第七条　实验动物遗传学、微生物学、营养学饲育环境等方面的国家标准由国家技术监督局制定。

二、实验动物的饲育管理

第八条　从事实验动物饲育工作的单位，必须根据遗传学、微生物学、营养学和饲育环境方面的标准，定期对实验动物进行质量监测。各项作业过程和监测数据应有完整、准确的记录，并建立统计报告制度。

第九条　实验动物的饲育室、实验室应设在不同区域，并进行严格隔离。实验动物饲育室、实验室要有科学的管理制度和操作规程。

第十条　实验动物的保种、饲育应采用国内或国外认可的品种、品系，并持有效的合格证书。

第十一条　实验动物必须按照不同来源，不同品种、品系和不同的实验目的，分开饲养。

第十二条　实验动物分为四级：一级，普通动物；二级，清洁动物；三级，无特定病原体动物；四级，无菌动物。对不同等级的实验动物，应当按照相应的微生物控制标准进行管理。

第十三条　实验动物必须饲喂质量合格的全价饲料。霉烂、变质、虫蛀、污染的饲料，不得用于饲喂实验动物。直接用作饲料的蔬菜、水果等，要经过清洗消毒，并保持新鲜。

第十四条　一级实验动物的饮水，应当符合城市生活饮水的卫生标准。二、三、四级实验动物饮水，应当符合城市生活饮水的卫生标准并经灭菌处理。

第十五条　实验动物的垫料应当按照不同等级实验动物的需要，进行相应处理，达到清洁、干燥、吸水、无菌、无虫、无感染源、无污染。

三、实验动物的检疫和传染病控制

第十六条　对引入的实验动物，必须进行隔离检疫。为补充种源或开发新品种而捕捉的野生动物，必须在当地进行隔离检疫，并取得动物检疫部门出具的证明。野生动物运抵实验动物处所，需经再次检疫，方可进入实验动物饲育室。

第十七条　对必须进行预防接种的实验动物，应当根据实验要求或者按照《家畜家禽防疫条例》的有关规定，进行预防接种，但用作生物制品原料的实验动物除外。

第十八条　实验动物患病死亡的，应当及时查明原因，妥善处理，并记录在案。实验动物患有传染性疾病的，必须立即视情况分别予以销毁或者隔离治疗。对可能被传染的实验动物，进行紧急预防接种，对饲育室内外可能被污染的区域采取严格消毒措施，并报告上级实验动物管理部门和当地动物检疫、卫生防疫单位，采取紧急预防措施，防止疫病蔓延。

四、实验动物的应用

第十九条　应用实验动物应当根据不同的实验目的，选用相应的合格实验动物。申报科研课题和鉴定科研成果，应当把应用合格实验动物作为基本条件。应用不合格实验动物取得的检定或者安全评价结果无效，所生产的制品不得使用。

第二十条　供应用的实验动物应当具备下列完整的资料：
1. 品种、品系及亚系的确切名称。
2. 遗传背景或其来源。
3. 微生物检测状况。
4. 合格证书。
5. 饲育单位负责人签名。

无上述资料的实验动物不得应用。

第二十一条　实验动物的运输工作应当有专人负责。实验动物的装运工具应当安全、可靠。不得将不同品种、品系或者不同等级的实验动物混合装运。

五、从事实验动物的进口与出口管理

第二十二条　从国外进口作为原种的实验动物，应附有饲育单位负责人签发的品系和亚系名称以及遗传和微生物状况等资料。无上述资料的实验动物不得进口和应用。

第二十三条　实验动物工作单位从国外进口实验动物原种，必须向国家科学技术委员会指定的保种、育种和监控单位登记。

第二十四条　出口实验动物，必须报国家科学技术委员会审批。经批准后，方可办理出口手续。出口应用国家重点保护的野生动物物种开发的实验动物，必须按照国家的有关规定，取得出口许可证后，方可办理出口手续。

第二十五条　进口、出口实验动物的检疫工作，按照《中华人民共和国进出口动植物检疫条例》的规定办理。

六、从事实验动物工作的人员

第二十六条　实验动物工作单位应当根据需要，配备科技人员和经过专业培训的饲育人员。各类人员都要遵守实验动物饲育管理的各项制度，熟悉、掌握操作规程。

第二十七条　地方各级实验动物工作的主管部门，对从事实验动物工作的各类人员，应当逐步实行资格认可制度。

第二十八条 实验动物工作单位对直接接触实验动物的工作人员，必须定期组织体格检查。对患有传染性疾病，不宜承担所做工作人员，应当及时调换工作。

第二十九条 从事实验动物工作的人员对实验动物必须爱护，不得戏弄或虐待。

七、奖励与处罚

第三十条 对长期从事实验动物饲育管理，取得显著成绩的单位或者个人，由管理实验动物工作的部门给予表彰或奖励。

第三十一条 对违反本条例规定的单位，由管理实验动物工作的部门视情节轻重，分别给予警告、限期改进、责令关闭的行政处罚。

第三十二条 对违反本条例规定的有关工作人员，由其所在单位视情节轻重，根据国家有关规定，给予行政处分。

八、附　　则

第三十三条 省、自治区、直辖市人民政府和国务院有关部门，可以根据本条例，结合具体情况，制定实施办法。军队系统的实验动物管理工作参照本条例执行。

第三十四条 本条例由国家科学技术委员会负责解释。

第三十五条 本条例自发布之日起施行。

附录二　实验动物许可证管理办法

一、总　则

第一条　根据《实验动物管理条例》（中华人民共和国国家科学技术委员会令第2号，1988）及有关规定，为加强实验动物管理，保障科研工作需要，提高科学研究水平，特制定本办法。

第二条　本办法适用于在中华人民共和国境内从事与实验动物工作有关的组织和个人。

第三条　实验动物许可证包括实验动物生产许可证和实验动物使用许可证。实验动物生产许可，适用于从事实验动物及相关产品保种、繁育、生产、供应、运输及有关商业性经营的组织和个人。实验动物使用许可证适用于实验动物及相关产品进行科学研究的组织和个人。

许可证由各省、自治区、直辖市科技厅（科委）印制、发放和管理。同一许可证分正本和副本，正本和副本具有同等法律效力。

第四条　有条件的省，自治区、直辖市应建立省级实验动物质量检测机构，负责检测实验动物生产和使用单位的实验动物质量及相关条件，为许可证的管理提供技术保证。

省级实验动物质量检测机构的谁按照《实验动物质量管理办法》（国科发财字[1997]593号）的有关规定进行办理，并按照《中华人民共和国计量法》的有关规定，通过计量认证。

省级实验动物质量检测机构出具的检测报告全国有效。

尚未建立省级实验动物检测机构的省、自治区、直辖市，应招手其他省级实验动物质量检测机构负责实验质量及相关条件的检测，且必须由委托方和受委托方两省、自治区、直辖市科技厅（科委）签订协议，并报科技部备案。

二、申　请

第五条　申请实验动物生产许可证的组织和个人，必须具备下列条件：

1. 实验动物种子来源于国家实验动物保种中心或国家认可的种源单位，遗传背景清楚，质量符合现行的国家标准。
2. 具有保证实验动物及相关产品质量的饲养、繁育、生产环境设施及检测手段。
3. 使用的实验动物饲料、垫料及饮水等符合国家标准及相关要求。
4. 具有保证正常生产和保证动物质量的专业技术人员、熟练技术工人入检测人员。
5. 具有健全有效的质量管理制度。
6. 生产的实验动物质量符合国家标准。
7. 法律、法规规定的其他条件。

第六条　申请实验动物使用许可证的组织和个人，必须具备下列条件：

1. 使用的实验动物及相关产品必须来自有实验动物生产许可证的单位，质量合格。
2. 实验动物饲育环境及设施符合国家标准。
3. 使用的实验动物饲料符合国家标准。
4. 有经过专业培训的实验动物饲养和动物实验人员。
5. 具有健全有效的管理制度。
6. 法律、法规规定的其他条件。

第七条 申请实验动物生产或使用许可证的组织和个人向其所在的省、自治区、直辖市科技厅（科委）提交实验动物生产许可证申请书或实验动物使用申请书，并附上由省级实验动物检测检测机构出具报告及相关材料。

三、审批和发放

第八条 省、自治区、直辖市科技厅（科委）受理申请后，组织专家组对申请单位的申请材料及实际情况进行审查和现场验收，出具专家组验收报告。对申请生产许可证的单位，其生产用的实验动物种子须按照《关于当前许可证发放过程中有关实验动物种子问题处理意见》进行确认。

省、自治区、直辖市科技厅（科委）在受理申请后的3个月内给出相应的评审结果。合格者由省、自治区、直辖市科技厅（科委）签发批准实验动物生产或使用许可证的文件，发许可证。

第九条 省、自治区、直辖市科技厅（科委）将有关材料（申请书及申请材料、专家组验收报告、批准文件）报送科技部及有关部门备案。

第十条 实验动物许可证采取全国统一的格式和编码方法。

四、管理和监督

第十一条 凡取得实验动物生产许可证的单位，应严格按照国家有关实验动物的质量标准进行生产和质量控制，在出售实验动物时应提供实验动物质量合格证，并附符合标准规定的近期实验动物质量检测报告。实验动物质量合格证内容应该包括生产单位、生产许可证编号、动物品种系、动物质量等级、动物规格、动物数量、最近一次的质量检测日期、质量检测单、质量负责人签字、使用单位名称、用途等。

第十二条 许可证的有效期为五年，到期重新审查发证。换领许可证的单位需在有效期满前六个内向所在省、自治区、直辖市科技厅（科委）提出申请。省、自治区、直辖市科技厅（科委）按照对初次申请单位同样的程序进行重新审核办理。

第十三条 具有实验动物使用许可证的单位在接受外单位委托的动物实验时，双方应签署协议书，使用许可证复印件必须与协议书一并使用，方可作为实验结论合法性的有效文件。

第十四条 实验动物许可证不得转借、转让、出租给他人使用，取得实验动物生产许可证的单位也不得代售无许可证单位生产的动物及相关产品。

第十五条 取得实验动物许可证的单位，需变更许可证登记事项，应提前1个月向原发证机关提出申请，如果申请变更适用范围，按本规定第八条至第十三条办理。进行改、扩建的设施，视情况按新设施或变更登记事项办理。停止从事许可范围工作的应的停止后1个月内效返回许可证。许可证遗失的应及时报失补领。

第十六条 许可证实行年检管理制度。年检不合格的单位，由省自治区、直辖市科技厅（科委）吊销其许可证，并报科技部及有关部门备案，予以公告。

第十七条 未取实验动物生产许可证的单位不得从事实验动物生产、经营活动。未取得实验动物使用许可证的研究单位，或者使用的实验动物及相关产品来自未取得生产许可证的单位或质量不合格的，所进行的动物实验结果不予承认。

第十八条 已取得实验动物许可证的单位，违反本办法第十四条规定或生产、使用不合格的动物，一经核实，民证机关有权收回其许可证，并予公告。情节恶劣、造成严重后果的，依法追究行政责任和法律责任。

第十九条 许可证发放机关及其工作人员必须严格遵守《实验动物管理条例》及有关规定等以及本办法的规定。

五、附　　则

第二十条 军队系统关于本许可证的印制、发放与定理工作,参照本办法由军队主管部门执行。

第二十一条 各部门和地方可根据待业或地方特点制定相应的管理实验细则,并报科技部备案。

第二十二条 本办法由科学技术部负责解释。

第二十三条 本办法自二○○二年一月一日起实施。

附录三 实验动物质量管理办法

一、总　　则

第一条　为加强全国实验动物质量管理，建立和完善全国实验动物质量监测体系，保证实验动物和动物实验的质量，适应科学研究、经济建设、社会发展和对外开放的需要，根据《实验动物管理条例》，制定本办法。

第二条　全国执行统一的实验动物质量国家标准。尚未制定国家标准的，可依次执行行业或地方标准。

第三条　全国实行统一的实验动物质量管理制度。

第四条　本办法适用于从事实验动物研究、保种、繁育、饲养、供应、使用、检测以及动物等一切与实验动物有关的领域和单位。

二、国家实验动物种子中心

第五条　实验动物品种、品系的维持，是保证实验动物质量和科研水平的重要条件。建立国家实验动物种子中心的目的，在于科学地保护和管理我国实验动物资源，实现种质保证。

国家实验动物种子中心的主要任务是：引进、收集和保存实验动物品种、品系；研究实验动物保种新技术；培育实验动物新品种、品系；为国内外用户提供标准的实验动物种子。

第六条　国家实验动物种子中心是一个网络体系，由各具体品种的实验动物种子中心共同组成。

实验动物种子中心，从有条件的单位择优建立。这些单位必须具备下列基本条件：长期从事实验动物保种工作；有较强的实验动物研究技术力量和基础条件；有合格的实验动物繁殖设施和检测仪器；有突出的实验动物保种技术和研究成果。

第七条　实验动物种子中心的申请、审批，按照以下程序执行。凡经多数专家推荐的、具备上述基本条件的单位，均可填写《国家实验动物种子中心申请书》并附相关资料，由各省、自治区、直辖市科委或行业主管部门，报国家科委。国家科委接受申请后，组织专家组，对申请单位进行考察和评审。评审结果报国家科委批准后，即为实验动物种子中心。实验动物中心受各自的主管部门领导，业务上接受国家科委的指导和监督。

第八条　国家实验动物种子中心，统一负责实验动物的国外引种和为用户提供实验动物种子。其国际交流与技术合作需报国家科委审批。其他任何单位，如需有必要，也可直接向国外引进国内没有的实验动物品种、品系，供本单位做动物实验，但不得作为实验动物种子向用户提供。

三、实验动物生产和使用许可证

第九条　实验动物生产和使用，实行许可证制度。实验动物生产和使用单位，必须取得许可证。实验动物生产许可证，适用于从事实验动物繁殖和商业性经营的单位。

第十条　从事实验动物繁殖和商业性经营的单位，取得生产许可证，必须具备下列基本条件：实验动物种子来源于国家实验动物保种中心，遗传背景清楚，质量符合国家标准；生产的实验动物质量符合国家标准；具有保证实验动物质量的饲养、繁殖环境设施及检测手段；使用的实验动物饲料符合国家标准；具有健全有效的质量管理制度；具有保证正常生产和保证动物质量的专业技术人员、熟练技术工人及检测人员，所有人员持证上岗；有关法律、行政法规规定的其他条件。

第十一条 从事实验动物和利用实验动物生产药品、生物制品的单位，取得使用许可证必须具备下列基本条件：使用的实验动物，必须有合格证；实验动物饲育环境及设施符合国家标准；实验动物饲料符合国家标准；有经过专业培训的实验动物饲养和动物实验人员；具有健全有效的管理制度；有关法律、行政法规规定的其他条件。

第十二条 实验动物生产、使用许可证的申请、审批，按照以下程序执行：各申请许可证的单位可向所在省、自治区、直辖市科委提交申请书，并附上由国家认可的检测机构出具的检测报告及相关资料。检测机构，可由各申请单位自行选择。各省、自治区、直辖市科委负责受理许可证申请，并进行考核和审批。凡通过批准的，由国家科委授权省、自治区、直辖市科委发给实验动物生产许可证或实验动物使用许可证。实验动物生产许可证和实验动物使用许可证。由国家科委统一制定，全国有效。

第十三条 取得许可证的单位，必须接受每年的复查。复查合格者，许可证继续有效；任何一项条件复查不合格的，限期3个月进行整改，并接受再次复查。如仍不合格，取消其实验动物生产或使用资格，由发证部门收回许可证。但在条件具备时，可重新提出申请。

第十四条 对实验动物生产、使用单位的每年复查，由省、自治区、直辖市科委组织实施。每年的复查结果报国家科委备案。

第十五条 取得许可证的实验动物生产单位，必须对饲养、繁育的实验动物按有关国家标准进行质量检测。出售时应提供合格证。合格证必须标明：实验动物生产许可证号；品种、品系的确切名称；级别；遗传背景或来源；微生物及寄生虫检测状况，并有单位负责人签名。

第十六条 实验动物生产单位，供应或出售不合格实验动物，或者合格证内容填写不实的，视情节轻重，可予以警告处分或吊销许可证；给用户造成严重后果的，应承担经济和法律责任。

第十七条 未取得实验动物生产许可证的单位，一律不准饲养、繁育和经营实验动物。

未取得实验动物使用许可证的单位，进行动物实验和生产药品和生物制品所使用的实验动物，一律视为不合格。

四、检 测 机 构

第十八条 实验动物质量检测机构，分国家和省两级管理。

各级实验动物检测机构以国家标准（DB/T15481）"校准和检验实验室能力的通用要求"为基本条件。必须是实际从事检测活动的相对独立实体；不能从事实验动物商业性饲育经营活动；具有合理的人员结构，中级以上技术职称人员比例不得低于全部技术人员的50%；有检测所需要的仪器设备和专用场所。实验动物质量检测机构必须取得中国实验室国家认可委员会的认可，并遵守有关规定。

第十九条 国家实验动物质量检测机构设在实验动物遗传、微生物、寄生虫、营养及环境设施方面具有较高技术水平的单位，受国务院有关部门或有关省、自治区、直辖市科委主管部门领导，业务上接受国家科委指导和监督。

第二十条 国家实验动物质量检测机构是实验动物质量检测、检验方法和技术的研究机构，实验动物质量检测人员的培训机构和具有权威性的实验动物质量检测服务机构。其主要任务是：开展实验动物及相关条件的检测方法、检测技术研究；培训实验动物质量检测人员；接受委托对省级实验动物质量检测机构的设立进行审查和年度检查；提供实验动物质量检测和仲裁检验服务；进行国内外技术交流与合作。

第二十一条　国家实验动物质量检测申请、审批，按照以下程序执行。

符合上述基本条件的单位，均可填写《国家实验动物质量检测申请书》，并附相关资料，由各省、自治区、直辖市科委或行业主管部门，报国家科委。

国家科委接受申请后，组织专家组对申请单位进行考核和评审，评审结果报国家科委批准后，即为国家实验动物质量检测机构。

第二十二条　省级实验动物质量检测机构主要从事实验动物质量的检测服务，依隶属关系受所属主管部门领导。

第二十三条　省级实验动物质量检测机构的申请、审批，按照以下程序执行。符合上述基本条件的单位，可向省、自治区、直辖市科委提出申请，填写《实验动物质量检测机构的申请书》，并附相关资料。

省、自治区、直辖市科委委托国家实验动物质量检测机构，对申请单位按实验动物质量检测机构基本条件进行审查（或考试），并提出审查报告。凡审查合格者，经省、自治区、直辖市科委批准并报国家科委备案，即为省级实验动物质量检测机构。

第二十四条　国家实验动物质量检测机构每2年要接受国家科委组织的专家组的检查。省级实验动物质量检测机构每年要接受国家实验动物质量检测机构的检查（或考试）。检查不合格者，限期3个月进行整改，并再次接受复查，如仍不合格，则停止其实验动物质量检测资格。

五、附　　则

第二十五条　本办法由国家科委负责解释。

第二十六条　本办法自发布之日起生效实施。

附录四 关于善待实验动物的指导性意见

一、总则

第一条 为了提高实验动物管理工作质量和水平,维护动物福利,促进人与自然和谐发展,适应科学研究、经济建设和对外开放的需要,根据《实验动物管理条例》,提出本意见。

第二条 本意见所称善待实验动物,是指在饲养管理和使用实验动物过程中,要采取有效措施,使实验动物免遭不必要的伤害、饥渴、不适、惊恐、折磨、疾病和疼痛,保证动物能够实现自然行为,受到良好的管理与照料,为其提供清洁、舒适的生活环境,提供充足的、保证健康的食物、饮水,避免或减轻疼痛和痛苦等。

第三条 本意见适用于以实验动物为工作对象的各类组织与个人。

第四条 各级实验动物管理部门负责对本意见的贯彻落实情况进行管理和监督。

第五条 实验动物生产单位及使用单位应设立实验动物管理委员会(或实验动物道德委员会、实验动物伦理委员会等)。其主要任务是保证本单位实验动物设施、环境符合善待实验动物的要求,实验动物从业人员得到必要的培训和学习,动物实验实施方案设计合理,规章制度齐全并能有效实施,并协调本单位实验动物的应用者之间尽可能合理地使用动物以养活实验动物的使用数量。

第六条 善待实验动物包括倡导"减少、替代、优化"的"3R"原则,科学、合理、人道地使用实验动物。

二、饲养管理过程中善待实验动物的指导性意见

第七条 实验动物生产、经营单位应为实验动物提供清洁、舒适、安全的生活环境。饲养室的内环境指标不得低于国家标准。

第八条 实验动物笼具、垫料质量应符合国家标准。笼具应定期清洗、消毒;垫料应灭菌、除尘,定期更换,保持清洁、干爽。

第九条 各类动物所占笼具最小面积应符合国家标准,保证笼具内每只动物都能实现自然行为,包括:转身、站立、伸腿、躺卧、舔梳等。笼具内应放置供实验动物活动和嬉戏的物品。孕、产期实验动物所占用笼具面积,至少应达到该种动物所占笼具最小面积的110%以上。

第十条 对于非人灵长类实验动物及犬、猪等天性喜爱运动的实验动物,种用动物应设有运动场地并定时遛放。运动场地内应放置适于该种动物玩耍的物品。

第十一条 饲养人员不得戏弄或虐待实验动物。在抓取动物时,应方法得当,态度温和,动物轻柔,避免引起动物的不安、惊恐、疼痛和损伤。在日常管理中,应定期对动物进行观察,若发现动物行为异常,应及时查找原因,采取有针对性的必要措施予以改善。

第十二条 饲养人员应根据动物食性和营养需要,给予动物足够的饲料和清洁的饮水。其营养成分、微生物控制等指标必须符合国家标准。应充分满足实验动物妊娠期、哺乳期、术后恢复期对营养的需要。

对实验动物饮食、饮水进行控制时,必须有充分的实验和工作理由,并报实验动物管理委员会(或实验动物道德委员会、实验动物伦理委员会等)批准。

第十三条 实验犬、猪分娩时,宜有兽医或经过培训的饲养人员进行监护,防止发生意外。对

出生后不能自理的幼仔，应采取人工喂乳、护理等必要的措施。

三、应和过程中善待实验动物的指导性意见

第十四条 实验动物应用过程中，应将动物的惊恐和疼痛减少到最低程度。实验现场避免无关人员进入。

在符合科学原则的条件下，应积极开展实验动物替代方法的研究与应用。

第十五条 在对实验动物进行手术、解剖或器官移植时，必须进行有效麻醉。术后恢复期应根据实际情况，进行镇痛和有针对性的护理及饮食调理。

第十六条 保定实验动物时，应遵循"温和保定，善良抚慰，减少痛苦和应激反应"的原则。保定器具应结构合理、规格适宜、坚固耐用、环保卫生、便于操作。在不影响实验的前提下，对动物身体的强制性限制宜减少到最低程度。

第十七条 处死实验动物时，须按照人道主义原则实施安死术。处死现场，不宜有其他动物在场。确认动物死亡后，方可妥善处置尸体。

第十八条 在不影响实验动物判定的情况下，应选择"仁慈终点"，避免延长动物承受痛苦的时间。

第十九条 灵长类实验动物的使用仅限于非用灵长类动物不可的实验。除非因伤病不能治愈而备受煎熬者，猿类灵长类动物原则上不予处死，实验结束后单独饲养，直到自然死亡。

四、动物过程中善待实验动物的指导性意见

第二十条 实验动物的国内运输应遵循国家有关活体动物运输的有关规定；国际运输应遵循有关规定，运输包装应符合 IATA 的要求。

第二十一条 实验动物运输应遵循的原则

1. 最直接的途径本着安全、舒适、卫生的原则尽快完成。

2. 运输实验动物，应把动物放在合适的笼具里，笼具应能防止动物逃逸或其他动物进入，并能有效防止外部微生物侵袭和污染。

3. 运输过程中，能保证动物自由呼吸，必要时应提供通风设备。

4. 实验动物不应与感染性微生物、害虫及可能伤害动物的物品混装在一起运输。

5. 患有伤病或怀孕动物，不宜长途运输，必须运输的，应有监护和照料。

6. 运输时间较长的，途中应为实验动物提供必要的饮食和饮用水，避免实验动物过度饥渴。

第二十二条 实验动物的运输应注意的事项

1. 在装、卸过程中，实验动物应最后装上运输工具。到达目的地时，应最先离开运输工具。

2. 地面或水陆运送实验动物，应有人负责照料；空运实验动物，发运方应将飞机航班号、到港时间等相关信息及时通知接收方，接收方接收后应尽快运送到最终目的地。

3. 高温、高热、雨雪和寒冷等恶劣天气运输实验动物时，应对实验动物采取有效的防护措施。

4. 地面运送实验动物应使用专用运输工具，专用运输车应配置维持实验动物正常呼吸和生活的装置及防震设备。

5. 运输人员应经过专门培训，了解和掌握有关实验动物方面的知识。

五、善待实验动物的相关措施

第二十三条 生产、经营和使用实验动物的组织和个人必须取得相应的行政许可。

第二十四条 使用实验动物进行研究的科研项目,应制定科学、合理、可行的实施方案。该方案经实验动物管理委员会(或实验动物道德委员会、实验动物伦理委员会等)批准后方可组织实施。

第二十五条 使用实验动物进行动物实验应有益于科学技术的创新与发展;有益于教学及人才培养;有益于保护或改善人类及动物的健康及福利或有其他科学价值。

第二十六条 各级实验动物管理部门应根据实际情况制定实验动物从业人员培训计划并组织实施,保证相关人员了解善待实验动物的知识和要求,正确掌握相关技术。

第二十七条 有下列行为之一者,视为虐待实验动物。情节较轻者,由所在单位进行批评教育,限期改正;情节较重或屡教不改者,应离开实验动物工作岗位;因管理不妥屡次发生虐待实验动物事件的单位,将吊销单位实验动物生产许可证或实验动物使用许可证。

1. 非实验需要,挑逗、激怒、殴打、电击或用有刺激性食品、化学药品、毒品伤害实验动物的。
2. 非实验需要,故意损害实验动物器官的。
3. 玩忽职守,致使实验动物设施内环境恶化的,给实验动物造成严重伤害、痛苦或死亡的。
4. 进行解剖、手术或器官移植时,不按规定对实验动物采取麻醉或其他镇痛措施的。
5. 处死实验动物不使用安死术的。
6. 在动物运输过程中,违反本意见规定,给实验动物造成严重伤害或大量死亡的。
7. 其他有违善待实验动物基本原则或违反本意见规定的。

六、附　则

第二十八条 相关术语

1. 实验动物 是指经人工饲育,对其携带的微生物实行控制,遗传背景明确或者来源清楚的用于科学研究、教学、生产、检定以及其他科学实验的动物。

2. "3R"(减少、替代、优化)原则

减少(reduction):是指如果某一研究方案中必须使用实验动物,同时又没有可行的替代方法,则应把使用动物的数量降低到实现科研目的最需的最小量。

替代(replacement):是指使用低等级动物代替高等级动物,或不使用活着脊椎动物进行实验,而采用其他方法达到与动物实验相同的目的。

优化(refinement):是指通过改善动物设施、饲养管理和实验条件,精选实验动物、技术路线和实验手段,优化实验操作技术,尽量减少实验过程对动物机体的损伤,减轻动物遭受的痛苦和应激反应,使动物实验得出科学的结果。

3. 保定 为使动物实验或其他操作顺利进行而采取适当的方法或设备限制动物的行为,实施这种方法的过程叫保定。

4. 安死术 是指用公众认可的、以人道的方法处死动物的技术。其含义是使动物在没有惊恐和痛苦的状态下安静地、无痛苦地死亡。

5. 仁慈终点 是指动物实验过程中,选择动物表现疼痛和压抑的较早阶段为实验的终点。

附录五 基本数据

表1 动物实验设施环境指标

项目		指标					
		小鼠、大鼠、豚鼠、地鼠			犬、猫、猴、兔、小型猪			鸡
		普通	屏障	隔离器	普通	屏障	隔离器	屏障
温度（℃）		19～26	20～25		16～26	18～22		16～26
日温差（℃）		4	3		4	3		3
相对湿度（%）≤		40～70						
换气次数（次/小时）		8～10	10～20	20～50	8～10	10～20	20～50	10～20
气流速度（m/s）		0.1～0.2						
压强梯度（Pa）		—	20～50	100～150	—	20～50	100～150	20～50
空气洁净度（级）		—	1000	100	—	10000	100	10000
落下菌数（个/皿）≤		30	3	无检出	30	3	无检出	3
氨浓度（mg/m³）≤		14						
噪声（dB）≤		60						
照度（Lx）	工作照度	150～300						
	动物照度	15～20			100～200			5～10
昼夜明暗交替时间（h）		12/12 或 10/14						

表2 各类实验动物所需居所最小空间

项目	小鼠（g）		大鼠（g）		豚鼠（g）		地鼠（g）		家兔（g）	
	<20	>20	<150	>150	<350	>350	<100	>100	<2.5	>2.5
单养时（m²）	0.0065	0.01	0.015	0.025	0.03	0.065	0.01	0.012	0.20	0.46
群养（m²）（同窝）	0.016		0.08		0.09		0.09		0.93	
最小高度（m）	0.13	0.15	0.18	0.18	0.18	0.22	0.18	0.18	0.40	0.45

表3 各类实验动物所需居所最小空间

项目	猫（kg）		犬（kg）			猴（kg）			猪（kg）		鸡（kg）	
	<2.5	>2.5	<10	10～20	>20	<4	4～6	>6	<20	>20	<2	>2
单养时（m²）	0.28	0.37	0.60	1.0	1.5	0.5	0.6	0.75	0.96	1.2	0.12	0.15
最小高度（m）	0.76	0.8	0.9	1.5	0.6	0.7	0.8	0.8	0.6	0.8	0.4	0.6

表4 不同级别动物实验设施空气洁净度要求

动物实验设施	空气洁净度	尘埃最大允许数（个/m³）		微生物最大允许数
		大于等于 0.5μm	大于等于 5μm	沉降菌（个/皿）
普通级	无有毒有害气体	无要求	无要求	30
清洁级	10万级	$3.5×10^6$	$2×10^4$	10

续表

动物实验设施	空气洁净度	尘埃最大允许数（个/m³）		微生物最大允许数
		大于等于0.5μm	大于等于5μm	沉降菌（个/皿）
屏障系统（SPF）	1万级	3.5×10^5	2×10^3	3
隔离器	1百级	3.5×10^3	0	0

表5 实验动物的椎骨数

动物种类	颈椎	胸椎	腰椎	荐椎	尾椎
家兔	7	12	7	4~5	15~18
犬	7	13	6~8	3	16~23
猫	7	13	7	1	21
豚鼠	7	13	6	4	7
大鼠	7	13	6	4	27~32
小鼠	7	13	5~6	4	27~32
猪	7	13~16	5~6	4	21~24
猕猴	7	12~14	5~7	2~3	2~26

表6 人与实验动物肠道长度

动物	单位	全长	小肠	盲肠	大肠
人	m	6.0~7.5	5.20~6.30	0.12~0.16	1.43~1.50
犬	m	2.2~5.0	2.0~4.8	0.12~0.15	0.6~0.8
猪	m	18.2~25.0	15~21	0.2~0.4	3.0~3.5
马	m	23.5~37.0	19.0~30.0	1.0~1.5	3.5~5.5
牛	m	37.8~60.0	27~49	0.7~0.8	9.8~10.2
羊	m	22~40	18~35	0.2~0.3	4~5
家兔	cm	98~102	60~62	10.5~11.4	27.3~28.7
猫	cm	120~170	90~120	30~45	
豚鼠	cm	98.5~103	58.4~60	4.3~4.9	35.8~37.2
大鼠	cm	99.4~100.8	80.5~81.1	2.7~2.9	16.2~16.8
小鼠	cm	99.3~100.7	76.5~77.3	3.4~3.6	19.4~19.8
鸡	cm	204~216	105~110	12~25	10~12

表7 人与实验动物肝脏和肺脏的分叶情况

动物种类	肺脏			肝脏			
	右肺	左肺	总叶数	右叶	左叶	后叶	总分叶
人	3	2	5	2	2	1	5
小鼠	4	1	5	2	2	1	5

续表

动物种类	肺脏			肝脏			
	右肺	左肺	总叶数	右叶	左叶	后叶	总分叶
大鼠	4	1	5	2	2	2	6
金黄地鼠	4	1	5	2	2	2	6
豚鼠	4	3	7	2	3	2	7
家兔	4	2	6	2	2	2	6
猫	4	3	7	2	2	1	5
犬	4	3	7	2	2	3	7
猴	4	2	6	2	2	2	6
猪	4	2	6	2	2	1	5
马	2	2	4	2	2	1	5
牛	3	4	7	2	2	1	5

表8 实验动物饲料、饮水量和排便排尿量

动物	饲料量 g/(只·天)	饮水量 Ml/(只·天)	排便量 g/d	排尿量 Ml/d	发热量（卡）只/小时
猕猴	113~907	200~950	110~300	110~550	253~780
马	7.7~16.3kg	19~45.4L	11.3~22.7kg	1.9~11.4L	2145~2925
牛	7.3~12.7kg	38~53L	27.2~40.8kg	11.4~19.0L	3120
猪	1.8~3.6kg	3.8~5.7L	2.7~3.2kg	1.9~3.8L	—
山羊	0.7~4.5kg	1~4L	1.4~2.7kg	0.7~2.0L	1365~2145
绵羊	0.9~2.0kg	0.5~1.4L	1.4~2.7kg	0.9~1.9L	3120
犬	300~500	250~350	113~340	65~400	312~585
猫	113~227	100~200	56.7~227	20~30ml/kg	97.5~117
兔	28.4~85.1	60~40	14.2~56.7	40~100ml/kg	132.6
豚鼠	14.2~28.4	85~150	21.2~85.0	15~75	21.84
大鼠	9.3~18.7	20~45	7.1~14.2	10~15	15.60
小鼠	2.8~7.0	4~7	1.4~2.8	1~8	2.34
鸽	28.4~85.1	—	170（含尿）		3.9~7.8
鸡	96.4	—	113~227（含尿）		117

表9 实验动物正常血压数值

动物种类	例数与性别	麻醉情况	收缩压（mmHg）	舒张压（mmHg）
猴	14	不麻醉	159（137~188）	127（112~152）
马	173♂	不麻醉	98（90~104）	64（45~86）
	43♀	不麻醉	90（86~98）	59（43~84）
	青年5♂3♀	不麻醉	80	50

续表

动物种类	例数与性别	麻醉情况	收缩压（mmHg）	舒张压（mmHg）
牛	—	不麻醉	134（124～166）	88（80～120）
	青年4	—		平均动脉压157（133～177）
山羊	—	不麻醉	120（112～136）	56（43～66）
绵羊	13	局麻		平均动脉压114（90～140）
猪	—	不麻醉	169（144～185）	108（98～120）
犬	13	不麻醉	112（95～136）	56（43～66）
	22	戊巴比妥钠	149（108～189）	100（75～122）
	67♂	巴比妥钠		平均动脉压134（85～190）
	80♀	巴比妥钠		平均动脉压125（60～170）
猫	5	巴比妥钠	120	75
	191♂	氨基甲酸乙酯		平均动脉压129（67～216）
	208♀	氨基甲酸乙酯		平均动脉压121（62～200）
家兔	32	不麻醉	110（95～130）	80（60～90）
豚鼠	8	戊巴比妥钠	77（28～140）	47（16～90）
大鼠	124	戊巴比妥钠	129（88～184）	91（58～145）
	100	不麻醉	98（82～120）	—
小鼠	9	氨基甲酸乙酯	113（95～138）	—
	19	不麻醉	113（95～138）	—
金黄地鼠	—	戊巴比妥钠		平均动脉压（120～170）

1mmHg≈0.133kPa

表10 实验动物脏器平均重量

动物	平均体重（g）	肝脏（%）	脾脏（%）	肾脏（%）	心脏（%）	肺（%）	脑（%）	甲状腺（%）	垂体（%）	肾上腺（%）	睾丸（%）
小鼠♂	29	5.18	0.38	0.88	0.5	0.74	1.42	0.01	0.0074		0.598
大鼠	201～300	4.07	0.43	0.74	0.38	0.79	0.29	0.0097	♂0.0025	0.015	0.87
									♀0.0041	0.023	
豚鼠	361	4.48	0.15	0.86	0.37	0.67	0.92	0.0161	0.0026	0.0512	0.5255
家兔♂	2900	2.09	0.31	0.25	0.27	0.60	0.39	0.031	0.0017	0.011	0.174
家兔♀	2975	2.52	0.30	0.25	0.29	0.43	0.35	0.02	0.001	0.0089	
地鼠	120	5.16	0.46	0.53	0.47	0.61	0.88	0.006	0.003	0.02	0.81
犬	13000	2.94	0.54	0.30	0.85	0.94	0.59	0.02	0.00075	0.01	0.2
猫	3300	3.59	0.29	1.07	0.45	1.04	0.77	0.01		0.02	
猴♂	3300	2.66		0.61	0.34	0.53	2.78			0.002	0.542
猴♀	3600	3.19	0.29	0.70	0.29	0.79	2.57	0.01	0.0014		

表 11　人与实验动物血液温度、酸碱度、黏稠度、比重和体温数据

实验动物	血液温度（℃）	血液黏稠度	血液 pH	血液比重			体温（直肠℃）
				全血	血浆	血球	
人	36.5	4.0(3.4~4.4)	7.34~7.44	1.058	1.027	1.085	
大鼠	38.2		7.35(7.26~7.44)		1.029~1.034	1.09	39.0(38.5~39.5)
金地鼠	38.0		7.39(7.37~7.44)				38.0(37.0~39.0)
豚鼠	38.6		7.35(7.17~7.55)	1.060			38.6(37.8~39.5)
家兔	39.4	4.0(3.5~4.5)	7.35(7.21~7.57)	1.050	1.029~1.034	1.09	39.0(38.5~39.5)
猫	38.6	4.5(4.0~5.0)	7.35(7.21~7.40)	1.054	1.055		38.7(39.0~39.5)
犬	38.9	4.6(3.8~5.5)	7.36(7.31~7.42)	1.059	1.029~3.034	1.09	39.0(38.5~39.5)
猪	38.2	4.5(4.0~5.0)	7.57(7.36~7.79)	1.056			39.0(38.0~40.0)
马	37.8	4.6(3.4~7.6)	7.32(7.20~7.55)				(37.5~38.5)
绵羊	39.1	5.2(4.4~6.0)	7.44(7.32~7.54)	1.042			(38.0~40.0)
鸡	41.7	5.0(4.5~5.5)	7.54(7.45~7.63)	1.064	1.029~1.034	1.09	41.7(41.6~41.8)

表 12　人与实验动物血容量、心输出量和血型

动物	正常值 全血容量	血容量（ml/kg） 血浆容量	血细胞容量	血比容（%）	心输出量 L/min	L/(kg·min)	血型系统 名称及数目
人	75.0 70.0~80.0	43.1 40.0~46.2	31.9 30.0~33.8	42.5 40.0~45.0	4.0 3~5	0.07 0.05~0.08	A B AB O Rh 5
小鼠	77.8	48.8	29.0	44.0 39~49			
大鼠	64.1 57.5~69.9	40.4	23.7	42.0 36~48	0.047	0.26	
金黄地鼠	70.8	44.6	26.4	45.5 36~55			
豚鼠	75.3 67~92.4	39.4 35.1~48.4	35.9 31.0~39.8	42.5 37~48			
家兔	55.6 44~70	38.8 27.8~51.4	16.8 13.7~25.5	42.0 36~48	0.28	0.11	
猫	55.5 47.3~65.7	40.7 43.6~52	14.8 12.2~17.7	38 30~45	0.33	0.11	
犬	94.1 76.5~107.3	55.2 43.7~73	39 28~55	44 35~54	2.3	0.12	$A_1 A_2$ B C D E F G 8 个
猴	54.1 44.3~66.6	36.4 30~48.4	17.7 14.3~20.0	39.6 35.6~42.8			A B AB O Rh Lewis MN Hr 8 个
猪	65 61~68	41.9 32.0~49.0	25.9 20.2~29	39.1 30.3~43.1	3.1		ABCEFGHIJKLMN 13 个

续表

动物	正常值 全血容量	血容量（ml/kg） 血浆容量	血细胞容量	血比容（%）	心输出量 L/min	L/(kg·min)	血型系统 名称及数目
牛	57.4 52.4～60.6	38.8 36.3～40.6		32.4 30～35	2.3	0.11～0.12	ABC F-VJLMNSZ R'-S'11个
马	109.6 94.3～136	61.9 45.5～79.1	47.1 39.6～57.5	43.3 37～56	21.4	0.07	ACDKPQTU 8个
山羊	70.5 56.8～89.4	55.9 42.6～75.1	14.7 9.7～19.3	24.3 18.5～30.8	3.1	0.13	
绵羊	66.4 59.7～73.8	46.7 43.4～52.9	19.7 16.3～23.8	27.0 24～30	3.1	0.13	ABCDMR-O X-z 7个

表13 人与实验动物红细胞总数、压积、体积、大小和血红蛋白浓度

动物	红细胞总数 ($\times 10^6/mm^3$)	红细胞体积 (μm^3)	红细胞大小 (μm)	红细胞压积 (ml/100ml)	血红蛋白浓度 (g/100ml 血)	(g/100ml)	红细胞 Hb (μg)
人	4.8 4.0～5.5	47 40～50	86 80～94	7.2 6.7～7.7	14 12～16	34 32～36	21 19～23
小鼠	9.3 7.7～12.5	41.5 34～48	49 48～51	6.0 5.2～6.5	14.8 10～19	36 33～39	16 15.5～16.5
大鼠	8.9 7.2～9.6	46 39～53	55 52～58	8.0 7.2～9.6	14.8 12～17.5	32 30～35	17 15～19
金黄地鼠	6.96 3.9～9.9	49 39～59	70.0 64～76	5.6 5.4～5.8	16.6 12～30	32 30～34	23 20～26
豚鼠	5.6 4.5～7.0	42 37～47	77 71～83	7.4 7.0～7.5	14.4 11～16.5	34 33～35	26 14.5～27.5
家兔	5.7 4.5～7.0	41.5 33～50	61 60～68	7.5 6.5～7.5	11.9 8～15	29 27～31	21 19～23
猫	8.0 6.5～9.5	40 28～52	57 51～63	6.0 5～7	11.2 7～15.5	28 23～31	14 12～16
犬	6.3 4.5～8.0	45.5 38～53	66 59～68	7.0 6.2～8.0	14.8 11～18	33 30～35	23 21～25
猕猴	5.2 3.6～6.8	42 32～52	76 73～81	7.4 7.1～7.6	12.6 10～16	30.0 28～32	—
猪	6.4 4.7～8.2	39.0 38～40	61.1 59～63	—	13.7 12.5～14.5	35.0 31～42	21.5 19～23
牛	8.1 6.1～10.7	40 33～47	50 47～54	5.9 5.5～6.8	11.5 8.7～14	29.0 27～31	—
马	9.3 8.2～10.4	33.4 28～42	46 34～58	5.5 5.1～5.8	11.1 8～14	33.0 31～35	—

续表

动物	红细胞总数 ($\times 10^6$/mm³)	红细胞体积 (μm³)	红细胞大小 (μm)	红细胞压积 (ml/100ml)	血红蛋白浓度 (g/100ml 血)	(g/100ml)	红细胞 Hb (μg)
山羊	16.0	33	35	4.0	10.5	34	6.7
	13.3~17.9	27~34.6	23~48	3.8~4.2	8.8~11	33~36	5.2~7.4
绵羊	10.3	31.7	31	4.8	10.9	34.5	11.0
	9.4~11.1	29.9~33.6	30~32	4.2~5.4	10~11.4	34~35	9~13
鸽	3.2	42.3	131.0	8.2	12.8	30.0	40.0
	2.4~3.6	33~53	122~138	6.9~13.2	10.5~14.6	28~32	36~44
鸡	2.8	35.6	127	8.0	10.3	29	36.6
	2.0~3.2	24~43.3	120~137	6.8~11.2	7.3~12.9	27~30	33~41
鸭	2.8	39.5	128.7	8.8	14.3	38.1	52.1
	2.0~3.2	32~46	121~138	6.6~12.8	9~21	35~43	32~71

表 14　人和实验动物血清生化性状

类别	白蛋白总量 (g/d)	白蛋白 (g/dl)	球蛋白 (mg/dl)	总脂质 (mg/dl)	总胆固醇 (mg/dl)	肌酸 (mg/dl)	尿酸 (mg/dl)	钠 (mg/dl)	钾 (mmol/l)	钙 (mg/dl)	氯 (mmol/l)
人	5.9~7.2	4.0~4.8	1.8~3.3	350~720	130~225	0.7~1.1	4.8~4.9	132~144	3.3~5.0	9.0~11.0	97~108
小鼠	3.5~7.2	2.5~4.8	0.6~2.0	300~600	100~150	0.3~1.0	17~28	140~155	7.3~8.5	7.0~8.7	108~121
大鼠	6.3	3.4~4.3	1.8~2.5	150~320	50~100	0.2~0.8	15~21	129~150	4.6~6.0	9.6~11.0	97~110
地鼠	2.4~5.7	2.6~4.1	2.7~4.2	25~135	10.7~20.3	4.1~5.6	—	4.5~4.7	—		
豚鼠	5.0~5.6	2.8~3.9	1.7~2.6	100~380	30~80	0.6~0.9	0.6~2.2	130~140	3.8~6.3	8.0~10.0	98~110
家兔	6.2~6.4	4.1~5.1	1.9~3.6	100~340	30~80	1.2~1.9	17~23	135~140	4.1~7.1	12.5~14.0	98~109
猫	5.2~6.0	1.7~2.9	2.4~4.8	267	75~151	0.8~1.9	1.1~2.0	151	4.3	9.0~12.0	116
犬	6.1~7.8	3.1~4.0	2.0~3.3	47~725	140~215	1.0~2.0	0~0.5	135~160	3.7~5.8	9~15	99~110
猴	6.6~7.8	4.1~4.7	1.2~5.8	480~540	120~190	0.1~2.0	0.1~2.8	144~153		9.2~11.6	102~112
猪	7.9~10.3	2.1~4.6	3.9~5.6	200~360	60~110	1.0~2.0	0~2.0	134~140	4.2~5.0	9.5~10.6	97~104
牛	5.7~8.3	2.3~3.7	3.0~5.1	350~630	120~240	1.0~2.1	0~2.4	129~135	4.3~6.3	9.3~10.6	96~105
马	6.6~8.3	2.3~3.8	3.2~5.3	200~350	55~110	0.9~2.0		130~135	4.0~6.2	12~13.5	98~105
绵羊	5.7	3.1	2.3	100~280	30~90	1.0~2.0	0~2.0	140~149	4.7~5.2	7.0~10.7	103~112
鸡	3.6~6.1	1.7~3.5	1.8~2.9	550~800	70~200			147~160	5.0~9.0	10.5~13.5	104~130

表 15　人及动物心电图正常值

类别	人	犬	兔	猴	猫	豚鼠	大鼠
体重（kg）	65	12	2.2	10	2.5	0.25	0.20
脉搏数（次/分）	71	120	300	215		261	

续表

类别	人	犬	兔	猴	猫	豚鼠	大鼠
P波 mV	0.2	0.13	0.06	0.22	0.12	0.26	0.062
Q波 mV	0.03	0.2	0.015	0.317			
R波 mV	1.8	1.6	0.21				
S波 mV	0.5	0.06					
T波 mV	0.26	0.09	0.09				
mm/mV	8/1	8/1	17/1				
Psec	0.08	0.04	0.03				
P-Qsec	0.2	0.12	0.06				
Q-RSsec	0.08	0.06	0.02				
Q-Tsec	0.32	0.24	0.14				

表16 成年实验动物静止状态下呼吸、心跳频率，潮气量、通气量、耗氧量

动物种类	性别与体重（kg）	呼吸频率（次/分）	心跳频率（次/分）	潮气量（ml）	通气量（L/min）	耗氧量（mm/g活体重）
猕猴	2.68 2.05～3.08	40 31～52		21.0 9.8～29.0	0.86 0.31～1.41	—
马	696	11.9 10.6～13.6		9060 8520～9680	107	250
牛	♀403～514	20 10～30		2700～3400	82～104	184
羊	28～40	12～20	70～80	310	5.7	220
猪	♂225	12～18	55～60		37	220
犬	16.4～30.5	18 11～37	100～130	320 251～432	5.21 3.3～7.4	580
猫	2.45	26	110～140	12.4	0.322	710
家兔	2～4	51 38～60	123～304	21.0 19.3～24.6	1.07 0.08～1.14	640～850
豚鼠	0.25～0.95	90 69～104	260～400	1.8 1.0～3.9	0.16 0.10～0.38	816
大鼠	0.06～0.15	85.5 66～114	216～600	0.86 0.60～1.25	0.073 0.05～0.1	2000
小鼠	0.012～0.026	163 84～230	328～780	0.15 0.09～0.23	0.024 0.011～0.036	1530
金黄地鼠	0.065～0.134	74 33～127	—	0.8 0.42～1.2	0.06 0.033～0.083	2900
鸽	—	25～30	141～244	4.5～5.2	—	—
鸡	♂	12～21		4.5	—	—
鸭	♂	42		3.5-3.8	—	—

表17 实验动物血液中葡萄糖、果糖含量

动物	葡萄糖（mg/100ml）	果糖（mg/100 ml）	动物	葡萄糖（mg/100ml）	果糖（mg/100 ml）
猴	C 119		绵羊	B 45±6	
	S 148			C 13	
马	B 幼：60±14	B 111±27	牛	B 55（43~71）	B 108
	C 15	C 78		P 48（13~78）	
	B 73±9			C 15	
猪	B 176（55~342）	P 70	豚鼠	B 128（95~151）	B 0.7
	P 239（58~770）	C 74		P 155（116~179）	
犬	B 93（82~100）	B 1.1	大鼠	B 103（91~124）	B 0.1
	P 85（64~100）			P 99（81~126）	
兔	B 132（112~156）	B 1.7	小鼠	B 155（147~171）	
	P 156（137~192）			P 175（168~185）	
猫	B 174（109~254）	B 0.9	鸡	B 202±14	
	P 206（135~311）				
山羊	B 50				

注：B：全血；P：血浆；S：血清；C：细胞。

表18 不同性别动物的白细胞数和白细胞分类

动物	WBC（×10^2/mm^3）	N（%）	E（%）	B（%）	M（%）	L（%）	Eb100个WBC
小鼠♂	71±23.1	15±7.0	2.0±1.2	0.0	5.0±1.7	77±7.6	1±0.7
♀	53±20.5	14±6.0	3.0±1.7	0.0	4.0±1.1	79±6.0	1±0.8
大鼠♂	87~180	12+5	1±1	6.0	2.0±2.0	85±6	0.0
♀	67~145	13±7	2±2	0.1±0.5	1.0±1.0	84±6	0.0
地鼠♂	76.2~13	22±2.5	0.9±0.3	1.0±2.0	2.5±0.8	73±9.4	—
♀	67~145	29±3.1	0.7±0.5	0.5±0.7	2.4±1.0	68±8.4	—
豚鼠♂	115±30	42±7	4.0±1.5	0.7±0.5	4.3±0.5	49±6.7	—
♀	108±28	31±5.4	3.5±1.7	0.2±0.3	1.8±0.4	63±8.5	—
家兔♂	90±17.5	46±4.0	2.0±0.7	5.0±1.3	8.0±2.0	39±5.5	—
♀	79±13.5	43±3.5	2.0±0.6	4.3±1.0	9.0±2.0	42±4.9	—
犬♂	57~174	58±9.0	5.0±4.0	0.0±0.2	4.0±3.0	32±9	0.2±0.4
♀	66~175	60±15	5.0±3.5	0.1±0.4	4.0±2.0	31±11	0.2±0.4
猫♂	143.0	46.0	11.0	—	3.0	38.0	3.0
♀	93.0	61.0	3.5	—	3.5	32.0	—
猪♂	42~210	30±7.0	3.0±2.3	0.5±0.9	3.0±1.9	63±12	0.5±0.4
♀	50~205	20±6.0	4.0±3.2	0.8±0.5	2.0±1.8	72±10.5	0.7±3.3

续表

动物	WBC ($\times 10^2/mm^3$)	N (%)	E (%)	B (%)	M (%)	L (%)	Eb100个WBC
食蟹猴♂	39~202	34±14	4.0±3.2	0.5±1.1	2.0±1.4	60±14	0.0
♀	26~206	42±15	4.0±4.0	0.5±0.9	2.0±1.7	51±15	0.0
恒河猴♂	60~180	32±13	3.0±2.5	0.6±1.2	1.0±1.5	63±13	0.0
♀	67~220	40±14	3.0±3.0	0.5±1.3	1.0±1.5	56±16	0.0

注：WBC：白细胞；N：中性粒细胞；E：嗜酸性粒细胞；B：嗜碱性粒细胞；M：单核细胞；L：淋巴细胞；Eb：成红细胞

表19　各种动物的血液生化值

类别	单位	小鼠	大鼠	豚鼠	家兔	猫	犬	猴
LD	U/L	366	374	103	209	137	112	397
ALP	U/L	439	713	876	406	291	173	1134
ALT	U/L	19	36	47	79	27	60	94
ICD	U/L	32	4	145	137	24	9	28
GMD	U/L	9	4	12	16	—	3	40
γ-GT	U/L	—	—	10	9	—	—	62
AST	U/L	37	83	45	47	11	32	31
MD	U/L	419	118	577	1000	132	199	109
LAP	U/L	12	25	267	46	—	13	29
CK	U/L	155	111	176	544	137	118	125
Fe	mmol/L	66.7	25.5	55.3	37.3	18.2	31.8	32.9
α球蛋白	g/L	15	16	14	10	21	12	9
β球蛋白	g/L	13	14	10	12	13	15	16
γ球蛋白	g/L	5	9	6	15	7	4	23
A/G		0.62	0.59	0.55	0.58	0.74	0.81	0.63
胆固醇	mmol/L	3.3	1.22	0.59	2.01	4.12	3.32	3.13
甘油三酯	mmol/L	1.53	1.04	1.62	1.38	0.40	0.43	0.56
Na	mmol/L	150	141	136	156	154.8	156.6	154
K	mmol/L	5.4	4.5	5.5	6.0	4.8	4.4	4.1
Cl	mmol/L	114	103	105	108	118	107	118
Ca	mmol/L	2.47	2.52	2.66	3.29	2.67	2.51	2.53
P	mmol/L	3.7	2.13	2.36	2.34	1.84	1.49	0.72

表 20　各种动物尿的性状

动物	比重	pH	总蛋白 [mg/(kg 体重·d)]	尿素氮 [mg/(kg 体重·d)]	肌酸酐 [mg/(kg 体重·d)]	肌酸酐 [mg/(kg 体重·d)]
大鼠	1.04~1.08	7.3~8.5	1.2~6.2	1.0~1.6	8.0~12.0	24.0~40.0
家兔	1.0~1.04	7.6~8.8	0.74~1.86	1.2~1.5	4.0~6.0	20.0~80.0
犬	1.02~1.05	6.0~7.0	1.55~4.96	0.3~0.5	3.1~6.0	15.0~80.0
猫	1.02~1.05	6.0~7.0	3.10~6.82	0.8~4.0	0.2~13.0	12.0~30.0
猪	1.01~1.05	6.25~7.55	0.33~1.49	0.28~0.58	1.0~2.0	20.0~90.0
猴	1.02~1.07	5.5~7.4	0.87~2.48	0.2~0.7	1.0~2.0	20.0~60.0

表 21　各种动物尿中电解质[mg/(kg 体重·d)]

动物	Ca	Cl	Mg	P	K	Na
大鼠	3.0~9.0	50.0~75.0	0.2~1.9	20.0~40.0	50.0~60.0	90.4~110
家兔	12.1~19.0	190~300	0.65~4.2	10.0~60.0	40.0~55.0	50.0~70.0
犬	1.0~3.0	5.0~15.0	1.7~3.0	20.0~50.0	40~100.0	2.0~189.0
猫	0.2~0.45	89.0~130.0	1.5~3.2	39.0~62.0	55~120.0	
猴	10.0~20.0	80.0~120.0	3.2~7.1	9.0~20.6	160~245	